HEYNE BÜCHER

PSYCHO

Melody Beattie

Die Sucht gebraucht zu werden

Wilhelm Heyne Verlag München

HEYNE PSYCHO
Band 17/38

Titel der Originalausgabe
CODEPENDENT
Aus dem Amerikanischen übersetzt von Hartmut Huff

Redaktion: Irmgard Gerisch und Friedel Wahren

Printed in Germany 1990
Umschlagillustration und -gestaltung: Atelier Ingrid Schütz, München
Satz: Kort Satz GmbH, München
Druck und Bindung: Presse Druck Augsburg

ISBN 3-453-03760-X

Inhalt

Einleitung 9

Teil I: Was ist Co-Abhängigkeit, und wer wird so? 19

1. Jessicas Geschichte 21
2. Andere Geschichten 29
3. Co-Abhängigkeit 42
4. Eigenschaften der Co-Abhängigkeit .. 53

Teil II: Die Grundlagen der Selbstfürsorge 71

5. Loslassen 73
6. Sich nicht von jedem Wind umwehen lassen 86
7. Befreien Sie sich! 96
8. Entfernen Sie das Opfer! 106
9. Unabhängigkeit 122
10. Unser eigenes Leben leben 140
11. Eine Liebesbeziehung mit uns selbst eingehen 148
12. Die Kunst des Akzeptierens 159
13. Die eigenen Gefühle fühlen 175
14. Wut 187
15. Ja, wir können denken 201
16. Eigene Ziele setzen 208
17. Kommunikation 217
18. In einem Zwölf-Schritte-Programm arbeiten 227

Inhalt

19. Dies und das 252
20. Lernen, wieder zu leben und zu lieben 276

Epilog 284

Bibliographie 286

Adressen 288

Es ist nicht leicht, Glück in sich selbst zu finden,
aber unmöglich, es anderswo zu finden.

Agnes Repplier,

The Treasure Chest

Für die Hilfe, dieses Buch zu verwirklichen, danke ich:

Gott, meiner Mutter, David, meinen Kindern,
Scott Egleston, Sharon George,
Joanne Marcuson und allen Co-Abhängigen,
die von mir gelernt haben und von denen ich lernen durfte.
Dieses Buch ist mir gewidmet.

Einleitung

Meine erste Begegnung mit Co-Abhängigen fand Anfang der sechziger Jahre statt. Damals nannte man Menschen, die durch das Verhalten anderer in Mitleidenschaft gezogen wurden, noch nicht Co-Abhängige, ebensowenig wie man Menschen, die nach Alkohol und anderen Drogen süchtig waren, als Abhängige bezeichnete. Obwohl ich nicht wußte, wie Co-Abhängige waren, so wußte ich doch, wer sie waren. Als Alkoholikerin und Süchtige stürmte ich durchs Leben und trug dazu bei, daß weitere Menschen co-abhängig wurden.

Co-Abhängige waren ein notwendiges Übel. Sie waren feindselig, kontrollierend, beeinflussend, Schuldgefühle verursachend. Es fiel schwer, mit ihnen zu reden, erst recht mit ihnen übereinzustimmen, manchmal waren sie direkt zum Hassen und ein Hindernis für meinen Zwang, *high* zu werden. Sie sprachen mich an, versteckten meine Pillen, machten ein böses Gesicht, schütteten meinen Alkohol in den Ausguß, versuchten mich daran zu hindern, mir Drogen zu beschaffen, wollten wissen, warum ich ihnen das antat, und fragten, was mir denn fehle. Aber sie waren immer da, bereit, mich aus meinen selbstgeschaffenen Katastrophen zu retten. Die Co-Abhängigen in meinem Leben verstanden mich nicht, und dieses Mißverstehen beruhte auf Gegenseitigkeit. Ich verstand mich nicht, und ich verstand sie nicht.

Beruflich begegnete ich Co-Abhängigen erstmals Jahre später, 1976. Zu dieser Zeit waren Süchtige und Alkoholiker in Minnesota im Sprachgebrauch zu Suchtkranken geworden, ihre Familien und Freunde galten als Sonderlinge, die Hilfe brauchten, und ich war eine *genesende Süchtige* und *Alkoholikerin*. Inzwischen arbeitete ich als Beraterin in der Suchtkrankenhife, diesem Netzwerk von Institutionen, Programmen und Vermittlungsstellen, das Suchtkranken bei der Genesung hilft. Weil ich eine Frau bin und die meisten ›wichtigen anderen‹ zu dieser Zeit Frauen waren und weil ich das niedrigste Dienstalter hatte und keine meiner Kolleginnen diese Aufgabe übernehmen wollte, beauftragte mich mein Chef im Behandlungszentrum in Minneapolis, innerhalb des Programms Gruppen für Frauen von Süchtigen zu organisieren.

Ich war auf diese Aufgabe nicht vorbereitet. Ich hielt Co-Abhängige noch immer für feindselig, kontrollierend, beeinflussend, Schuldgefühle verursachend, schwer erreichbar und mehr.

In meiner Gruppe sah ich Menschen, die sich für die ganze Welt verantwortlich fühlten, die sich aber weigerten, Verantwortung dafür zu übernehmen, ihr eigenes Leben in die Hand zu nehmen und zu leben.

Ich sah Menschen, die anderen ständig gaben, aber nicht wußten, wie man nahm. Ich sah Menschen, die gaben, die wütend, erschöpft und völlig leer waren. Ich sah manche geben, bis sie aufgaben. Ich sah sogar eine Frau geben und so leiden, daß sie im Alter von 33 Jahren eines natürlichen Todes starb – ›am Alter‹. Sie war Mutter von fünf Kindern und Frau eines Alkoholikers gewesen, den man zum dritten Mal ins Gefängnis gesteckt hatte.

Ich arbeitete mit Frauen, die Expertinnen darin waren, sich um alles zu kümmern, jedoch ihre Fähigkeit anzweifelten, sich um sich selbst zu kümmern.

Ich sah bloße Hüllen von Menschen, die sich kopflos von einer Aktivität in die nächste stürzten. Ich sah Helferinnen, Märtyrerinnen, Stoikerinnen, Tyranninnen, verwelkende Reben, anklammernde Reben und – um H. Sacklers Satz aus seinem Stück *The Great White Hope* (›Die große weiße Hoffnung‹) zu entlehnen – »verkniffene Gesichter, die das Elend verrieten«.

Die meisten Co-Abhängigen waren auf andere Menschen fixiert. Sie konnten mit großer Genauigkeit und in allen Einzelheiten lange Listen mit Taten und Missetaten der Süchtigen aufsagen; was er oder sie dachte, fühlte, tat und sagte; und was er oder sie nicht dachte, nicht fühlte, nicht tat und nicht sagte. Die Co-Abhängigen wußten, was der Alkoholiker oder Süchtige tun oder nicht tun sollte. Und sie wunderten sich immer wieder, warum er sich nicht daran hielt.

Doch diese Co-Abhängigen, die einen so großen Einblick in andere hatten, sahen sich selbst nicht. Und wenn es ihnen doch einmal gelang, dann wußten sie nicht, wie sie ihre eigenen Probleme lösen sollten – falls sie überhaupt andere Probleme hatten als das eine: den Alkoholiker.

Sie waren eine schreckliche Gruppe, diese Co-Abhängigen. Sie litten, beklagten sich und versuchten jeden und alles außer sich selbst zu beherrschen. Und bis auf ein paar wenige Pioniere im Bereich der Familientherapie wußten viele Berater (mich eingeschlossen) nicht, wie sie ihnen helfen sollten. Die Suchtkrankenbetreuung gedieh, aber die Hilfe konzentrierte sich auf den Süchtigen. Literatur und Ausbildung für Familientherapien waren knapp. Was brauchten Co-Abhängige? Was wollten sie? Waren sie nicht einfach Anhängsel eines Alkoholikers, Besucher im Therapiezentrum? Warum konnten sie nicht mitarbeiten, statt ständig Probleme zu verursachen? Der Alkoholiker hatte eine Entschuldigung dafür, verrückt zu sein – er war betrunken. Die ›wichtigen anderen‹ hatten keine solche Entschuldigung. Was den Alkohol betraf, waren sie nüchtern.

Ich machte mir bald zwei weitverbreitete Ansichten zu eigen: Diese verrückten Co-Abhängigen sind kränker als die Alkoholiker selbst. Und: Kein Wunder, daß Alkoholiker trinken! Wer hält das bei so verrückten Partnern sonst aus?

Inzwischen war ich seit einer ganzen Weile trocken. Ich verstand mich selbst allmählich besser, aber ich verstand Co-Abhängigkeit nicht. Ich versuchte es, es gelang mir aber nicht; erst Jahre später, als ich mich im Chaos von Alkoholikern so verstrickte, daß ich aufhörte, ein eigenes Leben zu leben. Ich hörte auf zu denken. Ich hörte auf, positive Gefühle zu spüren, und was mir blieb, waren Wut, Bitterkeit, Haß, Furcht, Depression, Hilflosigkeit, Verzweiflung und Schuld. Zuweilen wollte ich nicht mehr leben. Ich hatte keine Energie. Ich verbrachte die meiste Zeit damit, mir Sorgen um andere zu machen und zu überlegen, wie ich sie unter Kontrolle halten könnte. Ich konnte nicht nein sagen (außer wenn es darum ging, etwas Fröhliches zu unternehmen), nicht einmal dann, wenn mein Leben auf dem Spiel stand – und es stand oft auf dem Spiel. Meine Beziehungen zu Freunden und Familienangehörigen waren ein Scherbenhaufen. Ich fühlte mich schrecklich geopfert. Ich verlor mich selbst und wußte nicht, wie es geschehen war. Ich wußte nicht, was geschehen war. Ich dachte, ich würde verrückt. Und ich hielt es, den Finger auf andere gerichtet, für ihre Schuld.

Leider wußte niemand außer mir selbst, wie schlecht es um mich stand. Meine Probleme waren mein Geheimnis. Anders als die Alkoholiker und andere Menschen in meinem Leben, die Schwierigkeiten hatten, schaffte ich kein Durcheinander und erwartete auch nicht, daß irgend jemand hinter mir aufräumte. Tatsächlich machte ich im Vergleich zu einem Alkoholiker einen guten Eindruck. Ich war ja so verantwortungsbewußt, so zuverlässig. Zuweilen war ich mir nicht sicher, ob ich Probleme hatte. Ich wußte, daß ich mich elend fühlte, aber ich verstand nicht, warum es mit meinem Leben nicht klappte.

Nachdem ich mich eine Weile verzweifelt abgestrampelt hatte, verstand ich nach und nach mehr. Wie viele Menschen, die andere streng verurteilen, begriff ich, daß ich einen sehr langen und schmerzlichen Gang in den Schuhen derer gemacht hatte, die ich verurteilte. Ich verstand diese verrückten Co-Abhängigen jetzt. Ich war selbst eine von ihnen geworden.

Allmählich kletterte ich aus meinem schwarzen Abgrund heraus. Auf diesem Weg entwickelte ich ein leidenschaftliches Interesse am Thema Co-Abhängigkeit. Als Beraterin (obwohl ich nicht mehr ganztags tätig war, betrachtete ich mich als solche) und als Schriftstellerin war meine Neugier erwacht. Als eine ›in Flammen stehende, kenternde Co-Abhängige‹ (eine Formulierung, die ich von einem Al-Anon-Mitglied übernahm), die Hilfe brauchte, stand für mich auch persönlich etwas auf dem Spiel. Was geschieht mit Menschen wie mir? Wie geschieht es? Warum? Vor allem aber: Was brauchen Co-Abhängige, um sich besser zu fühlen? Und dann auch so zu bleiben?

Ich sprach mit Beratern, Therapeuten und Co-Abhängigen. Ich las die wenigen verfügbaren Bücher über dieses Thema und verwandte Themen. Ich las die Grundlagen immer wieder – die Therapiebücher, die sich bewährt hatten –, suchte nach nützlichen Anregungen. Ich ging zu Al-Anon, einer Selbsthilfegruppe, die auf den Zwölf Schritten der Anonymen Alkoholiker basiert, aber auf die Person ausgerichtet ist, die durch das Trinken eines anderen Menschen in Mitleidenschaft gezogen wird.

Schließlich fand ich, was ich suchte. Ich begann, zu erkennen, zu verstehen und mich zu verändern. Mein Leben lief wieder. Bald leitete ich eine andere Gruppe von Co-Abhängigen in einem anderen Therapiezentrum in Minneapolis. Diesesmal hatte ich eine vage Vorstellung davon, was ich tat.

Ich hielt Co-Abhängige noch immer für feindselig, kontrollierend, manipulierend, unaufrichtig und so weiter, wie ich sie zuvor gesehen hatte. Ich beobachtete noch immer diese eigenartigen Persönlichkeitsveränderungen, wie ich sie früher schon beobachtet hatte. Aber ich schaute tiefer.

Ich sah Menschen, die feindselig waren; sie hatten so viel Leid erfahren, daß Feindseligkeit ihre einzige Verteidigung dagegen war, erdrückt zu werden. Sie waren so zornig, weil jeder zornig geworden wäre, der ihr Schicksal ertragen hätte.

Sie beherrschten alles, weil alles um sie und in ihnen außer Kontrolle war. Ständig drohte der Damm ihres Lebens und das Leben der Ihren zu zerbrechen und alle mit schlimmen Konsequenzen zu überfluten. Und niemand außer ihnen schien das zu bemerken oder sich darum zu kümmern.

Ich sah Menschen, die manipulierten, weil Manipulation der einzige Weg zu sein schien, damit der Alltag funktionierte. Ich arbeitete mit Menschen, die unaufrichtig waren, weil ihre Lebenssysteme Ehrlichkeit nicht zu tolerieren schienen.

Ich arbeitete mit Menschen, die verrückt zu werden glaubten, weil sie so viele Lügen geglaubt hatten, daß sie nicht wußten, was Wirklichkeit war.

Ich sah Menschen, die so sehr mit den Problemen anderer Menschen beschäftigt waren, daß sie keine Zeit hatten, die eigenen Probleme zu erkennen und zu lösen. Dies waren Menschen, die sich so eingehend und oft zerstörerisch um andere Menschen gekümmert hatten, daß sie vergessen hatten, wie sie sich um sich selbst kümmern sollten. Die Co-Abhängigen fühlten sich für so vieles verantwortlich, weil die Menschen um sie sich für so wenig verantwortlich fühlten; sie glichen das einfach wieder aus.

Ich sah verletzte, verwirrte Menschen, die Trost brauchten, Verständnis und Information. Ich sah Opfer des Alkoholismus, die nicht tranken, nichtsdestoweniger aber dem Alkohol ausgeliefert waren. Ich sah Opfer, die sich verzweifelt anstrengten, eine Art Macht über die Täter auszuüben. Sie lernten von mir, und ich lernte von ihnen.

Bald gewann ich neue Ansichten über Co-Abhängigkeit. Co-Abhängige sind nicht verrückter oder kränker als Alkoholiker. Aber sie fügen ebensoviel Schaden zu – wenn nicht sogar mehr. Sie haben nicht alle Seelenqual für sich gepachtet, aber sie haben ihren Schmerz (den ihnen suchtkranke Menschen zufügten) ohne die betäubende Wirkung von Alkohol, Drogen oder anderen Rauschzuständen durchlitten. Und der Schmerz, der aus der Liebe zu einem Menschen entsteht, der in Schwierigkeiten steckt, ist tief.

»Der Suchtkranke betäubt die Gefühle durch Alkohol, und der Nichtsüchtige wird durch den Schmerz betäubt, wovon er nur Erleichterung durch Zorn oder gelegentliche

Phantasien findet«, schrieb Janet Geringer Woititz in einem Artikel des Buches *Co-Dependency, An Emerging Issue*.

Co-Abhängige sind insofern nüchtern, daß sie nüchtern erleben, was sie mitmachen.

Kein Wunder, daß Co-Abhängige verrückt sind. Wer wäre nicht verrückt, wenn er mit solchen Menschen wie sie zusammengelebt hat?

Es war für Co-Abhängige schwierig, die Information und die Hilfe zu bekommen, die sie brauchten und verdienten. Es ist schwer genug, Alkoholiker (oder andere gestörte Menschen) dazu zu bringen, Hilfe zu suchen. Weit schwieriger ist es, Co-Abhängige davon zu überzeugen – weil sie ja vergleichsweise normal wirken, aber nicht so empfinden –, daß sie Probleme haben.

Co-Abhängige leiden im Schatten des Kranken. Wenn sie sich erholen, tun sie auch das im Hintergrund. Bis vor kurzem wußten viele Berater (wie ich) nicht, wie ihnen zu helfen ist. Manchmal gab man Co-Abhängigen die Schuld; manchmal wurden sie nicht beachtet; manchmal wurde von ihnen erwartet, daß sie wie durch Zauberei genasen (ein altmodisches Verhalten, das bei Alkoholikern nicht funktioniert hat und den Co-Abhängigen auch nicht hilft). Co-Abhängige wurden selten als hilfsbedürftige Menschen behandelt, um die man sich kümmern muß. Selten wurde für ihre Probleme und ihren Kummer ein persönliches Genesungsprogramm entwickelt. Doch durch das Wesen des Alkoholismus und andere Suchtkrankheiten bedingt, werden alle, auf die die Krankheit einwirkt, zu Opfern – zu Menschen, die Hilfe brauchen, selbst wenn sie nicht trinken, Drogen nehmen, spielen, zuviel essen oder zwanghaft handeln.

Darum habe ich dieses Buch geschrieben. Es entstand aus meinen Nachforschungen, aufgrund meiner persönlichen und beruflichen Erfahrungen und meiner Leidenschaft für das Thema. Es vertritt eine persönliche und an einigen Stellen vorgefaßte Meinung.

Ich bin keine Expertin, und dies ist kein Fachbuch für Experten. Ob derjenige, von dem Sie sich beeinflussen lassen, Alkoholiker, Spieler, eßsüchtig, magersüchtig, arbeitssüchtig, sexsüchtig, kriminell, rebellischer Teenager, neurotische Eltern, andere Co-Abhängige oder eine Kombination aus allem ist – dieses Buch ist für Sie, den Co-Abhängigen, bestimmt.

In diesem Buch geht es nicht darum, wie Sie Ihrem Alkoholiker oder der Problemperson helfen können, obwohl seine oder ihre Chance der Genesung sich vergrößert, sobald es Ihnen besser geht. Es gibt viele gute Bücher darüber, wie man einem Alkoholiker helfen kann. Dieses Buch behandelt Ihre wichtigste und wahrscheinlich am meisten vernachlässigte Verantwortung: sich um sich selbst zu kümmern. Es geht darum, was Sie tun können, damit Sie sich nach und nach besser fühlen.

Ich habe versucht, einige der besten, hilfreichsten Gedanken über Co-Abhängigkeit zusammenzutragen. Ich habe Zitate von Menschen eingefügt, die ich für Experten halte, um ihre Ansichten darzulegen. Ich habe auch Fallbeispiele eingefügt, um zu zeigen, wie Menschen mit ungewöhnlichen Problemen fertig geworden sind. Obwohl ich Namen und gewisse Einzelheiten aus Gründen der Anonymität geändert habe, sind alle diese Fallbeispiele wahr und nicht erfunden. Ich habe eine Bibliographie beigefügt, um zu zusätzlicher Lektüre anzuregen. Doch vieles davon, was ich gelernt habe, stammt von anderen Menschen und ihren ähnlichen Gedanken zu diesem Thema. Viele Ideen sind ausgesprochen und weitergegeben worden, und ihre Quellen sind nicht mehr feststellbar. Ich habe sorgfältig versucht, sie ausfindig zu machen, aber es ist mir nicht immer gelungen.

Obwohl dies ein Selbsthilfebuch ist, ein Ratgeber, denken Sie bitte stets daran, daß es kein Kochbuch für geistige Gesundheit ist. Jeder Mensch ist einzigartig; jede Situation ist einzigartig. Versuchen Sie Ihren eigenen Genesungsweg zu finden. Dazu könnte das Aufsuchen professioneller

Helfer gehören oder der Anschluß an Selbsthilfegruppen wie zum Beispiel Al-Anon und das Erbitten um Hilfe von einer Macht, die größer ist als wir selbst.

Ein Freund, Scott Egleston, der in der Psychiatrie arbeitet, erzählte mir eine Therapiefabel. Er hatte sie von jemandem gehört, der sie von jemand anderem gehört hatte. Hier ist sie:

Es war einmal eine Frau, die begab sich vor langer Zeit zu einer Höhle in den Bergen, um bei einem Guru zu studieren. Sie wolle, erklärte sie, alles lernen, was es zu wissen gab. Der Guru gab ihr Stapel von Büchern und ließ sie allein, damit sie studieren konnte. Jeden Morgen kehrte der Guru in die Höhle zurück, um den Fortschritt der Frau zu überprüfen. In der Hand hielt er einen schweren Holzstock. Jeden Morgen stellte er ihr dieselbe Frage: »Hast du alles gelernt, was es noch zu wissen gibt?« Jeden Morgen war ihre Antwort dieselbe. »Nein«, sagte sie, »das habe ich nicht getan.« Daraufhin schlug der Guru ihr mit dem Holzstock auf den Kopf.

Diese Szene wiederholte sich monatelang. Eines Tages betrat der Guru die Höhle, stellte dieselbe Frage, hörte dieselbe Antwort und hob den Stock, um sie auf die übliche Art zu schlagen, aber die Frau entriß dem Guru den Stock und unterbrach seinen Angriff mitten in der Luft.

Erleichtert, die täglichen Prügel beendet zu haben, doch Vergeltung fürchtend, blickte die Frau zu dem Guru auf. Zu ihrer Überraschung lächelte der Guru. »Meinen Glückwunsch«, sagte er, »du hast bestanden. Du weißt jetzt alles, was du wissen mußt.«

»Wie das?« fragte die Frau.

»Du hast gelernt, daß du nie alles lernen wirst, was es an Wissen gibt«, erwiderte er. »Aber du hast gelernt, wie du den Schmerz beenden kannst.«

Darum geht es in diesem Buch: den Schmerz zu beenden und das Leben zu meistern.

Viele Menschen haben dies gelernt. Sie können es auch.

Teil I

Was ist Co-Abhängigkeit und wer wird so?

1
Jessicas Geschichte

> Die Sonne schien, und es war ein herrlicher Tag, als ich ihn kennenlernte. Dann wurde alles verrückt.
>
> – *Georgianne,*
> mit einem Alkoholiker verheiratet

Dies ist Jessicas Geschichte. Ich lasse sie selbst erzählen.

Ich saß in der Küche, trank Kaffee und dachte über meine unerledigte Hausarbeit nach. Geschirr abwaschen. Staubsaugen. Waschen. Die Liste war endlos, doch ich konnte nicht anfangen. Es war zuviel, woran ich denken mußte. Alles zu tun, war unmöglich. Wie mein eigenes Leben, dachte ich.

Müdigkeit, ein vertrautes Gefühl, überkam mich. Ich begab mich ins Schlafzimmer. Ein Nickerchen, früher ein Luxus, war zur Notwendigkeit geworden. Schlafen war so ungefähr alles, was ich tun konnte. Wo war mein Auftrieb geblieben? Früher hatte ich überschäumende Energie. Jetzt bedeuteten Kämmen und das tägliche Make-up bereits eine Anstrengung – eine Anstrengung, die ich häufig nicht auf mich nahm.

Ich lag auf meinem Bett und fiel in tiefen Schlaf. Als ich erwachte, waren meine ersten Gedanken und Gefühle schmerzlich. Auch das war nicht neu. Ich war mir nicht sicher, was mich am meisten bekümmerte: der heftige Schmerz, den ich fühlte, weil ich meine Ehe für gescheitert hielt und die Liebe verschwunden war, erschöpft durch Lügen und Trinken und Enttäuschungen und finanzielle Probleme; die bittere Wut, die ich auf meinen Mann hatte – den Mann, der das alles verursacht hatte; die Verzweiflung, die ich fühlte, weil Gott, dem ich vertraut hatte, mich verraten hatte, indem er das alles geschehen ließ; oder die Mischung aus Furcht, Hilflosigkeit und Hoffnungslosigkeit, die sich in alle Gefühle mischte.

Verfluchter Kerl! dachte ich. Warum mußte er trinken? Warum war er nicht früher nüchtern geworden? Warum mußte er lügen? Warum hatte er mich nicht so geliebt, wie ich ihn geliebt hatte? Warum hatte er nicht vor Jahren mit dem Trinken und Lügen aufgehört, als er mir noch etwas bedeutete?

Ich hatte nie die Absicht gehabt, einen Alkoholiker zu heiraten. Mein Vater war einer gewesen. Ich hatte mir große Mühe gegeben, mir meinen Mann sorgfältig auszusuchen. Eine tolle Wahl. Franks Problem mit dem Trinken war während unserer Flitterwochen offenkundig geworden, als er eines Nachmittags unser Hotelzimmer verließ und erst um halb sieben am nächsten Morgen zurückkam. Warum hatte ich das damals nicht gemerkt? Zurückblikkend waren die Zeichen klar. Welch eine Närrin war ich gewesen! »O nein! Er ist kein Alkoholiker. Er doch nicht«, hatte ich immer wieder verteidigend gesagt. Ich hatte seinen Lügen geglaubt. Ich hatte meinen Lügen geglaubt. Warum verließ ich ihn nicht einfach, ließ mich scheiden? Schuld, Furcht, Mangel an Initiative und Unentschlossenheit. Außerdem hatte ich ihn schon vorher einmal verlassen. Als wir getrennt waren, fühlte ich mich nur deprimiert, dachte an ihn und machte mir Sorgen um das Geld. Ich dummes Ding!

Ich schaute auf die Uhr. Viertel vor drei. Die Kinder würden bald aus der Schule kommen. Dann würde er nach Hause kommen, erwarten, daß das Essen fertig sei. Keine Hausarbeit heute gemacht. Überhaupt nichts getan. Und es ist seine Schuld, dachte ich. SEINE SCHULD!

Plötzlich wechselte meine Gefühlslage. War mein Mann wirklich bei der Arbeit? Vielleicht war er mit einer anderen Frau zum Essen gegangen. Vielleicht hatte er ein Verhältnis. Vielleicht war er früher gegangen, um zu trinken. Vielleicht war er bei der Arbeit und verursachte dort Ärger. Wie lange würde er seine Arbeit überhaupt noch haben? Noch eine Woche? Einen Monat? Dann würde er wie üblich kündigen oder gefeuert werden.

Das Telefon klingelte, unterbrach meine Ängste. Es war eine Nachbarin, eine Freundin. Wir sprachen, und ich erzählte ihr von meinem Tag.

»Ich gehe morgen zu Al-Anon«, sagte sie. »Willst du nicht mitkommen?«

Ich hatte von Al-Anon gehört. Es war eine Gruppe für Menschen, die mit Trinkern verheiratet waren. Ich hatte Visionen von ›grauen Mäuschen‹, die sich bei diesem Treffen aneinander drängten, um das Beste aus dem Trinken ihrer Männer zu machen, die ihnen verziehen und sich überlegten, wie sie ihnen helfen könnten. »Ich will mal sehen«, log ich. »Ich habe noch eine Menge zu tun«, erklärte ich weiter, womit ich nicht log.

Wut überkam mich, und ich nahm den Rest unserer Unterhaltung kaum wahr. Natürlich wollte ich nicht zu Al-Anon gehen. Ich hatte immer wieder geholfen. Hatte ich nicht schon genug für ihn getan? Ich war empört über den Vorschlag, noch mehr zu tun und ständig weitere Kraft in diese bodenlose Grube unerfüllter Bedürfnisse zu werfen, die wir Ehe nannten. Ich war es leid, die Last auf den Schultern zu tragen und mich verantwortlich für den Erfolg oder das Scheitern der Beziehung zu fühlen. Es ist sein Problem, schimpfte ich stumm. Soll er doch selbst eine Lösung für sich finden. Laßt mich aus dem Spiel. Verlangt von mir nichts mehr. Bessert ihn einfach, dann fühle ich mich auch besser.

Nachdem ich den Hörer aufgelegt hatte, schleppte ich mich in die Küche, um das Essen vorzubereiten. Jedenfalls bin nicht ich diejenige, die Hilfe braucht, dachte ich. Ich habe nicht getrunken, Drogen genommen, Arbeit verloren und die liebsten Menschen belogen und betrogen. Ich habe diese Familie zusammengehalten, manchmal mit Hängen und Würgen. Ich habe die Rechnungen bezahlt, einen

Haushalt mit kärglichen Mitteln geführt, bin in jedem Notfall dagewesen (und da ich mit einem Alkoholiker verheiratet bin, gab es viele Notfälle), habe die schlechten Zeiten meist allein ertragen müssen und mir so viele Sorgen gemacht, daß ich häufig krank wurde. Nein, fand ich, ich bin nicht verantwortungslos. Im Gegenteil, ich bin für alles und jeden verantwortlich gewesen. Mir fehlte nichts. Ich mußte mich einfach nur aufraffen und mit meinen täglichen Pflichten beginnen. Um das zu tun, brauchte ich keine Treffen. Ich würde mich sogar schuldig fühlen, wenn ich ausging, während ich doch diese ganze Hausarbeit zu erledigen hatte. Gott weiß, ich brauchte nicht noch mehr Schuldgefühle. Morgen würde ich mich aufraffen und viel tun. Es wird schon alles besser – morgen.

Als die Kinder nach Hause kamen, wurde ich laut. Das überraschte weder sie noch mich. Mein Mann war gutmütig, ein netter Kerl. Ich war die Hexe. Ich versuchte, freundlich zu sein, aber es war schwer. Ärger steckte immer dicht unter der Oberfläche. So lange schon hatte ich soviel toleriert. Ich war nicht mehr willens noch bereit, irgend etwas zu tolerieren. Ich war immer in der Defensive, und ich hatte immer irgendwie das Gefühl, als würde ich um mein Leben kämpfen. Später lernte ich, daß es tatsächlich so war.

Bis mein Mann schließlich heimkam, hatte ich ziemlich gleichgültig das Essen vorbereitet. Wir aßen, sprachen kaum.

»Ich hatte einen guten Tag«, sagte Frank.

Was bedeutet das? überlegte ich. Was hast du tatsächlich getan? Warst du überhaupt bei der Arbeit? Und außerdem, wen kümmert das?

»Das ist schön«, erwiderte ich.

»Wie war dein Tag?« fragte er.

Zum Teufel, wie wird er wohl gewesen sein? schimpfte ich stumm. Nach allem, was du mir angetan hast, wie soll es mir da gehen? Ich durchbohrte ihn mit Blicken, zwang mich zu einem Lächeln und sagte: »Mein Tag war gut. Danke der Nachfrage.«

Frank blickte beiseite. Er hörte das Ungesagte deutlicher als das Gesagte. Er wußte, daß es besser war, nichts mehr zu sagen; ich auch. Wir waren gewöhnlich nur einen Schritt von einer lautstarken Auseinandersetzung entfernt, einer Aufzählung früherer Kränkungen und gebrüllter Scheidungsdrohungen. Wir stritten reichlich, und es machte uns krank. So taten wir es schweigend.

Die Kinder unterbrachen unser feindseliges Schweigen. Unser Sohn wollte zu einem mehrere Blocks entfernten Spielplatz. Ich sagte nein, ich würde nicht erlauben, daß er ohne den Vater oder mich ginge. Er jammerte, daß er so gern dort spielen würde und daß ich ihm sowieso nie etwas erlauben würde. Ich schrie ihn an, er dürfe nicht gehen, und das war's. Er heulte: Bitte, ich muß aber gehen, alle anderen Kinder gehen ja auch. Wie gewöhnlich gab ich nach. Gut, geh nur, aber paß auf! warnte ich. Ich fühlte mich so, als hätte ich eine Niederlage erlitten. Ich fühlte mich immer, als verlöre ich – bei meinen Kindern und bei meinem Mann. Niemand hörte mir zu; niemand nahm mich ernst.

Ich nahm mich selbst nicht ernst.

Nach dem Essen machte ich den Abwasch, während mein Mann vor dem Fernseher saß. Wie üblich, ich arbeite und du spielst. Ich mache mir Sorgen, und du entspannst dich. Mir ist es wichtig und dir nicht. Du fühlst dich gut; ich leide. Verfluchter Kerl! Ich ging mehrere Male durch das Wohnzimmer, blockierte ihm absichtlich den Blick auf den Fernseher und warf ihm heimlich haßerfüllte Blicke zu. Er ignorierte mich. Nachdem ich dessen müde war, stolzierte ich ins Wohnzimmer, seufzte und sagte, ich würde hinausgehen, um den Hof zu harken. Das ist eigentlich Männerarbeit, erklärte ich, aber ich werde es wohl tun müssen. Er sagte, er werde es später erledigen. Ich sagte, später sei nie, ich könne nicht warten, es sei mir peinlich wegen des ungepflegten Hofes. Vergiß es doch einfach. Ich sei ja ohnehin gewöhnt, alles zu tun, und dies würde ich eben auch noch tun. Er sagte, gut, er werde es vergessen. Ich stürmte nach draußen und stampfte wütend im Hof herum.

Müde, wie ich war, ging ich früh schlafen. Bei meinem Mann zu schlafen, war ebenso anstrengend, wie wach mit ihm zusammen zu sein. Wir sprachen nicht miteinander. Jeder rollte sich auf seiner Bettseite so weit wie möglich vom anderen entfernt zusammen, oder er versuchte – als ob alles in bester Ordnung sei –, mit mir zu schlafen. So oder so, es war eine angespannte Situation. Wenn wir einander den Rücken zuwandten, lag ich da mit wirren, verzweifelten Gedanken. Wenn er versuchte, mich zu berühren, erstarrte ich. Wie konnte er von mir erwarten, daß ich mit ihm schliefe? Wie konnte er mich berühren, als ob nichts geschehen sei? Gewöhnlich stieß ich ihn mit einem scharfen ›Nein, ich bin zu müde‹ fort. Manchmal war ich einverstanden. Gelegentlich tat ich es, weil ich es wollte. Doch gewöhnlich schlief ich mit ihm, weil ich mich verpflichtet fühlte, mich um seine sexuellen Bedürfnisse zu kümmern, und weil ich mich schuldig fühlte, wenn ich es nicht tat. In jedem Fall war Sex für mich körperlich und gefühlsmäßig unbefriedigend. Aber, so sagte ich mir, das ist mir egal. Es war gleichgültig. In Wirklichkeit natürlich nicht. Vor langer Zeit schon hatte ich mein sexuelles Verlangen abgestellt. Vor langer Zeit schon hatte ich mein Bedürfnis abgestellt, Liebe zu geben und zu nehmen. Ich hatte jenen Teil meines Ichs eingefroren, der fühlte und für mich sorgte. Das mußte ich tun, um zu überleben.

Ich hatte soviel von dieser Ehe erwartet. Ich hatte so viele Träume für uns gehabt. Keiner war Wirklichkeit geworden. Ich war betrogen und getäuscht geworden. Mein Heim und die Familie – der Ort und die Menschen, die eigentlich Wärme und Zuwendung spenden sollten, eine Stärkung, ein Hort der Liebe – waren zur Falle geworden. Und ich fand keinen Ausweg. Vielleicht, sagte ich mir ständig, wird es besser. Schließlich sind alle Probleme seine Schuld. Er ist Alkoholiker. Wenn es ihm besser geht, wird unsere Ehe besser werden.

Aber ich begann mich zu wundern. Seit sechs Monaten war er trocken und besuchte die Anonymen Alkoholiker. Ihm ging es besser. Mir nicht. War seine Genesung wirklich genug, um mich glücklich zu machen? Bisher schien seine Trockenheit meinen Gefühlszustand nicht zu ändern, und mit meinen 32 Jahren war ich ausgetrocknet, verbraucht und zerbrochen. Was war mit unserer Liebe geschehen? Was war mit mir geschehen?

Einen Monat später begann ich zu erahnen, was sich bald als Wahrheit erweisen sollte. In der Zwischenzeit hatte nur eines sich geändert: Ich fühlte mich noch schlechter. Mein Leben ließ sich nicht mehr meistern; ich wollte es beenden. Ich hatte keine Hoffnung mehr, daß sich etwas bessern würde; ich wußte nicht einmal, was falsch war. Ich hatte kein anderes Ziel, als für andere Menschen zu sorgen, und dabei leistete ich keine gute Arbeit. Ich klebte an der Vergangenheit und fürchtete mich vor der Zukunft. Gott schien mich verlassen zu haben. Ich fühlte mich die ganze Zeit über schuldig und überlegte, ob ich verrückt würde. Etwas Schreckliches, etwas Unerklärliches war mit mir geschehen. Es hatte sich in mich hineingefressen und mein Leben ruiniert. Irgendwie hatte sein Trinken schädlich auf mich eingewirkt, und die Art und Weise, wie diese schädliche Einwirkung erfolgte, war zu *meinem* Problem geworden. Es war nicht mehr wichtig, wessen Schuld es war.

Ich hatte die Kontrolle verloren.

Ich lernte Jessica zu diesem Zeitpunkt ihres Lebens kennen. Sie mußte drei grundsätzliche Erkenntnisse machen.

1. Sie war nicht verrückt; sie war co-abhängig. Alkoholismus und andere Suchtkrankheiten sind tatsächlich Familienkrankheiten. Die Art und Weise, wie die Krankheit auf andere Familienangehörige einwirkt, bezeichnet man als Co-Abhängigkeit.
2. Wenn man erst einmal davon befallen ist, entwickelt Co-Abhängigkeit ein Eigenleben. Es ist ähnlich, als

würde man sich eine Lungenentzündung holen oder sich etwas Schädliches angewöhnen. Wenn man es erst einmal hat, dann bleibt es.

3. Wenn Jessica sich davon befreien wollte, mußte sie etwas tun. Es war unwichtig, wessen Schuld es war. Ihre Co-Abhängigkeit war ihr Problem; es lag in ihrer Verantwortung, ihre Probleme zu lösen.

Wenn Sie co-abhängig sind, müssen Sie Ihren eigenen Weg zur Genesung oder zum Heilungsprozeß suchen. Um mit dieser Genesung zu beginnen, ist es hilfreich, Co-Abhängigkeit und gewisse Angewohnheiten, Gefühle und Verhaltensweisen zu verstehen, die sie oft begleiten. Es ist auch wichtig, einige dieser Angewohnheiten und Verhaltensweisen zu ändern und zu verstehen, was während der Veränderung geschieht.

Dieses Buch will nach diesem Verständnis suchen und zu diesen Veränderungen ermutigen. Ich bin glücklich, sagen zu dürfen, daß Jessicas Geschichte ein glückliches Ende beziehungsweise einen neuen Anfang nahm. Es geht ihr besser. Sie begann ihr eigenes Leben zu leben. Ich hoffe, Sie tun es auch.

2
Andere Geschichten

> Wenn ich sage, ich bin co-abhängig,
> dann meine ich nicht: ein *bißchen* co-abhängig.
> Ich meine, ich bin wirklich co-abhängig.
> Ich heirate keine Männer,
> die nach der Arbeit ein paar Bierchen trinken.
> Ich heirate Männer, die nicht arbeiten.
>
> – *Ellen,* eine Al-Anon

Vielleicht konnten Sie sich mit Jessica aus dem letzten Kapitel identifizieren. Ihre Geschichte ist ein extremes Beispiel für Co-Abhängigkeit, aber ähnliche Berichte höre ich häufig. Jessicas Verhalten ist aber nicht die einzige Form von Co-Abhängigkeit. Es gibt viele Variationen dieses Themas. Hier einige andere Geschichten.

Gerald, ein gutaussehender, stattlicher Mann Anfang Vierzig, bezeichnet sich ›als erfolgreich im Geschäftsleben, aber als Versager in Beziehungen mit Frauen‹. Während der High School und auf dem College war Gerald mit vielen Frauen befreundet. Er war beliebt, und man hielt ihn für eine gute Partie. Doch nach seinem Abschluß überraschte Gerald seine Familie und Freunde, als er Rita heiratete. Rita behandelte Gerald schlechter als alle Frauen, mit denen er befreundet gewesen war. Sie verhielt sich Gerald und seinen Freunden gegenüber kühl und feindselig, teilte nur wenige Interessen mit ihm und schien ihn nicht besonders zu mögen oder sich um ihn zu kümmern. Dreizehn Jahre später endete die Ehe mit der Scheidung, da sich erwiesen hatte, was Gerald seit Jahren vermutete: Rita hatte sich seit Beginn ihrer Ehe mit anderen Männern getroffen und trieb Mißbrauch mit Alkohol und Drogen.

Gerald war völlig niedergeschlagen. Doch nachdem er etwa zwei Monate lang getrauert hatte, verliebte er sich stürmisch in eine andere Frau – in eine jener Alkoholikerinnen, die frühmorgens mit dem Trinken bis zur Bewußtlosigkeit beginnen. Nachdem er sich mehrere Monate lang um sie gesorgt hatte, versucht hatte, ihr zu helfen, versucht hatte, herauszufinden, ob er die Ursache für ihr Trinken war, versucht hatte, ihr Trinken zu kontrollieren, und schließlich böse auf sie wurde, weil sie mit dem Trinken nicht aufhören wollte, beendete Gerald die Beziehung. Er lernte bald eine andere Frau kennen, verliebte sich in sie und zog in ihr Apartment. Schon nach wenigen Monaten vermutete Gerald, daß auch sie suchtkrank war.

Gerald verbrachte bald den größten Teil seiner Zeit damit, sich um seine Freundin zu ängstigen. Er kontrollierte sie, durchwühlte ihre Handtasche nach Pillen oder anderen Beweisen ihrer Sucht und befragte sie nach allem, was sie tat. Manchmal leugnete er einfach, daß sie ein Problem hatte. In diesen Zeiten war er sehr beschäftigt, versuchte, das Zusammensein mit seiner Freundin zu genießen (obwohl er sich unwohl fühlte), und sagte sich: Es liegt eben an mir. Etwas stimmt mit mir nicht.

Während einer der vielen Krisen in dieser Beziehung, als Gerald sich vorübergehend nichts vormachte, ging er zu einer Suchtberatungsstelle, um sich Rat zu holen.

»Ich weiß, daß ich die Beziehung beenden sollte«, sagte Gerald, »aber ich bin dazu noch nicht bereit. Wir können über alles und jedes miteinander reden. Wir sind so gute Freunde. Und ich liebe sie. Warum? Warum passiert mir das immer wieder?

Zeigen Sie mir ein Zimmer voller Frauen, und ich verliebe mich in jene, die die meisten Probleme hat – in diejenige, die mich am schlimmsten behandeln wird. Offen gesagt, sie sind eine größere Herausforderung«, gestand Gerald. »Wenn eine Frau mich gut behandelt, stößt mich das ab.«

Gerald hielt sich selbst für einen, der in Gesellschaft

trank, der aber als Folge seines Trinkens nie Probleme hatte. Gerald erzählte dem Berater, daß er nie Drogen genommen hatte. Geralds Bruder, der jetzt Ende Vierzig ist, war seit seiner Teenagerzeit Alkoholiker. Gerald leugnete, daß seine verstorbenen Eltern Alkoholiker gewesen waren, gab aber widerwillig zu, daß sein Vater ›zuviel getrunken‹ hatte.

Der Berater meinte, daß der Alkoholismus und das übermäßige Trinken bei Geralds nächsten Familienangehörigen sich noch immer auf ihn und seine Beziehungen auswirkten.

»Wie können deren Probleme mich beeinflussen?« fragte er. »Vater ist seit Jahren tot, und ich sehe meinen Bruder kaum.«

Nach einigen Beratungsstunden begann Gerald sich als co-abhängig zu bezeichnen, war sich aber nicht ganz sicher, was es bedeutete oder was er dagegen unternehmen könnte. Als Gerald über das derzeitige Problem seiner Beziehung weniger wütend war, brach er die Beratung ab. Gerald kam zu dem Schluß, daß die Drogenprobleme seiner Freundin nicht so schlimm seien. Er war davon überzeugt, daß seine Probleme mit Frauen einfach auf Pech zurückzuführen seien. Er hoffte, daß sich sein Pech eines Tages schon wenden würde.

Ist Geralds Problem Pech? Oder ist es Co-Abhängigkeit?

Patty war Mitte Dreißig und seit elf Jahren verheiratet, als sie bei einem privaten Therapeuten Hilfe suchte. Sie hatte drei Kinder, von denen das jüngste an Hirnlähmung litt. Patty hatte ihr Leben allein dem Ziel gewidmet, eine gute Frau und Mutter zu sein. Sie erzählte ihrem Therapeuten, daß sie ihre Kinder liebe und ihre Entscheidung, daheim zu bleiben und sie großzuziehen, nicht bedauere, aber den Alltagstrott hasse. Vor ihrer Heirat hatte sie viele Freunde und Hobbys gehabt, als Krankenschwester gearbeitet und war an allem interessiert. In den Jahren nach der Geburt ihrer Kinder jedoch, vor allem seit das behinderte Kind auf der Welt war, hatte sie ihren Lebensmut verloren. Sie hatte nur wenige Freunde, über 80 Pfund zugenommen, wußte nicht, was sie fühlte, und wenn sie etwas empfand, dann waren es Schuldgefühle, weil sie so wenig spürte. Sie erklärte, daß sie versucht habe, aktiv zu bleiben, indem sie ihren Freunden half und freiwillig für verschiedene Organisationen arbeitete, doch ihre Anstrengungen führten üblicherweise zu Gefühlen von Erfolglosigkeit und Ärger. Sie hatte überlegt, wieder berufstätig zu werden, es aber nicht getan, denn: »Ich verstehe nur etwas von Pflege, und ich bin es leid, mich um Menschen zu kümmern. Meine Familie und Freunde halten mich für einen Ausbund an Kraft. Die gute alte zuverlässige Patty! Immer da. Immer beherrscht. Immer bereit zu helfen. In Wahrheit«, sagte Patty, »breche ich zusammen, gerate ins Abseits, ganz unbemerkt, aber unaufhaltsam. Ich habe seit Jahren Depressionen, ich kann sie nicht abschütteln. Ich weine bei jeder Kleinigkeit. Ich habe keine Energie mehr. Ich schreie ständig die Kinder an. Ich habe kein Interesse mehr an Sex, zumindest nicht mit meinem Mann. Ich fühle mich dauernd wegen allem und jedem schuldig. Ich fühle mich sogar schuldig, weil ich zu Ihnen gekommen bin«, erzählte sie dem Berater. »Ich sollte meine Probleme selber lösen. Ich sollte einfach damit Schluß machen. Es ist lächerlich, Ihre Zeit und das Geld meines Mannes wegen meiner Probleme zu vergeuden, Probleme, die ich mir wahrscheinlich nur einbilde oder gewaltig übertreibe.

Aber ich mußte etwas tun«, gestand Patty. »In letzter Zeit habe ich an Selbstmord gedacht. Natürlich«, fügte sie hinzu, »würde ich mich nie wirklich umbringen. Zu viele Menschen brauchen mich. Zu viele Menschen verlassen sich auf mich. Ich würde sie im Stich lassen. Aber ich mache mir Sorgen. Ich habe Angst.«

Der Berater erfuhr von Pattys Kindern und der Hirnlähmung des jüngsten Kindes. Patty erzählte auch, daß ihr Mann vor ihrer Ehe Probleme mit Alkohol gehabt habe.

Während der Ehe habe er weniger getrunken, immer dieselbe Arbeit gehabt und gut für die Familie gesorgt. Doch beim Nachfragen erzählte Patty ihrem Berater, daß ihr Mann nicht zu Meetings der Anonymen Alkoholiker oder anderen Hilfsgruppen gehe. Statt dessen lebe er monatelang abstinent, abgesehen von gelegentlichen Saufgelagen an Wochenenden. Wenn er trank, benahm er sich schrecklich. Wenn er nicht trank, war er mürrisch und abweisend.

»Ich weiß nicht, was mit ihm passiert ist. Er ist nicht mehr der Mann, den ich geheiratet habe. Was mich noch mehr erschreckt: daß ich nicht weiß, was mit mir passiert oder wer ich bin«, sagte Patty. »Es ist schwer zu erklären, wo genau das Problem liegt. Ich verstehe es selbst nicht. Es gibt kein großes Problem, auf das ich zeigen und von dem ich sagen könnte: Das läuft falsch. Aber mir ist, als hätte ich mich selbst verloren. Manchmal frage ich mich, ob ich verrückt werde. Was stimmt bei mir nicht?« fragte Patty.

»Vielleicht ist Ihr Mann Alkoholiker, und Ihre Probleme werden durch den Alkoholmißbrauch in der Familie verursacht«, meinte der Berater.

»Wie kann das möglich sein?« fragte Patty. »Mein Mann trinkt nicht oft.«

Der Berater durchleuchtete Pattys Vergangenheit. Patty sprach voller Liebe von ihren Eltern und ihren beiden erwachsenen Brüdern. Sie kam aus einer guten Familie, die ein enges Verhältnis untereinander hatte und erfolgreich war.

Der Berater forschte weiter. Patty erwähnte, daß ihr Vater seit seiner Teenagerzeit zu den Anonymen Alkoholikern gegangen sei.

»Vater wurde trocken, als ich die High School besuchte«, sagte sie. »Ich liebe ihn wirklich und bin stolz auf ihn. Aber die Jahre, als er trank, waren für die Familie eine ziemlich schlimme Zeit.«

Patty war nicht nur mit jemandem verheiratet, der wahrscheinlich Alkoholiker war, sie war außerdem das, was man heute als erwachsenes Kind eines Alkoholikers bezeichnet. Die ganze Familie war durch den Alkoholmißbrauch des Vaters in Mitleidenschaft gezogen worden. Ihr Vater hatte mit dem Trinken aufgehört; ihre Mutter ging zu Al-Anon; das Familienleben verbesserte sich. Aber auch Patty war krank geworden. Erwartete man von ihr, daß sie einfach überwand, was auf sie eingewirkt hatte, nur weil der Vater mit dem Trinken aufgehört hatte?

Statt sie weiter zu beraten, empfahl Pattys Berater ihr verschiedene Seminare zur Stärkung des Selbstbewußtseins. Er riet ihr auch, Al-Anon-Meetings oder Meetings der erwachsenen Kinder von Alkoholikern zu besuchen, Selbsthilfegruppen, die sich auf der Basis der Zwölf Schritte der Anonymen Alkoholiker gebildet haben.

Patty befolgte den Rat des Therapeuten. Sie fand keine Heilung über Nacht, aber im Lauf der Monate merkte sie, daß sie Entscheidungen leichter traf, Gefühle empfand und ausdrückte, sagte, was sie dachte, ihre Bedürfnisse beachtete und sich weniger schuldig fühlte. Sie wurde sich selbst und ihren Alltagspflichten gegenüber toleranter. Allmählich legten sich ihre Depressionen. Sie weinte weniger und lachte mehr. Ihre Energie und Lebenslust kehrten zurück. Zufällig schloß sich ihr Mann ohne Pattys Drängen den Anonymen Alkoholikern an. Er wurde weniger feindselig, und ihre Ehe besserte sich. Das Entscheidende aber war, daß Patty ihr Leben wieder meisterte. Ihr Leben funktionierte wieder.

Wenn man Patty heute fragt, was ihr Problem ist oder war, antwortet sie: »Ich bin co-abhängig.«

Klienten, die bei Beratungsstellen für geistige Gesundheit und Suchtberatungsstellen Hilfe suchen, sind nicht die einzigen Menschen, die unter Co-Abhängigkeit leiden. Randall war Suchtberater und genesender Alkoholiker, der bereits mehrere Jahre trocken war, als er feststellte, daß er Probleme hatte. Randall war ebenfalls erwachsenes Kind eines Alkoholikers; sein Vater und seine drei Brüder waren Alkoholiker. Als intelligenter, feinfühliger Mann, dem seine Arbeit Freude machte, war Randalls Problem seine Freizeit. Er verbrachte sie meistens geradezu besessen damit, sich über andere Menschen und ihre Probleme Sorgen zu machen. Manchmal versuchte er, das Durcheinander zu entwirren, das Alkoholiker geschaffen hatten; dann wieder wurde er böse auf die Alkoholiker, weil sie das Durcheinander schufen, zu dessen Beseitigung er sich verpflichtet fühlte; manchmal war er empört über Menschen, nicht unbedingt Alkoholiker, die aber in anderer Form Probleme hatten. Er tobte, fühlte sich schuldig und elend und von den Menschen ausgenutzt. Er fühlte sich ihnen jedoch selten nahe. Und er empfand selten Freude.

Viele Jahre lang glaubte Randall, es sei seine Aufgabe, sich um Menschen Sorgen zu machen und sich um ihre Probleme zu kümmern. Er nannte sein Verhalten Freundlichkeit, Fürsorge, Liebe und zuweilen gerechte Empörung. Jetzt, nachdem er Hilfe für sein Problem bekommen hat, nennt er es Co-Abhängigkeit.

Manchmal entwickelt sich co-abhängiges Verhalten einfach dadurch, eine gute Frau, Mutter, ein Gatte, Bruder oder Christ sein zu wollen. Marlyss, jetzt in den Vierzigern, ist eine attraktive Frau – wenn sie etwas für sich tut. Die meiste Zeit jedoch ist sie damit beschäftigt, sich um ihre fünf Kinder und ihren Mann zu kümmern, einen genesenden Alkoholiker. Sie hatte ihr Leben dafür geopfert, sie glücklich zu machen – doch ohne Erfolg. Gewöhnlich ist sie verärgert und sieht ihre Bemühungen nicht genügend gewürdigt, und ihre Familie ärgert sich über sie. Sie hat Sex mit ihrem Mann, wann immer er will, egal, wie sie sich fühlt. Sie gibt zuviel vom Haushaltsgeld der Familie für Spielzeug und Kleidung für die Kinder aus – alles, was sie haben wollen. Sie chauffiert sie, liest vor, kocht, putzt, liebkost und verhätschelt alle, aber niemand gibt *ihr* etwas. Meistens hört sie nicht einmal ein Dankeschön. Marlyss ärgert es, daß sie in ihrem Leben ständig gibt. Sie ärgert sich darüber, wie ihre Familie und deren Bedürfnisse ihr

Leben beherrschen. Sie hat sich für einen Pflegeberuf entschieden, und auch das ärgert sie.

»Aber ich fühle mich schuldig, wenn ich nicht tue, was von mir gefordert wird. Ich fühle mich schuldig, wenn ich nicht nach meinen Maßstäben als Frau und Mutter lebe. Ich fühle mich schuldig, wenn ich nicht nach den Maßstäben lebe, die andere Menschen bei mir anlegen. Ich fühle mich ganz einfach schuldig«, sagte sie. »Tatsächlich«, fügte sie hinzu, »plane ich meinen Tag und setze meine Schwerpunkte nach Maßgabe dieser Schuld.«

Bedeutet endlose Sorge um andere Menschen, sich über sie zu ärgern und nichts dafür zu erwarten, daß Marlyss eine gute Frau und Mutter ist? Oder könnte es bedeuten, daß Marlyss co-abhängig ist?

Alkoholismus (oder Abhängigkeit) ist nicht das einzige Familienproblem, wodurch Co-Abhängigkeit entstehen kann. Alissa, Mutter von zwei Teenagern, arbeitete halbtags in einer Organisation für geistige Gesundheit, als sie zu einem Familienberater ging. (Zuvor hatte sie schon viele Familienberater aufgesucht, um Hilfe zu finden.) Sie ging zur Beratung, weil ihr ältestes Kind, ein vierzehnjähriger Junge, ständig Probleme verursachte. Er brannte durch, übertrat Ausgehverbote, schwänzte die Schule, mißachtete andere Familiengesetze und tat grundsätzlich immer, was er wollte.

»Dieses Kind«, erzählte Alissa dem Berater, »treibt mich noch zum Wahnsinn.«

Sie meinte das wirklich so. Sie war krank vor Sorge. An manchen Tagen war sie so deprimiert und angstbesessen, daß sie nicht aufstehen konnte. Alissa hatte alles nur Erdenkliche versucht, diesem Kind zu helfen. Sie hatte ihn dreimal in Behandlung geschickt, ihn in zwei verschiedene Pflegeheime gegeben und die ganze Familie von Berater zu Berater geschleppt. Alissa hatte auch anderes versucht: Sie hatte gedroht, geweint, geschrien und gebettelt. Sie hatte hart durchgegriffen und seinetwegen die Polizei gerufen.

Sie hatte es mit Zärtlichkeit und Verzeihen versucht. Sie hatte sogar versucht, so zu tun, als ob er die Taten, die er begangen hatte, nicht begangen hätte. Sie hatte ihn ausgesperrt. Und sie war durch den halben Bundesstaat gereist, um ihn nach Hause zu holen, nachdem er durchgebrannt war. Obwohl ihre Bemühungen dem Sohn nicht geholfen hatten, war Alissa davon besessen, die einzig richtige Lösung zu finden, damit er ›seine Fehler einsehen‹ und sich ändern würde.

»Warum«, fragte sie den Berater, »tut er mir das an? Er macht weiter und ruiniert mein Leben.«

Der Berater stimmte zu, daß das Problem mit Alissas Sohn beunruhigend sei und daß etwas getan werden müsse. Aber der Berater sagte auch, daß das Problem nicht weiter bestehen und Alissas Leben ruinieren müsse.

»Sie sind nicht imstande gewesen, Ihren Sohn unter Kontrolle zu bringen, aber Sie können Kontrolle über sich selbst gewinnen«, sagte er. »Sie können mit Ihrer Co-Abhängigkeit fertig werden.«

Sheryl bezeichnet sich auch selbst als Co-Abhängige. Kurz nachdem sie den Mann ihrer Träume geheiratet hatte, fand sie sich in einem Alptraum wieder. Ihr Ehemann, stellte sie fest, war sexbesessen. In diesem Fall konnte er dem Drang nicht widerstehen, sich in Pornografie zu ergehen. Er unterhielt zwanghaft Affären mit anderen Frauen und mit – wie Sheryl es ausdrückte – »Gott allein weiß, wem und was sonst«. Sie erfuhr eine Woche nach ihrer Hochzeit, daß ihr Mann sexbesessen war, als sie ihn mit einer anderen Frau im Bett überraschte.

Sheryls erste Reaktion war Panik. Dann wurde sie wütend. Dann empfand sie Sorge – für ihren Mann und sein Problem. Ihre Freunde rieten ihr, ihn zu verlassen, aber sie beschloß, verheiratet zu bleiben. Er brauchte Hilfe. Er brauchte sie. Vielleicht würde er sich ändern. Außerdem war sie nicht bereit, ihren Traum von einer gemeinsamen rosigen Zukunft aufzugeben.

Ihr Mann schloß sich den Sex Addicts Anonymous an – vergleichbar den Anonymen Sexaholikern in Deutschland –, einer Zwölf-Schritte-Selbsthilfegruppe ähnlich den Anonymen Alkoholikern. Sheryl weigerte sich, sich den Co-SA (vergleichbar den Al-Anon) für Familienmitglieder von Sexaholikern anzuschließen. Sie wollte mit ihrem Problem nicht an die Öffentlichkeit treten; sie wollte nicht einmal privat darüber sprechen.

In einem Zeitraum von wenigen Monaten merkte Sheryl, die ein erfolgreiches Mannequin war, daß sie weniger Aufträge annahm, es ablehnte, abends mit Freundinnen auszugehen, und sich stets in der Nähe des Hauses aufhielt. Sie wollte ans Telefon gehen für den Fall, daß Frauen ihren Mann anriefen. Sie wollte zu Hause sein, um ihren Mann zu sehen, wenn er das Haus verließ und zurückkehrte. Sie wollte sehen, wie er aussah, wie er sich verhielt und wie er sprach. Sie wollte genau wissen, was er tat und mit wem er das tat. Sie rief oft seinen SA-Sponsor an, um sich zu beklagen, um zu berichten und sich nach den Fortschritten ihres Mannes zu erkundigen. Sie weigerte sich, so sagte sie, wieder betrogen und getäuscht zu werden.

Allmählich entfremdete sie sich von ihren Freunden und Aktivitäten. Sie war zum Arbeiten zu zermürbt; sie schämte sich zu sehr, um mit ihren Freunden zu reden. Ihr Mann hatte weitere Affären; ihre Freunde waren enttäuscht darüber, daß sie bei ihm blieb und ständig jammerte, wie schrecklich es sei, seine Frau zu sein.

»Ich konnte den Anblick meines Mannes nicht mehr ertragen. Ich hatte nichts mehr als Verachtung für ihn übrig. Und doch konnte ich mich nicht überwinden, ihn zu verlassen«, berichtete Sheryl später. »Ich konnte mich nicht zu mehr aufraffen, außer dazu, mir Sorgen um ihn zu machen und ihn zu kontrollieren. Die Wende kam in der Nacht, als ich ihn mit einem Hackmesser jagte«, sagte Sheryl. »Es war mein Tiefpunkt. Ich rannte schreiend und tobend durchs Haus, als ich mir zum ersten Mal meiner *selbst* bewußt wurde. Ich war wahnsinnig geworden. Ich war verrückt – völlig außer Kontrolle –, und er stand einfach da und schaute mich ruhig an. In dem Augenblick wußte ich, daß ich etwas tun mußte, um für mich Hilfe zu bekommen.«

Sheryl schloß sich kurz nach dem Zwischenfall der Co-SA an. Bei diesen Meetings begann sie, sich selbst und ihren Verlust der Beherrschung als Co-Abhängigkeit zu bezeichnen. Sheryl lebt jetzt von ihrem Mann getrennt und will die Scheidung. Sie fühlt sich wohler.

Obwohl die vorstehenden Beispiele dramatisch verliefen, muß sich Co-Abhängigkeit nicht notwendigerweise so intensiv bemerkbar machen. Und sie schließt auch nicht immer Erlebnisse mit Menschen ein, die große Probleme haben. Kristen ist verheiratet, hat zwei kleine Kinder, und ihr ist nichts über Alkoholismus oder andere Suchtkrankheiten im engeren oder weiteren Familienkreis bekannt. Und doch bezeichnet sie sich als co-abhängig. Ihr Problem ist, so sagt sie, daß die Stimmungen anderer Leute ihre Gefühle beherrschen; und sie versucht umgekehrt, ihre Gefühle zu beherrschen.

»Wenn mein Mann glücklich ist und ich glaube, dafür verantwortlich zu sein, dann bin ich glücklich. Wenn er beunruhigt ist, fühle ich mich auch dafür verantwortlich. Ich bin dann ängstlich, fühle mich unwohl und beunruhigt, bis es ihm besser geht. Ich versuche, ihn dazu zu bringen, daß er sich wieder wohl fühlt. Ich fühle mich schuldig, wenn mir das nicht gelingt. Und er ist böse auf mich, weil ich es versuche.

Ich verhalte mich nicht nur bei ihm co-abhängig«, fügte sie hinzu, »es geht mir bei allen so: bei meinen Eltern, meinen Kindern, Gästen in meinem Haus. Irgendwie scheine ich mich in anderen Menschen zu verlieren. Ich werde in sie verstrickt.

Ich würde gern etwas dagegen tun – gegen diese Sache namens Co-Abhängigkeit –, bevor sie schlimmer wird.

Ich bin nicht schrecklich unglücklich«, sagte sie, »aber ich möchte lernen, mich zu entspannen, und so beginnen, mich und andere Menschen zu genießen.«

Ein Geistlicher faßte den Zustand einmal so zusammen: »Manche Menschen sind *wirklich* co-abhängig, und manche von uns sind nur ein *klein wenig* co-abhängig.«

Ich habe diese Beispiele gewählt, weil sie interessant sind und unterschiedliche Erfahrungen vermitteln. Sie klären auch einen Punkt, der betont werden muß: Kein einziges Beispiel illustriert den typischen Co-Abhängigen beziehungsweise seine Erfahrung. Co-Abhängigkeit ist kompliziert. Menschen sind kompliziert. Jeder Mensch ist einzigartig, und die Situation jedes Menschen ist anders. Manche Menschen haben extrem schmerzliche und belastende Erfahrungen mit Co-Abhängigkeit gemacht. Andere nicht; sie sind nur schwach beeinflußt worden. Manchmal ist Co-Abhängigkeit die Reaktion einer Person auf den Alkoholismus einer anderen Person; manchmal ist sie es nicht. Jeder Co-Abhängige hat eine einzigartige Erfahrung, geboren aus seinen Umständen, seiner Geschichte und Persönlichkeit.

Doch ein gemeinsamer Faden läuft durch alle Geschichten der Co-Abhängigkeit. Er betrifft unsere Reaktionen auf andere Menschen. Er betrifft unsere Beziehung zu anderen Menschen, gleich ob sie Alkoholiker, Spieler, Sexaholiker, Eßsüchtige oder normale Menschen sind. Co-Abhängigkeit erwächst aus der Wirkung, die diese Menschen auf uns ausüben, und motiviert uns umgekehrt zu dem Versuch, auf sie einzuwirken.

Wie Al-Anon-Mitglieder sagen: »Identifizieren, nicht vergleichen.«

Hausaufgabe

1. Haben Sie sich mit bestimmten Menschen dieses Kapitels identifiziert? Welche Ähnlichkeit besteht zwischen

Ihnen und diesen Menschen? Welche Erinnerungen kamen Ihnen? Warum?

2. Es ist hilfreich, wenn Sie ein großes Notizbuch kaufen und Ihre Antworten zu diesen Fragen niederschreiben. Sie können auch andere Gedanken und Gefühle niederschreiben, die Sie beim Lesen dieses Buches haben.

3
Co-Abhängigkeit

Beziehungen sind wie ein Tanz,
bei dem sich sichtbare Energie
zwischen den Partnern hin und her bewegt.
Manche Beziehungen sind
der langsame dunkle Tanz des Todes.

– *Colette Dowling*

Bis zu dieser Stelle habe ich die Wörter *Co-Abhängiger* und *Co-Abhängigkeit* als deutliche Begriffe benutzt. Die Definitionen dieser Wörter jedoch bleiben verschwommen.

Die Definition von Abhängigkeit bedeutet, abhängig (seelisch und/oder körperlich) von Alkohol oder anderen Drogen zu sein. Eßsucht, Magersucht und Spielsucht sind ebenfalls Begriffe, die bestimmte Vorstellungen wecken. Was aber ist Co-Abhängigkeit?

Die naheliegende Definition wäre: der Partner eines Abhängigen zu sein. Die Definition kommt der Wahrheit sehr nahe, bleibt aber unklar. Sie vermittelt keine spezielle Vorstellung. Co-Abhängigkeit gehört zum Wortschatz von Therapiezentren, ist Berufsjargon, der für berufsfremde Personen wahrscheinlich unverständlich und für manche Insider Kauderwelsch ist.

Jargon kann etwas Bestimmtes bedeuten – oder auch nicht. Jargon kann für verschiedene Leute eine unterschiedliche Bedeutung haben. Manche ahnen vielleicht, was ein Wort bedeutet, sind aber nicht imstande, es klar zu definieren, weil es nie klar definiert worden ist.

Dies sind einige der Probleme, auf die ich bei meinen Forschungen und Versuchen stieß, *Co-Abhängigkeit* und *co-abhängig* zu definieren. Viele Menschen haben diese Begriffe noch nie gehört. Andere, die damit vertraut sind, können sie nicht definieren. Wenn sie es doch tun, ist jede Definition anders. Oder die Menschen definieren die Begriffe, indem sie wiederum Fachwörter benutzen. Um die Sache noch komplizierter zu machen: Ich kann die Begriffe in keinem Wörterbuch finden. Mein Computer verweist ständig darauf, daß die Wörter falsch geschrieben sind, und versucht mich davon zu überzeugen, daß es keine Wörter sind.

Und doch bedeutet Co-Abhängigkeit etwas Ungewöhnliches, etwas Besonderes für mich und Millionen von Menschen. Vergessen wir den Jargon, und beschäftigen wir uns mit der Bedeutung.

Was ist Co-Abhängigkeit?

Ich habe viele Definitionen von Co-Abhängigkeit gehört und gelesen.

In einem Kapitel des Buches *Co-Dependency, An Emerging Issue* beschreibt Robert Subby, was Co-Abhängigkeit ist: »Ein emotionaler und psychischer Zustand, ein Verhaltenszustand, der dadurch entsteht, daß ein Individuum langfristig belastenden Regeln ausgesetzt ist und sich daran gewöhnt – Regeln, die den offenen Ausdruck von Gefühlen ebenso verhindern wie das direkte Gespräch über persönliche und zwischenmenschliche Probleme.«

Earnie Larsen, ebenfalls Spezialistin für Co-Abhängigkeit und Pionierin auf diesem Gebiet, definiert Co-Abhängigkeit so: »Es sind selbstzerstörerische erlernte Verhaltensweisen oder Charakterdefekte, die zu einem Schwinden der Fähigkeit führen, Liebesbeziehungen zu initiieren oder daran teilzuhaben.«

Einige weniger professionelle Definitionen folgen.

»Co-Abhängigkeit bedeutet«, sagte eine Frau, »daß ich eine Aufpasserin bin.«

»Co-abhängig sein bedeutet, daß ich mit einem Alkoholiker verheiratet bin«, erwiderte eine Frau. »Es bedeutet auch, daß ich zu Al-Anon gehen muß.«

»Co-Abhängigkeit«, antwortete ein anderer, »bedeutet, daß ich von Alkoholikern umgeben bin.«

»Es bedeutet, daß ich immer nach jemandem suche, um den ich mich kümmern kann.«

»Co-Abhängigkeit? Ich weiß, daß jeder Mann, von dem ich mich angezogen fühle, in den ich mich verliebe oder den ich heirate, suchtkrank ist oder ein ähnlich ernstes Problem hat.«

»Co-Abhängigkeit«, erklärte jemand, »ist zu wissen, daß alle meine Beziehungen entweder immer so weitergehen (schmerzlich) oder daß sie ebenso enden (in einer Katastrophe). Oder beides.«

Es gibt fast ebenso viele Definitionen von Co-Abhängigkeit, wie es Erfahrungen gibt, die sie beschreiben. In ihrer Verzweiflung (oder Erleuchtung) haben Therapeuten ausgerufen: »Co-Abhängigkeit ist *alles*, und *jeder* ist co-abhängig!« Also, wer kennt die wahren Zusammenhänge? Welche Definition trifft zu? Eine kurze Geschichte der Co-Abhängigkeit wird helfen, diese Frage zu beantworten.

Eine kurze Geschichte

Das Wort Co-Abhängigkeit tauchte erstmals Ende der siebziger Jahre in der Beratungsszene auf. Ich weiß nicht, wer es prägte. Obwohl vielleicht mehrere Leute dies für sich beanspruchen, entstand das Wort gleichzeitig in mehreren verschiedenen Behandlungszentren in Minnesota, so die Information des Büros von Sondra Smalley, einer Psychologin und führenden Persönlichkeit im Bereich der Co-Abhängigkeit. Vielleicht prägte Minnesota, das Land, wo Suchtkrankenbehandlung und Zwölf-Schritte-Programme für Abhängige den Anfang nahmen, das Wort.

Robert Subby und John Friel schrieben in einem Kapitel des Buches *Co-Dependency, An Emerging Issue*: »Ursprünglich wurde der Begriff Co-Abhängigkeit benutzt, um Personen zu bezeichnen, deren Leben als Ergebnis ihres Zusammenlebens mit Abhängigen beeinträchtigt wurde. Der co-abhängige Ehepartner, das Kind oder der Liebhaber eines Suchtkranken wurde als jemand angesehen, der ein ungesundes Verhaltensmuster entwickelt hatte, um das Leben zu meistern – als Reaktion auf den Drogen- oder Alkoholmißbrauch eines anderen.«

Es war ein neuer Name für ein altes Spiel. Fachleute hatten schon lange vermutet, daß etwas Besonderes mit Menschen geschieht, die suchtkranken Menschen nahestehen. Einige Untersuchungen zu dem Thema waren vorgenommen worden. Sie deuteten auf einen körperlichen, geistigen, gefühlsmäßigen und seelischen Zustand hin, der dem Alkoholismus ähnlich war und der sich auch bei vielen Nichtalkoholikern oder Drogenunabhängigen entwickelte, die einem Alkoholiker nahestanden. Wörter (eher Jargonausdrücke, die später zum Synonym für co-abhängig werden sollten) tauchten auf, um dieses Phänomen zu beschreiben: Co-Alkoholiker, Nichtalkoholiker, Para-Alkoholiker.

Co-Abhängige spürten die Auswirkungen der Co-Abhängigkeit sicherlich lange bevor das Wort geprägt wurde. In den vierziger Jahren, nach der Entstehung der Anonymen Alkoholiker, griffen Menschen – vor allem Frauen von Alkoholikern – zur Selbsthilfe, um damit fertig zu werden, wie der Alkoholismus ihrer Partner auf sie einwirkte. Sie wußten nicht, daß man sie später einmal als Co-Abhängige bezeichnen würde. Sie wußten nur, daß der Alkoholismus ihrer Männer sie direkt beeinflußt hatte. Und sie waren neidisch, daß die Alkoholiker ein Zwölf-Schritte-Programm hatten, durch das sie genesen konnten. Die Frauen wollten ebenfalls ein Programm. Sie benutzten das Zwölf-Schritte-Programm der AA, revidierten die Zwölf Traditionen, änderten den Namen in Al-Anon, und es funktionierte! Millionen von Menschen haben seitdem Nutzen aus Al-Anon gezogen.

Der damalige Grundgedanke war wie 1979, als das Wort Co-Abhängigkeit auftauchte, daß Co-Abhängige (Co-Alkoholiker oder Para-Alkoholiker) *Menschen waren, die ihr Leben als Ergebnis des Zusammenlebens in einer festen Beziehung mit einem Alkoholiker nicht mehr meistern konnten.*

Doch die Definition für Co-Abhängigkeit hat sich seitdem erweitert. Fachleute untersuchten den Einfluß eines Suchtkranken auf die Familie und den Einfluß der Familie auf den Suchtkranken. Fachleute registrierten andere Abhängigkeiten wie Eßsucht und Magersucht, Spielsucht und bestimmte Sexualverhaltensweisen. Diese Störungen glichen der Störung – oder richtiger: der *Krankheit* – des Alkoholismus. Fachleute fanden auch heraus, daß Menschen, die in enger Beziehung zu solchen gestörten Menschen stehen, als Reaktion und unter Streß Verhaltensmuster entwickeln, die den Verhaltensmustern jener Menschen entsprechen, die Alkoholikern nahestehen. Auch mit diesen Angehörigen geschieht etwas Eigenartiges.

Als Fachleute Co-Abhängigkeit besser kennenlernten, gesellten sich weitere Gruppen von Menschen hinzu: erwachsene Kinder von Alkoholikern; Menschen, die Beziehungen zu gefühlsmäßig oder geistig gestörten Personen hatten; Menschen mit Beziehungen zu chronisch kranken Menschen; Eltern von Kindern mit Verhaltensstörungen; Menschen in Beziehungen zu unzurechnungsfähigen Menschen; Fachleute: Krankenschwestern, Sozialarbeiter und andere in helfenden Berufen. Selbst genesende Alkoholiker und Süchtige bemerkten, daß sie co-abhängig waren und es vielleicht lange gewesen waren, bevor sie stofflich abhängig wurden. Co-Abhängige tauchten plötzlich überall auf.

Wenn ein Co-Abhängiger seine Beziehung zu einem gestörten Menschen abbrach, suchte er häufig einen anderen gestörten Menschen und wiederholte das Co-Abhängigen-Verhalten bei diesem. Dieser Verhaltens- oder Bewältigungs-Mechanismus schien das gesamte Leben des Co-Abhängigen zu beherrschen – solange der Betreffende seine Verhaltensweisen nicht änderte.

War die Annahme gesichert, daß Co-Abhängigkeit

durch Beziehungen zu Menschen ausgelöst wurde, die schwere Krankheiten und Verhaltensstörungen hatten oder suchtkrank waren? Alkoholismus in der Familie förderte die Entstehung von Co-Abhängigkeit, doch viele andere Umstände schienen sie ebenfalls hervorzubringen.

Ein kleiner gemeinsamer Nenner war das Vorhandensein einer privaten oder beruflichen Beziehung mit gestörten, leidenden oder abhängigen Menschen. Doch ein zweiter gemeinsamer Nenner schienen die ungeschriebenen, stummen Gesetze zu sein, die sich üblicherweise im engsten Familienkreis entwickeln und Schrittmacher für Beziehungen sind. Diese Gesetze verbieten die Diskussion über Probleme, das offene Ausdrücken von Gefühlen, direkte, ehrliche Kommunikation, realistische Erwartungen (wie schwach, verletzbar oder fehlerhaft zu sein), Egoismus, Vertrauen in andere Menschen und in sich selbst, Spielen und Spaß haben und das gefährlich schwankende Familienboot durch Entwicklungen oder Veränderungen zu steuern – wie gesund und förderlich diese Bewegung auch sein mag. Diese Gesetze gelten für alle Familiengemeinschaften, die vom Alkohol gesteuert werden, sie treten aber auch in anderen Familien auf.

Ich komme jetzt auf eine frühere Frage zurück: Welche Definition von Co-Abhängigkeit ist zutreffend? Alle sind es. Einige beschreiben die Ursache, einige die Auswirkungen, einige den Gesamtzustand, einige die Symptome, einige die Verhaltensmuster und einige den Schmerz. Co-Abhängigkeit bedeutet sämtliche zuvor angeführten Definitionen.

Ich versuche nicht, Sie zu verwirren. Co-Abhängigkeit hat eine verwischte Definition, weil sie ein unbestimmter grauer Zustand ist. Ihre Beschreibung ist kompliziert, theoretisch und umständlich und läßt sich nicht in ein oder zwei Sätze fassen.

Warum dieses ganze Aufheben um eine Definition? Weil ich das schier Unmögliche versuchen möchte: Co-Abhängigkeit griffig zu definieren. Und ich möchte, daß

Sie das breite Spektrum kennen, bevor ich Ihnen die Einzelheiten zeige. Ich hoffe, diese Vorgehensweise hilft Ihnen, die in Ihnen vorhandene Co-Abhängigkeit zu erkennen, wenn diese Erkenntnis unumgänglich ist. Die Definition des Problems ist wichtig, weil sie zur Lösung des Problems beiträgt. Die Lösung ist lebenswichtig. Sie bedeutet, sich besser zu fühlen. Sie bedeutet Genesung. Hier ist also meine Definition von Co-Abhängigkeit:

Co-abhängig ist ein Mensch, der das Verhalten eines anderen Menschen auf sich hat einwirken lassen und der davon besessen ist, das Verhalten dieses Menschen zu kontrollieren.

Dieser Mensch kann ein Kind sein, ein Erwachsener, ein Liebhaber, ein Ehegatte, ein Bruder, eine Schwester, ein Großelternteil oder ein Elternteil, ein Klient oder ein guter Freund. Er kann Alkoholiker sein, drogensüchtig, geistig oder körperlich krank, ein normaler Mensch, der gelegentlich traurige Gefühle hat, oder einer der vorher erwähnten Menschen.

Doch der Kern der Definition und Genesung liegt nicht in dem *anderen Menschen* – sosehr sie es auch glauben. Er liegt in uns, in der Art, wie wir das Verhalten anderer auf uns einwirken lassen, in der Art, wie wir versuchen, auf sie einzuwirken: die Besessenheit, die Kontrolle, das fanatische Helfenwollen, die Sorgen, das schwache Selbstwertgefühl, das an Selbsthaß und Selbstunterdrückung grenzt, das Übermaß an Wut und Schuldgefühlen, die eigenartige Abhängigkeit von eigenartigen Menschen, die Anziehung von Bizarrem, die Toleranz Bizarrem gegenüber und die Konzentration auf andere. Dies alles führt zu Selbstaufgabe, Beziehungsproblemen, Intimproblemen und ist eine fortwährende Orkanfahrt durch den fünfstufigen Leidensprozeß.

Ist Co-Abhängigkeit eine Krankheit? Einige Fachleute sagen, Co-Abhängigkeit sei keine Krankheit; sie sagen, es sei eine normale Reaktion auf anormale Menschen.

Andere Fachleute halten Co-Abhängigkeit für eine Krankheit, für eine chronische, fortschreitende Krankheit. Sie sind der Meinung, daß Co-Abhängige kranke Menschen um sich haben wollen und brauchen, um auf ungesunde Weise glücklich zu sein. Sie behaupten beispielsweise, daß eine Frau sich für einen bestimmten Lebenspartner entscheidet und ihn heiratet, weil sie unbewußt weiß, daß er Alkoholiker ist. Sie braucht sein Trinken und die Schläge, um sich erfüllt zu fühlen.

Diese Meinung mag übertrieben hart sein. Ich bin davon überzeugt, daß Co-Abhängige weniger Strenge in ihrem Leben brauchen. Andere Menschen waren schon streng genug zu uns. Wir selbst sind zu uns streng genug gewesen. Freunde, wir haben genug gelitten! Wir sind von Krankheiten und Menschen gepeinigt worden. Jeder von uns muß klären, welche Rolle er bei dieser Peinigung spielte.

Ich weiß nicht, ob Co-Abhängigkeit eine Krankheit ist oder nicht. Ich bin keine Expertin. Aber um Ihnen zu erzählen, was ich glaube, lassen Sie mich die kurze Geschichte der Co-Abhängigkeit beenden, die ich zuvor begann. Auch wenn sich die ersten Al-Anon-Gruppen in den vierziger Jahren bildeten, bin ich sicher, daß wir an den Anbeginn der Zeit und menschlichen Verhaltens zurückgehen könnten und Spuren co-abhängigen Verhaltens fänden. Menschen haben immer Probleme gehabt, und andere haben sich immer um ihre geplagten Freunde und Verwandten gekümmert. Menschen wurden wahrscheinlich zu Beginn einer Beziehung stets von den Problemen ihres Partners gefangengenommen.

Co-Abhängigkeit gibt es wahrscheinlich seit den Zeiten vor Christus bis hin zu ›unserem unglücklichen zwanzigsten Jahrhundert‹, wie Morley Safer von *Sixty Minutes* sagt. Seit es Menschen gibt, haben sie in einer Weise gehandelt, die wir als ›co-abhängig‹ bezeichnen. Sie sind aus Sorge um andere Menschen krank geworden. Sie haben in einer Weise zu helfen versucht, die nicht half. Sie haben ja gesagt, wenn sie nein meinten. Sie haben versucht, andere

Menschen die Dinge im selben Licht sehen zu lassen, wie sie selbst sie sahen. Sie haben sich so weit zurückgenommen, um die Gefühle anderer nicht zu verletzen, daß sie selbst dabei unsichtbar wurden. Sie haben sich davor gefürchtet, ihren eigenen Gefühlen zu vertrauen. Sie haben Lügen geglaubt und sich dann betrogen gefühlt. Sie wollten andere erziehen und strafen. Sie haben solche Wut empfunden, daß sie töten wollten. Sie haben für ihre Rechte gekämpft, während andere Menschen sagten, sie hätten gar keine Rechte. Sie haben Sackleinen getragen, weil sie glaubten, sie hätten Seide nicht verdient.

Co-Abhängige haben unzweifelhaft auch Gutes bewirkt. Von Natur aus sind Co-Abhängige gütig – besorgt und verständnisvoll für die Bedürfnisse der Welt. Wie Thomas Wright in einem Kapitel des Buches *Co-Dependency, An Emerging Issue* schreibt: »Ich nehme an, daß Co-Abhängige im Lauf der Geschichte soziale Ungerechtigkeit angeprangert und für die Rechte der Unterlegenen gekämpft haben. Co-Abhängige wollen helfen. Ich vermute, daß sie geholfen haben. Aber wahrscheinlich starben sie in dem Glauben, sie hätten nicht genug getan, und empfanden Schuldgefühle.«

Der Wunsch, den Menschen zu schützen und ihm zu helfen, um den wir uns sorgen, ist natürlich. Es ist ebenfalls natürlich, von den Problemen der Mitmenschen betroffen zu sein und darauf zu reagieren. Wenn ein Problem ernster wird und dabei ungelöst bleibt, werden wir noch mehr beeinflußt und reagieren intensiver darauf.

Das Wort *reagieren* ist hier wichtig. Wie immer man an Co-Abhängigkeit herangeht, wie immer man sie definiert und in welchem Therapierahmen man sie diagnostiziert und behandelt, Co-Abhängigkeit ist in erster Linie ein Reaktionsvorgang. Co-Abhängige sind reaktiv. Sie reagieren übermäßig. Oder sie reagieren zu schwach. Aber sie *handeln* selten. Sie reagieren auf Probleme, Schmerz, Leben und Verhalten anderer. Sie reagieren auf eigene Probleme, Schmerzen und Verhaltensweisen. Viele Reaktionen der

Co-Abhängigen sind Reaktionen auf Streß und Lebensangst oder das Heranwachsen mit Alkoholismus und anderen Problemen. Es ist normal, auf Streß zu reagieren. Es ist nicht notwendigerweise anormal, sondern mutig und lebensrettend zu lernen, wie man *nicht reagiert* und auf gesündere Weise handelt. Die meisten von uns brauchen allerdings Hilfe, um das zu lernen.

Vielleicht bezeichnen manche Fachleute Co-Abhängigkeit als Krankheit, weil viele Co-Abhängige auf eine Krankheit wie zum Beispiel Alkoholismus reagieren.

Ein weiterer Grund, warum Co-Abhängigkeit als Krankheit betrachtet wird, ist ihr fortschreitender Charakter. Während die Menschen um uns kränker werden, reagieren wir intensiver. Was als kleine Besorgnis begann, löst möglicherweise Isolation, Depression, seelische oder körperliche Krankheiten, ja, sogar Selbstmordphantasien aus. Eins führt zum anderen, und alles wird schlimmer. Co-Abhängigkeit ist vielleicht keine Krankheit, aber sie kann Sie krank machen. Und sie kann dazu beitragen, daß die Menschen in Ihrer Nähe krank bleiben.

Ein anderer Grund, warum Co-Abhängigkeit als Krankheit betrachtet wird: Das Verhalten von Co-Abhängigen wird – wie viele selbstzerstörerische Verhaltensweisen – zur Gewohnheit. Wir wiederholen Gewohnheiten, ohne nachzudenken. Gewohnheiten entwickeln ein Eigenleben.

Welches Problem auch immer die Bezugsperson hat, Co-Abhängigkeit bewirkt einen ständigen Zustand des Denkens, Fühlens und Verhaltens uns und anderen gegenüber, der Schmerz verursacht. Co-abhängige Verhaltensmuster oder Gewohnheiten sind selbstzerstörerisch. Wir reagieren häufig auf Menschen, die sich selbst zerstören; wir reagieren und lernen allmählich uns selbst zu zerstören. Diese Gewohnheiten führen uns in zerstörerische Beziehungen oder halten uns darin fest, in Beziehungen, die nicht funktionieren. Diese Verhaltensweisen sabotieren Beziehungen, die unter anderen Umständen vielleicht funktioniert hätten. Diese Verhaltensweisen hindern uns daran, Frieden und Glück mit dem wichtigsten Menschen in unserem Leben zu finden – mit uns selbst. Diese Verhaltensweisen gehören zu dem einzigen Menschen, den jeder von uns kontrollieren kann, dem einzigen Menschen, den wir ändern können: zu uns selbst. Es sind unsere Probleme. Im nächsten Kapitel werden wir diese Verhaltensweisen untersuchen.

Hausaufgabe

1. Wie würden Sie Co-Abhängigkeit definieren?
2. Kennen Sie jemanden, der nachhaltig auf Ihr Leben eingewirkt hat, jemanden, um den Sie sich Sorgen machen und den Sie gern ändern würden? Wen? Schreiben Sie mehrere Absätze über diese Person und Ihre Beziehung. Lesen Sie später, was Sie geschrieben haben. Welche Gefühle haben Sie dabei?

4
Eigenschaften der Co-Abhängigkeit

Gott gebe mir die Gelassenheit,
Dinge hinzunehmen,
die ich nicht ändern kann,
den Mut,
Dinge zu ändern,
die ich ändern kann,
und die Weisheit,
das eine vom anderen zu unterscheiden.

– *Der Gelassenheitsanspruch*

Obwohl zwei Co-Abhängige in der Definition von Co-Abhängigkeit vielleicht nicht übereinstimmen, wenn sie darüber diskutieren, spürt doch jeder, was der andere meint. Sie teilen Vorstellungen über Dinge, die sie gemeinsam haben – die sie tun, denken, fühlen und sagen – und die charakteristisch für die Co-Abhängigkeit sind. In diesen Punkten – Symptome, Probleme, Bewältigungsmechanismen oder Reaktionen – überschneiden sich die meisten Definitionen und Genesungsprogramme und stimmen überein. Diese Punkte führen zwangsläufig zur Genesung. Es sind die Dinge, die wir erkennen, annehmen, mit denen wir leben und fertig werden müssen, durch die wir uns hindurchzukämpfen haben und die uns häufig verändern.

Bevor ich aufliste, was Co-Abhängige üblicherweise tun, möchte ich eine wichtige Feststellung treffen: Daß wir diese Probleme haben, bedeutet nicht, daß wir schlecht, unvollkommen oder minderwertig sind. Einige von uns haben diese Verhaltensweisen als Kinder gelernt. Andere haben sie erst später im Leben gelernt. Wir haben vielleicht sogar einige dieser Verhaltensmuster durch unsere Interpretation von Religion gelernt.

Manchen Frauen wurde beigebracht, daß diese Verhaltensweisen wünschenswerte weibliche Attribute seien. Wo immer wir gelernt haben, so zu handeln, wir haben unsere Lektionen meist gut gelernt.

Wir verhielten uns so aus der Notwendigkeit heraus, uns selbst zu schützen und unsere Bedürfnisse zu befriedigen. Wir taten, fühlten und dachten so, um zu überleben – seelisch, geistig und manchmal auch körperlich. Wir versuchten, unsere komplizierte Welt auf die bestmögliche Weise zu verstehen und mit ihr fertig zu werden. Es ist nicht immer leicht, mit normalen, gesunden Menschen zusammenzuleben. Um wieviel schwerer ist es, mit kranken, gestörten, problematischen Menschen zusammenzuleben. Es ist schrecklich, mit einem tobenden Alkoholiker leben zu müssen. Viele von uns haben versucht, mit abscheulichen Umständen fertig zu werden, und diese Bemühungen sind bewundernswert und heldenhaft. Wir haben unser Bestes getan.

Allerdings sind diese Selbstschutzmaßnahmen über ihren Nutzen hinausgewachsen. Manchmal kehren sich die Dinge um, die wir zu unserem Schutz tun, wenden sich gegen uns und schaden uns. Sie werden selbstzerstörerisch. Viele Co-Abhängige überleben gerade so eben, und die Bedürfnisse der meisten bleiben unerfüllt. Wie Berater Scott Egleston sagt: Co-Abhängigkeit ist ein Weg, Bedürfnisse befriedigen zu wollen, der Bedürfnisse nicht befriedigt. Wir haben aus den richtigen Gründen falsch gehandelt.

Können wir das ändern? Können wir gesündere Verhaltensweisen erlernen? Ich weiß nicht, ob man geistige und seelische Gesundheit erlernen kann, aber wir sollten uns anregen lassen. Wir können lernen, anders zu handeln. Wir können ändern. Ich glaube, die meisten Menschen wollen gesund sein und ihr Leben so gut wie möglich meistern. Aber wir wissen nicht, daß es in Ordnung ist, Dinge anders als gewohnt zu tun. Wir verstehen nicht einmal, was wir falsch angestellt haben mit unserem Leben. Wir waren so damit beschäftigt, auf die Probleme anderer einzugehen, daß wir keine Zeit hatten, unsere eigenen Probleme zu erkennen, geschweige denn, uns darum zu kümmern.

Viele Fachleute sagen, der erste Schritt zur Veränderung ist die Erkenntnis. Der zweite Schritt ist das Annehmen. Uns das vor Augen führend, wollen wir die Charakteristika der Co-Abhängigkeit untersuchen. Diese Charakteristika wurden aus meiner Bibliographie und aus meiner persönlichen und beruflichen Erfahrung zusammengetragen.

Sich Sorgen machen

Co-Abhängige können

- sich für andere verantwortlich fühlen und Verantwortung tragen: für deren Gefühle, Gedanken, Taten, Entscheidungen, Wünsche, Bedürfnisse, deren Wohlergehen, deren Mangel an Wohlergehen und deren gesamtes Schicksal;
- Angst, Mitleid und Schuld fühlen, wenn andere Menschen ein Problem haben;
- sich veranlaßt – fast gezwungen – fühlen, diesem Menschen bei der Problemlösung zu helfen, indem sie unerbetenen Rat geben, ihn mit Vorschlägen überhäufen oder mit Gefühlen bedrängen;
- enttäuscht sein, wenn ihre Hilfe erfolglos ist;
- die Bedürfnisse anderer Menschen voraussagen;
- sich wundern, warum andere für sie nicht dasselbe tun;
- merken, daß sie ja sagen, wenn sie nein meinen, Dinge tun, die sie eigentlich gar nicht tun wollen, mehr als ihren notwendigen Anteil an Arbeit verrichten und Dinge tun, die andere Menschen für sich selbst tun sollten;
- nicht wissen, was sie wollen oder brauchen oder es nicht für wichtig halten, ihre Bedürfnisse zu befriedigen;
- versuchen, andere statt sich selbst zu erfreuen;
- leichter Zorn über Ungerechtigkeiten anderen gegenüber empfinden und ausdrücken als über Ungerechtigkeiten ihnen selbst gegenüber;

- sich am sichersten fühlen, wenn sie geben;
- sich unsicher und schuldig fühlen, wenn jemand ihnen gibt;
- traurig sein, weil sie ihr ganzes Leben damit verbringen, anderen zu geben, und niemand ihnen gibt;
- sich von bedürftigen Menschen angezogen fühlen;
- merken, daß sich bedürftige Menschen von ihnen angezogen fühlen;
- sich langweilen, sich leer und wertlos fühlen, wenn es keine Krise in ihrem Leben gibt, kein Problem zu lösen ist oder sie niemanden haben, dem sie helfen können;
- ihre eigenen Pflichten vernachlässigen, um auf andere einzugehen oder etwas für sie zu tun;
- sich überanstrengen;
- sich verfolgt und unterdrückt fühlen;
- tief innerlich glauben, daß andere Menschen irgendwie für sie verantwortlich sind;
- anderen die Schuld für die Lage geben, in der sie sich befinden;
- sagen, andere Menschen brächten sie dazu, so zu empfinden, wie sie es tun;
- glauben, daß andere Menschen sie verrückt machen;
- Wut haben, sich geopfert, nicht gebührend gewürdigt und benutzt fühlen;
- feststellen, daß andere Menschen wegen aller dieser Eigenschaften ungeduldig oder wütend mit ihnen werden.

Schwaches Selbstwertgefühl

Co-Abhängige neigen dazu

- aus ungeordneten, unterdrückten oder nicht intakten Familienverhältnissen zu stammen;
- zu leugnen, daß ihre Familienverhältnisse ungeordnet, unterdrückt oder nicht intakt waren;
- sich selbst für alles Schuld zu geben;
- sich Vorwürfe für alles zu machen, einschließlich dar-

über, wie sie denken, fühlen, aussehen, handeln und sich verhalten;

- wütend, ablehnend, selbstgerecht und empört zu sein, wenn andere sie kritisieren oder ihnen Vorwürfe machen – etwas, das Co-Abhängige gewöhnlich bei sich selbst tun;
- Komplimente oder Lob abzuweisen;
- durch Mangel an Komplimenten und Lob deprimiert zu sein (Entzug von Streicheleinheiten);
- sich anders zu fühlen als der Rest der Welt;
- zu glauben, sie seien nicht gut genug;
- sich schuldig zu fühlen, weil sie Geld für sich selbst ausgeben oder Dinge tun, die Spaß machen oder die sie für unnötig halten;
- Ablehnung zu fürchten;
- Dinge persönlich zu nehmen;
- Opfer von sexuellem, körperlichem oder emotionalem Mißbrauch, Opfer von Geringschätzung, von Verlassenheit oder von Alkoholismus zu sein;
- sich als Opfer zu fühlen;
- sich einzureden, sie könnten nichts richtig machen;
- sich davor zu fürchten, Fehler zu machen;
- sich zu wundern, warum es ihnen schwerfällt, Entscheidungen zu treffen;
- von sich selbst zu erwarten, alles perfekt zu machen;
- sich zu fragen, warum sie nicht alles zu ihrer Zufriedenheit erledigen können;
- oft das Wort ›sollte‹ zu benutzen;
- sehr viel Schuld zu empfinden;
- sich dessen zu schämen, wie sie sind;
- zu denken, ihr Leben sei nicht lebenswert;
- zu versuchen, statt dessen anderen Menschen dabei zu helfen, ihr Leben zu leben;
- sich künstlich Selbstwertgefühle zu verschaffen, indem sie anderen helfen;
- ein besonders schwaches Selbstwertgefühl – Verwirrung, Versagen usw. – zu entwickeln, verursacht

durch das Versagen und durch die Probleme anderer Menschen;
- sich zu wünschen, daß ihnen einmal Gutes widerfahre;
- zu glauben, daß Gutes nie geschehen werde;
- zu glauben, sie verdienten Gutes und Glück nicht;
- sich zu wünschen, daß andere Menschen sie gern haben und lieben;
- zu glauben, daß andere Menschen sie wahrscheinlich nicht gern haben und lieben;
- nach Beweisen zu suchen, daß sie gut genug für andere Menschen sind;
- festzustellen, daß sie gebraucht werden.

Verdrängung

Viele Co-Abhängige
- verdrängen ihre Gedanken und Gefühle aus Angst und Schuldgefühl aus dem Bewußtsein;
- haben Angst davor, sich so sein zu lassen, wie sie sind;
- wirken streng und beherrscht.

Besessenheit

Viele Co-Abhängige neigen dazu
- schreckliche Angst vor Problemen und Menschen zu haben;
- sich über die albernsten Dinge Sorgen zu machen;
- viel über andere Menschen nachzudenken und zu sprechen;
- durch die Probleme oder das Verhalten anderer Menschen nicht schlafen zu können;
- sich Sorgen zu machen;
- nie Antworten zu finden;
- Menschen zu kontrollieren;
- zu versuchen, Menschen bei Fehlverhalten zu ertappen;
- nicht aufhören zu können, über andere oder Probleme zu reden, zu denken und sich Sorgen zu machen;

- ihre Pflichten zu vernachlässigen, weil sie über jemanden oder etwas so aufgebracht sind;
- ihre ganze Energie auf andere Menschen und Probleme zu konzentrieren;
- sich zu wundern, warum sie nie Energie haben;
- sich zu wundern, warum sie vieles nicht erledigen können.

Kontrolle

Viele Co-Abhängige

- haben Erfahrungen durchgemacht und mit Menschen zusammengelebt, die außer Kontrolle geraten waren und so ihre Sorgen und Enttäuschungen verursachten;
- haben Angst davor, andere Menschen sein zu lassen, wie sie sind, und Dinge auf natürliche Weise geschehen zu lassen;
- sehen ihre Furcht vor Kontrollverlust nicht oder befassen sich nicht damit;
- glauben am besten zu wissen, wie die Dinge werden und wie Menschen sich verhalten sollen;
- versuchen, Ereignisse und Menschen durch Hilflosigkeit, Schuldgefühle, Zwang, Drohung, Ratschläge, Manipulation oder Macht zu kontrollieren;
- scheitern schließlich mit ihren Bemühungen oder erregen den Ärger anderer;
- werden enttäuscht und wütend;
- fühlen sich durch Ereignisse und Menschen kontrolliert.

Verleugnung

Co-Abhängige neigen dazu

- Probleme zu übersehen oder zu tun, als wären sie nicht vorhanden;
- vorzugeben, die Umstände seien nicht so schlimm, wie sie in Wirklichkeit sind;

- sich einzureden, daß die Dinge morgen besser würden;
- sich ständig zu beschäftigen, damit sie nicht nachdenken müssen;
- sich verwirren zu lassen;
- deprimiert oder krank zu werden;
- zu Ärzten zu gehen und Beruhigungsmittel zu nehmen;
- arbeitssüchtig zu werden;
- zwanghaft Geld auszugeben;
- eßsüchtig zu werden;
- vorzugeben, daß auch das nicht geschähe;
- zuzuschauen, wie Probleme sich verschlimmern;
- Lügen zu glauben;
- sich selbst zu belügen;
- sich zu fragen, warum sie sich fühlen, als ob sie verrückt würden.

Abhängigkeit

Viele Co-Abhängige

- fühlen sich nicht glücklich, zufrieden oder finden keine innere Ruhe;
- suchen nicht in sich selbst nach Glück;
- stürzen sich auf jeden und alles, was ihrer Meinung nach Glück schenken kann;
- fühlen sich schrecklich bedroht durch den Verlust einer Sache oder einer Person, von denen sie glauben, daß sie ihnen Glück bringen können;
- haben keine Liebe und Anerkennung von ihren Eltern gespürt;
- lieben sich selbst nicht;
- glauben, daß andere Menschen sie nicht lieben oder lieben können;
- suchen verzweifelt nach Liebe und Anerkennung;
- suchen oft Liebe von Menschen, die liebesunfähig sind;
- glauben, daß andere Menschen nie für sie da sind;
- setzen Liebe mit Schmerz gleich;

- fühlen, daß sie Menschen mehr brauchen, als umgekehrt Menschen sie wollen;
- versuchen zu beweisen, daß sie gut genug sind, um geliebt zu werden;
- nehmen sich nicht die Zeit zu prüfen, ob andere Menschen ihnen guttun;
- machen sich Sorgen, ob andere Menschen sie lieben oder mögen;
- nehmen sich nicht die Zeit zu überlegen, ob sie andere Menschen lieben oder mögen;
- konzentrieren ihr Leben auf andere Menschen;
- suchen nach Beziehungen, die ihnen sämtliche guten Gefühle vermitteln;
- verlieren das Interesse an ihrem eigenen Leben, wenn sie lieben;
- haben Angst, daß andere Menschen sie verlassen;
- glauben nicht, daß sie für sich selbst sorgen können;
- erhalten Beziehungen aufrecht, die nicht funktionieren;
- tolerieren Mißbrauch, um Menschen zu behalten, die sie lieben;
- fühlen sich durch Beziehungen gefangen;
- geben schlechte Beziehungen auf und beginnen neue, die auch nicht funktionieren;
- fragen sich, ob sie je Liebe finden werden.

Unzulängliche Kommunikation

Häufig geschieht es bei Co-Abhängigen, daß sie

- tadeln;
- drohen;
- nötigen;
- betteln;
- bestechen;
- raten;
- nicht sagen, was sie meinen;
- nicht meinen, was sie sagen;
- nicht wissen, was sie meinen;

- sich selbst nicht ernst nehmen;
- glauben, daß andere Menschen sie nicht ernst nehmen;
- sich selbst zu ernst nehmen;
- indirekt um das bitten, was sie wollen und brauchen – mit Seufzen, zum Beispiel;
- es schwer haben, zur Sache zu kommen;
- nicht sicher sind, was der springende Punkt eigentlich ist;
- ihre Worte sorgfältig abwägen, um die gewünschte Wirkung zu erreichen;
- etwas zu sagen versuchen, das andere erfreuen soll;
- etwas zu sagen versuchen, das andere herausfordern soll;
- etwas zu sagen versuchen, das andere dazu bringen soll, ihre Wünsche zu erfüllen;
- das Wort *nein* aus ihrem Wortschatz streichen;
- zuviel reden;
- über andere Leute reden;
- vermeiden, über sich selbst, ihre Probleme, Gefühle und Gedanken zu reden;
- sagen, alles sei ihre Schuld;
- sagen, nichts sei ihre Schuld;
- glauben, ihre Meinung zähle nicht;
- ihre Meinung zurückhalten, bis sie die Meinungen der anderen kennen;
- lügen, um die Menschen, die sie lieben, zu schützen und zu decken;
- lügen, um sich selbst zu schützen;
- Schwierigkeiten haben, ihre Rechte zu verteidigen;
- Schwierigkeiten haben, ihre Gefühle ehrlich, offen und angemessen auszudrücken;
- glauben, ihre Meinung sei unwichtig;
- zynisch, sich selbst herabsetzend oder feindselig reden;
- sich dafür entschuldigen, daß sie anderen zur Last fallen.

Schwache Grenzen

Typisch für Co-Abhängige ist es

- zu sagen, sie würden gewisse Verhaltensweisen bei anderen Menschen nicht tolerieren;
- ihre Toleranzgrenzen allmählich zu erweitern, bis sie Dinge tolerieren und tun, die sie nach eigener Aussage nie tolerieren oder tun würden;
- sich von anderen verletzen zu lassen;
- zuzulassen, daß andere Menschen sie ständig verletzen;
- sich zu wundern, warum sie so stark verletzen;
- sich zu beklagen, Vorwürfe zu machen und zu versuchen, Kontrolle zu übernehmen, während sie weiterhin dableiben;
- schließlich wütend zu werden;
- völlig intolerant zu werden.

Vertrauensmangel

Co-Abhängige

- vertrauen sich selbst nicht;
- vertrauen ihren Gefühlen nicht;
- vertrauen ihren Entscheidungen nicht;
- vertrauen anderen Menschen nicht;
- versuchen, vertrauensunwürdigen Menschen zu vertrauen;
- glauben, Gott habe sie verlassen;
- verlieren den Glauben und das Vertrauen zu Gott.

Wut

Viele Co-Abhängige

- sind voller Angst, fühlen sich verletzt und wütend;
- leben mit Menschen, die voller Angst, verletzt und wütend sind;
- fürchten sich vor ihrer eigenen Wut;
- haben Angst vor der Wut der anderen;

- glauben, daß man sie verläßt, wenn Wut ins Spiel kommt;
- glauben, andere Menschen brächten sie dazu, wütend zu werden;
- haben Angst davor, andere Menschen wütend zu machen;
- fühlen sich von der Wut anderer Menschen beherrscht;
- unterdrücken ihre Zorngefühle;
- weinen viel, werden deprimiert, essen zuviel, werden krank, tun gemeine und häßliche Dinge, um sich zu rächen, verhalten sich feindselig oder haben gewalttätige Gemütsausbrüche;
- bestrafen andere Menschen, weil sie sie wütend gemacht haben;
- sind beschämt, weil sie Wut empfunden haben;
- nehmen Schuld und Scham auf sich, weil sie wütend waren;
- empfinden wachsenden Ärger, Empörung und Bitterkeit;
- fühlen sich sicherer mit ihrem Ärger als mit verletzten Gefühlen;
- fragen sich, ob sie jemals nicht mehr wütend sein werden.

Sexualprobleme

Manche Co-Abhängige

- kümmern sich um Harmonie im Schlafzimmer;
- schlafen mit dem Partner, wenn sie es nicht wollen;
- schlafen mit dem Partner, während sie lieber umarmt, gestreichelt und geliebt werden wollen;
- versuchen, mit dem Partner zu schlafen, wenn sie wütend oder verletzt sind;
- weigern sich, Sex zu genießen, weil sie so wütend auf den Partner sind;
- fürchten, die Kontrolle zu verlieren;
- haben es schwer, ihre sexuellen Wünsche zu äußern;

- ziehen sich emotional von ihrem Partner zurück;
- empfinden sexuelle Abneigung gegenüber ihrem Partner;
- sprechen nicht darüber;
- zwingen sich dennoch zum Sex;
- reduzieren Sex auf einen technischen Akt;
- fragen sich, warum sie Sex nicht genießen können;
- verlieren das Interesse an Sex;
- erfinden Gründe, um sich zu enthalten;
- wünschen, ihr Sexpartner solle sterben, gehen oder ihre Gefühle spüren;
- haben ausgeprägte sexuelle Phantasien mit anderen Partnern;
- erwägen eine außereheliche Affäre oder haben sie.

Vermischtes

Co-Abhängige neigen dazu

- extrem verantwortungsbewußt zu sein;
- extrem verantwortungslos zu sein;
- Märtyrer zu werden und ihr Glück und das Glück anderer aus Gründen zu opfern, die kein Opfer erfordern;
- es schwer zu finden, sich Menschen verbunden zu fühlen;
- es schwer zu finden, Spaß zu haben und spontan zu sein;
- völlig passiv zu reagieren – mit Weinen, Schmerz, Hilflosigkeit;
- völlig aggressiv zu reagieren – mit Gewalttätigkeit, Wut, Herrschsucht;
- passive und aggressive Reaktionen zu kombinieren;
- bei Entscheidungen und Gefühlen schwankend zu werden;
- zu lachen, wenn ihnen zum Weinen zumute ist;
- zu ihren Zwängen und zu Menschen sogar dann zu stehen, wenn es weh tut;
- sich wegen familiärer oder persönlicher Probleme oder wegen Beziehungsproblemen zu schämen;

- sich über die Natur des Problems im unklaren zu sein;
- abzuschirmen, zu lügen und das Problem zu vertuschen;
- keine Hilfe zu suchen, weil sie sich sagen, das Problem sei nicht groß genug, oder sie seien nicht wichtig genug;
- sich zu wundern, warum das Problem bestehen bleibt.

Kritischer Zustand

Im fortgeschrittenen Stadium der Co-Abhängigkeit können Co-Abhängige

- sich antriebslos fühlen;
- deprimiert sein;
- sich zurückziehen und sich isolieren;
- tägliche Pflichten und Abläufe völlig vernachlässigen;
- ihre Kinder und andere Abhängige mißbrauchen oder vernachlässigen;
- alle Hoffnung verlieren;
- ihre Flucht aus einer Beziehung planen, in der sie sich gefangen fühlen;
- an Selbstmord denken;
- gewalttätig werden;
- körperlich, geistig und seelisch ernsthaft krank werden;
- eine Eßstörung bekommen (Eß- oder Magersucht);
- nach Alkohol oder anderen Drogen süchtig werden.

Die vorstehende Checkliste ist lang, aber sie umfaßt nicht alles. Co-Abhängige handeln, fühlen und denken auf vielfache Weise – genauso wie andere Menschen. Es gibt keine bestimmte Anzahl von Charakterzügen, durch die mit Sicherheit festzustellen ist, ob ein Mensch co-abhängig ist oder nicht. Jeder Mensch ist anders; jeder tut Dinge auf seine Weise. Ich versuche nur, ein Bild zu entwerfen. Die Interpretation – oder Entscheidung – liegt bei Ihnen. Am wichtigsten ist es, daß Sie zunächst Verhaltensweisen oder Bereiche identifizieren, die Ihre Probleme verursachen, und daß Sie dann entscheiden, was Sie tun wollen.

Am Ende von Kapitel drei habe ich Sie gebeten, Co-Abhängigkeit zu definieren. Wie Earnie Larsen sagt: Wenn Sie Ihr Problem als ›Leben mit einem Alkoholiker‹ definiert haben, kommen Sie vielleicht zu der Überzeugung, es sei die Lösung Ihres Problems, nicht mit einem Alkoholiker zu leben. Das mag zum Teil zutreffen. Aber unsere wirklichen Probleme als Co-Abhängige sind unsere eigenen Wesenszüge – unser co-abhängiges Verhalten.

Wer ist co-abhängig? Ich bin es.

Schätzungsweise 80 Millionen Menschen sind suchtkrank oder stehen in einer Beziehung zu jemandem, der abhängig ist. Sie sind wahrscheinlich co-abhängig.

Menschen, die betroffene Menschen lieben, für sie sorgen oder mit ihnen arbeiten, können co-abhängig sein.

Menschen, die sich um Menschen kümmern, die Eßstörungen haben, sind wahrscheinlich co-abhängig. In ihrem Buch *Fat Is a Family Affair* schreibt Judi Hollis, daß ein Eßsüchtiger fünfzehn bis zwanzig Co-Abhängige beschäftigen kann. Zudem sind viele Menschen mit Eßstörungen selbst co-abhängig. »Bei grober Schätzung stellte ich fest, daß mindestens 40% der Frauen von Alkoholikern übergewichtig waren«, schrieb Hollis.

Sie lesen dieses Buch vielleicht für sich selbst; Sie sind vielleicht co-abhängig. Oder Sie lesen dieses Buch, um einem anderen zu helfen; wenn es so ist, sind Sie wahrscheinlich co-abhängig. Wenn Sorge zur Besessenheit geworden ist, wenn Mitleid sich zum Umsorgen entwickelt hat, wenn Sie sich um andere Menschen kümmern und nicht um sich selbst – dann könnten Sie Probleme mit Co-Abhängigkeit haben. Jeder Mensch muß für sich entscheiden, ob Co-Abhängigkeit ein Problem für ihn ist. Jeder muß für sich entscheiden, was geändert werden muß und wann das geschehen soll.

Co-Abhängigkeit ist vieles zugleich: Abhängigkeit von Menschen – ihren Stimmungen, Verhaltensweisen, von Krankheit oder Wohlergehen und ihrer Liebe. Es ist eine paradoxe Abhängigkeit. Von Co-Abhängigen scheinen andere Menschen abzuhängen, dabei sind sie selbst abhängig. Sie wirken stark, sind aber hilflos. Sie wirken beherrschend, aber in Wirklichkeit werden sie selbst beherrscht, zum Beispiel durch eine Krankheit wie Alkoholismus.

Dies sind die Voraussetzungen, die eine Genesung gebieten. Das Lösen von Problemen macht die Genesung zu etwas Schönem. Die Genesungsprozesse bei vielen Problemen, die den Verstand, die Gefühle und den Geist fordern, sind lang und strapaziös. Dies ist hier nicht der Fall. Bis auf normale menschliche Gefühle, die wir ohnehin empfinden, und Stiche von Unbehagen, während wir uns allmählich anders verhalten, macht die Genesung von der Co-Abhängigkeit Spaß. Sie ist befreiend. Sie läßt uns so sein, wie wir sind. Sie läßt andere Menschen so sein, wie sie sind. Sie hilft uns, unsere von Gott gegebene Kraft des Denkens, Fühlens und Handelns in Besitz zu nehmen. Das ist ein gutes Gefühl. Es bringt Frieden. Es befähigt uns, uns selbst und andere zu lieben. Es erlaubt uns, Liebe zu empfangen – etwas von all dem Guten, nach dem wir gesucht haben. Es sorgt für ein gutes Umfeld, damit die Menschen um uns gesund werden und bleiben. Und Genesung hilft den unerträglichen Schmerz beenden, mit dem so viele von uns gelebt haben.

Genesung macht nicht nur Spaß, sondern ist auch einfach. Es ist nicht immer leicht, aber es ist einfach. Genesung basiert auf einer Voraussetzung, die viele von uns vergessen oder nie gelernt haben: Jeder Mensch ist für sich selbst verantwortlich. Das schließt das Lernen einer neuen Verhaltenweise ein, der wir uns ganz widmen wollen: uns um uns selbst zu kümmern. Im zweiten Teil dieses Buches werden wir uns speziell diesem Gedanken widmen.

Hausaufgabe

1. Gehen Sie die Checkliste in diesem Kapitel durch. Markieren Sie jedes Verhalten, das nie Ihr Problem war, mit einer 0. Markieren Sie mit einer 1, wenn das Verhal-

ten gelegentlich ein Problem für Sie ist, und markieren Sie es mit einer 2, wenn es häufig ein Problem ist. Später, in einem anderen Kapitel, werden Sie diesen Überblick brauchen, um Ihre Ziele festzulegen. Vielleicht möchten Sie ihn schon jetzt als Führer durch die Kapitel benutzen, die Sie noch lesen werden.

2. Was halten Sie davon, sich zu ändern? Was würde Ihrer Meinung nach geschehen, wenn Sie sich ändern? Glauben Sie, sich ändern zu können? Warum oder warum nicht? Schreiben Sie ein paar Absätze, um diese Fragen zu beantworten.

Teil II

Die Grundlagen der Selbstfürsorge

5
Loslassen

> Es (das Loslassen) löst uns nicht von dem Menschen,
> um den wir uns sorgen, sondern von der Qual
> der Verstrickung.
>
> – *Ein Al-Anon*

Als ich das Thema für das erste Kapitel dieses Buchteils festzulegen versuchte, drängten sich viele Themen um den ersten Platz. Ich habe das Loslassen nicht deshalb gewählt, weil es wesentlich wichtiger wäre als die anderen Grundsätze. Ich habe mich dafür entschieden, weil Loslassen eine grundsätzliche Verhaltensweise ist, eine Verhaltensweise, die wir häufig anwenden müssen, wenn wir ein glückliches Leben anstreben. Es ist das Ziel der meisten Genesungsprogramme für Co-Abhängige. Und es ist zugleich der Anfang – noch bevor wir alles andere tun, das getan werden muß. Wir können nicht beginnen, an uns zu arbeiten, unser eigenes Leben zu leben, unsere eigenen Gefühle zu fühlen und unsere eigenen Probleme lösen, bevor wir nicht das Objekt unserer Besessenheit losgelassen haben. Nach meinen Erfahrungen (und denen anderer) scheint nicht einmal unsere Höhere Macht viel für uns tun zu können, solange wir nicht losgelassen haben.

Anhänglichkeit

Wenn ein Co-Abhängiger sagt: »Ich glaube, ich hänge an dir«, dann Vorsicht! Er meint es wahrscheinlich ernst.

Die meisten Co-Abhängigen hängen an den Menschen und Problemen ihrer Umgebung. Mit ›Anhänglichkeit‹ meine ich nicht normale Gefühle wie Leute gern zu haben, sich über Probleme Sorgen zu machen oder sich der Welt verbunden zu fühlen. Anhänglichkeit heißt übermäßig vereinnahmt, zuweilen hoffnungslos verstrickt zu sein.

Anhänglichkeit kann mehrere Formen annehmen:

- Wir machen uns um ein Problem oder einen Menschen außerordentlich große Sorgen und werden ganz davon in Anspruch genommen (unsere geistige Energie ist erstarrt).
- Oder wir gehen allmählich dazu über, von der Kontrolle über Menschen und Probleme unserer Umgebung besessen zu sein (unsere ganze körperliche, geistige und seelische Energie richtet sich auf das Objekt unserer Besessenheit).
- Wir werden zu Reagierenden, statt aus eigenem Willen zu handeln (unsere körperliche, geistige und seelische Energie ist unbeweglich).
- Wir werden gefühlsmäßig von den Menschen unserer Umgebung abhängig (jetzt sind wir wirklich gefesselt).
- Wir werden zu Pflegern (Rettern, Förderern) für die Menschen um uns (binden uns fest an ihrem Bedürfnis nach uns).

Probleme der Anhänglichkeit gibt es viele. (In diesem Kapitel will ich mich auf Sorge und Besessenheit konzentrieren. In den folgenden Kapiteln werde ich auf die anderen Formen von Anhänglichkeit eingehen.) Verstrickung jeder Art hält uns in einem Chaoszustand fest und hält die Menschen um uns ebenfalls in einem Chaoszustand fest.

Wenn wir unsere ganze Energie auf Menschen und Probleme konzentrieren, bleibt uns wenig übrig für die Bewältigung unseres eigenen Lebens. Und dafür ist genausoviel Sorge und Verantwortung erforderlich. Wenn wir uns dies alles aufbürden, brauchen die anderen nichts mehr zu tun. Es überlädt uns mit Arbeit und entlastet sie. Außerdem hilft es nichts, sich Sorgen um Menschen und Probleme zu machen. Es löst keine Probleme, es hilft anderen Menschen nicht, und es hilft uns nicht. Es ist vergeudete Energie.

»Wenn Sie glauben, daß sich eine Tatsache dadurch ändert, daß Sie sich schlecht fühlen oder sich lange genug

Sorgen darum machen, dann leben Sie auf einem anderen Planeten mit einem andersartigen Realitätssystem«, schrieb Wayne W. Dyer in *Your Erroneous Zones.*

Sorge und Besessenheit bringen unseren Verstand so durcheinander, daß wir unsere Probleme nicht lösen können. Wann immer wir auf diese Weise an jemanden oder etwas gefesselt sind, lassen wir uns selbst los. Wir verlieren den Kontakt zu uns. Wir verlieren unsere Kraft und Fähigkeit, an uns zu denken, zu fühlen, zu handeln, uns um uns zu kümmern. Wir verlieren die Kontrolle.

Besessensein von einem anderen Menschen oder einem Problem ist etwas Schreckliches. Kennen Sie einen Menschen, der von jemandem oder etwas besessen ist? Dieser Mensch kann über nichts anderes mehr reden, an nichts anderes mehr denken. Selbst wenn er zuzuhören scheint, wenn Sie sprechen, wissen Sie, daß er nicht zuhört. In seinem Kopf geht es hin und her und immer wieder herum auf der endlosen Rennstrecke eines zwanghaften Gedankens. Der Betroffene ist geistesabwesend. Er bringt alles, was Sie sagen, in Zusammenhang mit dem Objekt seiner Besessenheit, gleichgültig, wie wenig Zusammenhang tatsächlich besteht. Er sagt immer wieder dasselbe, ändert manchmal geringfügig die Sätze, benutzt manchmal denselben Satz. Egal, was Sie sagen, Sie ändern nichts. Es hilft nicht einmal zu bitten, damit aufzuhören. Wahrscheinlich täte der Betreffende das, wenn er es könnte. Das Problem ist, daß er es (in diesem Augenblick) nicht kann. Er platzt vor übermäßiger Energie, aus der die Besessenheit besteht. Er hat ein Problem oder eine Sorge und beschäftigt sich nicht nur damit – sondern er wird davon beherrscht.

Viele, mit denen ich in Familiengruppen gearbeitet habe, waren von den Menschen, um die sie sich Sorgen machten, in dieser Form besessen. Wenn ich sie fragte, was sie fühlten, erzählten sie mir, was der andere fühlte. Wenn ich fragte, was sie getan hätten, erzählten sie mir, was der andere getan hatte. Sie waren völlig auf jemand anderen oder etwas anderes als sich selbst fixiert. Einige hatten Jahre ihres Lebens so verbracht – sich um andere Menschen Sorgen gemacht, auf sie reagiert und versucht, sie zu kontrollieren. Sie waren Hüllen, manchmal fast unsichtbare Hüllen von Menschen. Ihre Energie war erschöpft – auf jemand anderen gelenkt. Sie konnten mir nicht sagen, was sie fühlten oder dachten, weil sie es nicht wußten. Sie waren nicht bei sich.

Sie sind von jemandem oder etwas besessen. Jemand tut oder sagt irgend etwas. Ein Gedanke kommt Ihnen. Jemand erinnert Sie an ein früheres Ereignis. Ein Problem wird Ihnen bewußt. Etwas geschieht oder geschieht nicht. Oder Sie spüren, daß etwas geschieht, aber Sie sind sich nicht sicher, was geschieht. Er ruft nicht an, aber sonst ruft er doch immer jetzt an. Er geht nicht ans Telefon, aber er müßte doch hingehen. Heute ist Zahltag. Früher war er am Zahltag immer betrunken. Er ist erst seit drei Monaten trocken. Wird es heute wieder passieren? Sie wissen vielleicht nicht, was es ist. Sie wissen vielleicht nicht, warum es geschieht, und Sie sind sich nicht sicher, wann es passiert, aber Sie wissen: Etwas Schlimmes – etwas Schreckliches – hat sich ereignet, ereignet sich gerade oder wird sich ereignen.

Es schlägt Ihnen auf den Magen. Das Gefühl erfüllt Sie ganz – diese an den Eingeweiden zerrende, krampfartige Angst, die Co-Abhängigen so vertraut ist. Sie ist die Ursache für viele unserer Handlungen, die uns so schaden; sie ist die Substanz, aus der Sorge und Besessenheit sich nähren. Es ist schlimmste Angst. Angst kommt und geht gewöhnlich, läßt uns fliehen oder kämpfen oder erschreckt uns nur vorübergehend. Aber diese Angst bleibt haften. Sie umklammert den Verstand, lähmt ihn gänzlich bis auf ihren einzigen Zweck – eine endlose Wiederholung derselben nutzlosen Gedanken. Sie ist der Treibstoff, der unser Kontrollverhalten in Gang setzt. Wir können an nichts anderes denken und verdrängen alles, um das Problem unter Kontrolle zu bekommen und es verschwinden lassen: Das ist Co-Abhängigkeit.

Wenn Sie besessen sind, können Sie Ihre Gedanken von dieser Person oder diesem Problem nicht lösen. Sie wissen nicht, was Sie fühlen. Sie wußten nicht, was Sie dachten. Sie sind sich nicht einmal sicher, was Sie tun sollen, aber bei Gott, Sie sollten etwas tun! Und zwar schnell!

Besorgnis, Besessenheit und Kontrolle sind Illusionen. Sie sind Täuschungen, die wir selbst erzeugen. Wir fühlen dabei so, als täten wir etwas, um unsere Probleme zu lösen, aber das tun wir nicht. Viele von uns haben so aus berechtigtem, gutem Grund reagiert. Wir haben vielleicht mit ernsten, komplizierten Problemen gelebt, die unser Leben sprengten, und sie würden jeden normalen Menschen ängstlich, beunruhigt, besorgt und besessen machen. Wir lieben vielleicht jemanden, der in Schwierigkeiten steckt – jemanden, der außer Kontrolle geraten ist. Sein Problem mag Alkoholismus sein, eine Eßstörung, Spielsucht, ein geistiges oder seelisches Problem oder eine Kombination aus allem.

Einige von uns leben mit weniger ernsten Problemen, aber sie machen sich trotzdem Sorgen. Menschen, die wir lieben oder um die wir uns sorgen, unterliegen vielleicht Stimmungsschwankungen. Sie tun Dinge, die sie besser nicht täten. Wir glauben vielleicht, daß sie anders handeln sollten, auf vernünftigere Weise, auf eine Weise, die unserer Meinung nach nicht so viele Probleme verursacht.

Aus Gewohnheit haben viele von uns ein Verhalten von Anhänglichkeit entwickelt – sich zu sorgen, zu reagieren und besessen zu kontrollieren. Vielleicht haben wir mit Menschen zusammengelebt und sind mit Ereignissen konfrontiert worden, die außer Kontrolle geraten waren. Vielleicht sind Besessenheit und Kontrolle der Weg, mit dem wir die Dinge im Gleichgewicht gehalten oder vorübergehend verhindert haben, daß alles noch schlimmer wurde. Und dann haben wir einfach weitergemacht. Vielleicht hatten wir Angst, loszulassen, weil schreckliche, schmerzliche Dinge passierten, wenn wir in der Vergangenheit losließen.

Vielleicht haben wir uns so lange an Menschen gebunden – haben für und durch sie gelebt –, bis wir kein eigenes Leben mehr haben, das sich zu leben lohnt. Es ist sicherer, so unbeweglich zu bleiben. Zumindest wissen wir, daß wir leben, wenn wir reagieren. Zumindest haben wir etwas zu tun, wenn wir besessen sind oder kontrollieren.

Aus verschiedenen Gründen neigen Co-Abhängige dazu, sich an Probleme und Menschen zu binden. Macht nichts, daß Sorgen keine Probleme lösen! Macht nichts, daß es für diese Probleme selten Lösungen gibt! Macht nichts, daß sie so besessen sind, daß sie kein Buch lesen, nicht fernsehen oder spazierengehen! Macht nichts, daß ihre Gefühle ständig in Aufruhr darüber sind, was der andere sagte oder nicht sagte, was er tat oder nicht tat oder was er als nächstes tun wird! Macht nichts, daß unser Tun niemandem hilft! Wie hoch der Preis auch sein mag, wir bleiben dran. Wir beißen die Zähne zusammen, packen das Seil und ziehen fester denn je.

Einigen von uns mag nicht einmal bewußt sein, daß sie sich derartig festhalten. Einige von uns haben sich selbst davon überzeugt, daß sie so fest dranbleiben müssen. Wir glauben, daß es einfach keine andere Wahl gibt, als auf dieses besondere Problem oder die Person in so besessener Weise zu reagieren. Häufig, wenn ich vorschlage, sich von einer Person oder einem Problem zu lösen, fahren die Angesprochenen entsetzt zurück. »O nein!« rufen sie aus. »Das könnte ich nie. Ich liebe ihn (oder sie) zu sehr. Ich sorge mich viel zu sehr, *das* kann ich nicht tun. Dieses Problem (oder diese Person) ist zu wichtig für mich. Ich muß bleiben.«

Meine Antwort darauf ist: WER SAGT, DASS SIE DAS MÜSSEN? Ich habe Neuigkeiten – gute Neuigkeiten. Wir müssen nicht ›müssen‹. Es gibt einen besseren Weg. Er heißt Loslassen. Er mag zuerst ein wenig erschreckend wirken, aber er wird sich für alle Beteiligten als der bessere Weg erweisen.

Ein besserer Weg

Was genau ist Loslassen? Was verlange ich von Ihnen? (Der Begriff stammt, wie Sie vielleicht vermuten, aus der psychologischen Fachsprache.)

Lassen Sie uns zunächst darüber sprechen, was Loslassen nicht ist. Loslassen ist kein kalter, feindseliger Rückzug; kein resigniertes, verzweifeltes Akzeptieren von allem, was das Leben und andere Menschen uns in den Weg werfen; kein roboterhafter achtloser Gang durch das Leben, völlig unberührt von Menschen und Problemen; keine unwissende Seligkeit wie bei Lieschen Müller; kein Ausweichen vor unseren *wahren* Verpflichtungen uns und anderen gegenüber; kein Lösen unserer Beziehungen. Und es ist auch keine Beseitigung unserer Liebe und Sorge, obwohl diese Art von Loslassen zuweilen das beste sein könnte.

Im Idealfall ist Loslassen das Lösen von einem Menschen oder einem Problem *in Liebe.* Wir befreien uns geistig, seelisch und manchmal auch körperlich von ungesunden (und häufig schmerzlichen) Verstrickungen in das Leben und die Verantwortung eines anderen Menschen und von Problemen, die wir nicht lösen können.

Loslassen basiert auf der Voraussetzung, daß jeder Mensch für sich selbst verantwortlich ist, daß wir Probleme, die wir nicht zu lösen haben, nicht lösen können und daß alle Bemühungen nicht helfen. Wir eignen uns den Grundsatz an, unsere Hände von den Belangen anderer Menschen fernzuhalten, und wenden uns den eigenen Belangen zu. Wenn Menschen sich Unglück bereitet haben, erlauben wir ihnen, sich mit dem sprichwörtlichen Salat auseinanderzusetzen. Wir lassen Menschen so sein, wie sie sind. Wir geben ihnen die Freiheit, Verantwortung zu tragen und zu wachsen. Und wir geben uns dieselbe Freiheit. Wir leben unser Leben, so gut wir es vermögen. Wir bemühen uns festzustellen, was wir verändern können und was nicht. Dann hören wir auf damit zu versuchen, Dinge ändern zu wollen, die wir nicht ändern können. Wir tun unser Bestes, um ein Problem zu lösen, und hören dann auf, uns aufzureiben und zu zerfleischen. Wenn wir ein Problem nicht lösen können und unser Bestes getan haben, dann lernen wir mit diesem Problem – oder trotz dieses Problems – zu leben. Und wir versuchen, glücklich zu leben – konzentrieren uns mutig darauf, was heute in unserem Leben gut ist, und fühlen Dankbarkeit dafür. Wir lernen die magische Lektion: Machen wir das Beste aus dem, was wir haben, so wird es mehr. Loslassen schließt ›das Leben im Augenblick‹ ein: hier und jetzt leben. Wir lassen das Leben geschehen, statt es mit Gewalt kontrollieren zu wollen. Wir lösen uns von der Trauer über die Vergangenheit und von der Angst vor der Zukunft. Wir machen das Beste aus jedem Tag.

Loslassen schließt auch das Akzeptieren der Wirklichkeit ein – der Tatsachen. Das erfordert Glauben – an uns selbst, an Gott, an andere Menschen und an die natürliche Ordnung und das Schicksal der Dinge auf dieser Welt. Wir glauben an die Richtigkeit und Angemessenheit jeden Augenblicks. Wir lösen uns von unseren Lasten und Sorgen und geben uns selbst die Freiheit, das Leben trotz unserer ungelösten Probleme zu genießen. Wir vertrauen darauf, daß alles gut ist, trotz der Konflikte. Wir vertrauen darauf, daß eine Macht, größer als wir selbst, weiß, bestimmt hat und sich darum kümmert, was geschieht. Wir kamen zu dem Glauben, daß diese Macht mehr tun kann, um das Problem zu lösen, als wir es können. So versuchen wir, Ihm aus Seinem Weg zu gehen und Ihn walten zu lassen. Mit der Zeit *wissen* wir, daß alles gut ist, weil wir sehen, wie die eigenartigsten (und zuweilen auch schmerzlichsten) Dinge sich zum Besten und zum Wohle aller entwickeln.

Judi Hollis beschreibt das Loslassen in einem Abschnitt über Co-Abhängigkeit in *Fat is a Family Affair*. Dort definiert sie Loslassen als ›eine gesunde Neutralität‹.

Loslassen bedeutet nicht, daß wir uns nicht kümmern. Es bedeutet, daß wir lernen, zu lieben, zu sorgen und verstrickt zu sein, ohne verrückt zu werden. Wir hören auf, ein Chaos in unserem Verstand und in unserem Umfeld zu schaffen. Wenn wir nicht ängstlich sind und nicht zwanghaft vorgehen, sind wir in der Lage, gute Entscheidungen darüber zu treffen, wie wir Menschen lieben und wie wir unsere Probleme lösen. Wir werden frei, um auf eine Art und Weise zu sorgen und zu lieben, die anderen hilft und uns nicht verletzt.

Die Belohnungen für dieses Loslassen sind vielfältig: Gelassenheit; ein Gefühl tiefen Friedens; die Fähigkeit, in wachsendem Maß Liebe zu geben und zu empfangen; und die Freiheit, echte Lösungen für unsere Probleme zu finden. Wir finden die Freiheit, unser eigenes Leben zu leben, ohne Schuldgefühl oder Verpflichtung gegenüber anderen. Manchmal motiviert und befreit Loslassen andere Menschen ebenfalls, ihre Probleme zu lösen. Wir hören auf, ihretwegen beunruhigt zu sein, und sie ergreifen das Seilende und machen sich endlich selbst auf den Weg. Welch ein großartiger Plan! Jeder kümmert sich um die eigenen Angelegenheiten.

An anderer Stelle habe ich einen Menschen beschrieben, der in dem Netz von Besessenheit und Sorge verstrickt war. Ich kannte viele Menschen, die mit ernsten Problemen leben mußten (oder sich entschlossen hatten, damit zu leben), wie zum Beispiel mit einem alkoholabhängigen Ehemann, der nie nüchtern war, einem schwerbehinderten Kind oder einem Teenager, der sich durch Drogen und kriminelles Verhalten selbst zerstörte. Diese Menschen lernten, mit ihren Problemen und trotz dieser Probleme zu leben. Sie trauerten um nicht gelebtes Leben, fanden dann einen Weg, nicht in Resignation, Märtyrertum und Verzweiflung zu leben, sondern mit Enthusiasmus, Frieden und einem ehrlichen Gefühl der Dankbarkeit für das Gute. Sie kümmerten sich um ihre tatsächlichen Verpflichtungen. Sie gaben Menschen etwas, sie halfen Menschen, und sie liebten Menschen. Aber sie gaben und liebten auch sich selbst. Sie schätzten sich selbst hoch ein. Sie erledigten dies alles nicht perfekt oder ohne Anstrengung oder gar sofort. Aber sie strengten sich an, und sie lernten, es gut zu machen.

Ich bin diesen Menschen Dank schuldig. Sie lehrten mich, daß Loslassen möglich ist. Sie zeigten mir, daß es funktionieren kann. Ich möchte diese Hoffnung an Sie weitergeben. Mein Wunsch ist es, daß Sie andere Menschen finden, denen Sie die Hoffnung weitergeben können, denn Loslassen ist etwas Reales und gedeiht durch Stärkung und Pflege.

Loslassen ist sowohl eine Handlung als auch eine Kunst. Es ist eine Lebensweise. Ich glaube auch, daß es ein Geschenk ist. Und es wird denen gegeben, die danach suchen.

Wie lassen wir los? Wie befreien wir unsere Gefühle, den Verstand, Körper und Geist aus der Qual der Verstrikkung? So gut wir können. Und zuerst wahrscheinlich ein wenig unbeholfen. Eine alte AA- und Al-Anon-Formel lautet: Ehrlichkeit, Offenheit und der Wille, es zu versuchen.

In den folgenden Kapiteln werde ich einige wesentliche Grundsätze für das Loslassen von bestimmten Formen der Anhänglichkeit erörtern. Viele der anderen Grundsätze, über die ich später sprechen werde, führen zum Loslassen. Sie entscheiden, ob diese Gedanken zu Ihnen und Ihrer besonderen Situation passen, und müssen dann Ihren eigenen Weg finden. Mit etwas Demut, Hingabe und Mühe Ihrerseits schaffen Sie es. Ich glaube, daß Loslassen zu einer ebensolchen Gewohnheit werden kann, wie Besessenheit, Besorgnis und Kontrollieren Gewohnheiten wurden – durch Übung. Sie schaffen es vielleicht nicht gleich hundertprozentig, aber das hat noch niemand geschafft. Wenn Sie jedoch Loslassen – in welcher Form auch immer – in Ihrem Leben praktizieren, dann ist das so in Ordnung für Sie. Ich hoffe, Sie werden in Liebe loslassen. Ich glaube, es ist besser, alles liebevoll zu tun. Aus vielen sehr unterschiedlichen Gründen gelingt uns das jedoch nicht immer. Wenn Sie nicht in Liebe loslassen können, ist es meiner

Meinung nach besser, sich im Zorn zu lösen, als gefesselt zu bleiben. Wenn wir losgelassen haben, sind wir in einer besseren Ausgangssituation, um an unseren Gefühlen des Grolls zu arbeiten. Wenn wir haften bleiben, werden wir wahrscheinlich co-abhängig bleiben.

Wann sollten wir loslassen? Wenn wir nicht aufhören können, an jemanden oder etwas zu denken, über ihn oder es zu sprechen oder uns darum zu sorgen; wenn unsere Gefühle aufgewühlt sind und kochen; wenn wir merken, daß wir etwas wegen eines anderen tun müssen, weil wir es sonst keine Minute länger ertragen können; wenn wir nur noch an einem Faden hängen und das Gefühl haben, daß dieser Faden reißt; und wenn wir glauben, daß wir mit dem Problem nicht länger leben können, mit dem wir zu leben versuchten. Es ist Zeit, loszulassen! Sie werden erkennen, wann Loslassen ratsam ist. Eine gute Faustregel ist folgende: Loslassen ist immer dann notwendig, wenn es das am wenigsten Ratsame oder Unwahrscheinlichste zu sein scheint.

Ich will dieses Kapitel mit einer wahren Begebenheit beschließen. Eines Nachts klingelte mein Telefon um Mitternacht. Ich lag im Bett und wunderte mich, wer mich um diese Stunde anrufen mochte, als ich den Hörer abnahm. Ich dachte, es sei ein Notfall. In gewisser Hinsicht war es ein Notfall. Es war eine Fremde. Sie hatte den ganzen Abend verschiedene Freunde angerufen, versucht, eine gewisse innere Festigung zu finden. Offensichtlich hatte sie sie nicht gefunden. Jemand hat ihr die Telefonnummer von jemandem gegeben. Dieser Jemand hatte ihr wiederum eine andere Telefonnummer gegeben, und die letzte Person hatte ihr vorgeschlagen, mich anzurufen.

Kaum hatte sie sich vorgestellt, explodierte die Frau in einem Wortschwall. Ihr Mann war zu den Anonymen Alkoholikern gegangen. Er hatte sich von ihr getrennt und traf sich jetzt mit einer anderen Frau, weil er ›sich selbst finden‹ wollte. Außerdem hatte er sich richtiggehend verrückt benommen, bevor er sie verlassen hatte, und war nicht mehr zu den Meetings gegangen. Und sie fragte sich: Benimmt er sich denn nicht verrückt, wenn er sich mit einer Frau trifft, *die soviel jünger ist als er*?

Zuerst war ich sprachlos, dann merkte ich, daß ich kaum eine Gelegenheit zum Sprechen fand. Sie redete immer weiter. Schließlich fragte sie: »Meinen Sie nicht, daß er krank ist? Meinen Sie nicht, daß er sich verrückt verhält? Meinen Sie nicht, daß mit ihm etwas unternommen werden muß?«

»Das könnte sein«, erwiderte ich. »Aber offensichtlich kann ich das nicht tun, und Sie können es auch nicht. Ich mache mir Ihretwegen mehr Sorgen. Was fühlen *Sie*? Was tun *Sie*, um sich um *sich selbst* zu kümmern?«

Ich will Ihnen dasselbe sagen, liebe Leser. Ich weiß, daß Sie Probleme haben. Ich verstehe, daß viele von Ihnen sich grämen und um gewisse Menschen in Ihrem Leben besorgt sind. Viele dieser Menschen zerstören vielleicht sich selbst, Sie und Ihre Familie vor Ihren Augen. Aber ich kann nichts tun, um diese Menschen zu kontrollieren; und Sie können es wahrscheinlich auch nicht. Wenn Sie es könnten, hätten Sie es längst getan.

Lassen Sie los. Lassen Sie in Liebe los, oder lassen Sie im Zorn los, aber bemühen Sie sich um das Loslassen. Ich weiß, daß es schwer ist, aber mit Übung wird es leichter. Wenn Sie nicht völlig loslassen können, versuchen Sie, ›lose dranzubleiben‹. Entspannen Sie sich. Lehnen Sie sich zurück. Und atmen Sie tief ein. Sie stehen im Mittelpunkt.

Hausaufgabe

1. Gibt es ein Problem oder einen Menschen in Ihrem Leben, um das oder den Sie sich übermäßig Sorgen machen? Schreiben Sie etwas über diesen Menschen oder das Problem. Schreiben Sie so viel, wie nötig ist, um Sie nicht mehr zu belasten. Wenn Sie alles über diesen Menschen oder das Problem niedergeschrieben

haben, konzentrieren Sie sich auf sich selbst. Was denken Sie? Was fühlen Sie?

2. Wie denken Sie darüber, sich von diesem Menschen oder diesem Problem zu lösen? Was könnte geschehen, wenn Sie loslassen? Wird es wahrscheinlich ohnehin geschehen? Was hat es bisher geholfen, ›gefesselt‹ zu sein von Sorge, Besessenheit, Kontrolle?
3. Wenn Sie diesen Menschen oder das Problem in Ihrem Leben nicht hätten, was würden Sie in Ihrem Leben anderes tun? Wie würden Sie sich fühlen und verhalten? Stellen Sie sich ein paar Minuten lang vor, Sie würden Ihr eigenes Leben leben. Wie würden Sie sich fühlen und verhalten – trotz Ihres ungelösten Problems? Stellen Sie sich vor, Sie würden den Menschen und das Problem, um die Sie sich Sorgen machen, in Gottes Hände legen. Stellen Sie sich vor, daß Seine Hände sanft und liebevoll diesen Menschen halten und Er sich des Problems annimmt. Und jetzt stellen Sie sich vor, daß Seine Hände Sie halten. Alles ist gut für diesen Augenblick. Alles ist so, wie es sein sollte und sein muß. Alles wird gut werden – besser, als Sie glauben.

6

Sich nicht von jedem Wind umwehen lassen

Immer mit der Ruhe!

– Slogan aus dem Zwölf-Schritte-Programm

Ich reagiere nur noch.

Dieser Gedanke brannte sich eines Tages tief in mein Bewußtsein, als ich in meinem Büro saß. Ich hatte gehört, wie Leute über Reagieren sprachen, aber bis zu diesem Augenblick hatte ich nicht begriffen, daß auch ich immer nur reagierte.

Ich reagierte auf die Gefühle anderer Menschen, ihr Verhalten, ihre Probleme und Gedanken. Ich reagierte auf ihr Fühlen, Denken oder Tun. Ich reagierte auf meine eigenen Gefühle, meine eigenen Gedanken, meine eigenen Probleme. Meine Stärke schien das Reagieren auf Krisen zu sein – ich hielt fast alles für eine Krise. Ich reagierte zu stark. Versteckte Panik (die an Hysterie grenzte) zog sich in mir zusammen. Manchmal reagierte ich zu schwach. Wenn das Problem, vor dem ich stand, bedeutsam war, verweigerte ich mich oft. Ich reagierte auf fast alles, was in mein Bewußtsein und in meine Nähe trat. Mein ganzes Leben war eine Reaktion auf das Leben anderer Menschen, auf ihre Wünsche, Probleme, Fehler, Erfolge und Persönlichkeiten. Selbst mein schwaches Selbstwertgefühl, das ich wie einen Sack stinkenden Mülls herumschleppte, war eine Reaktion. Ich war wie eine Marionette, die jeden und alles geradezu dazu einlud und ihm erlaubte, an den Fäden zu ziehen.

Die meisten Co-Abhängigen reagieren mit Zorn, Schuldgefühlen, Scham, Selbsthaß, Sorge, Schmerz, Kontrolle, Fürsorge, Depression, Verzweiflung und Wut. Wir reagieren mit Furcht und Angst. Einige von uns reagieren so stark, daß es schmerzhaft ist, unter Menschen zu sein, und eine Qual, sich in größeren Gruppen aufzuhalten. Es ist normal, daß wir auf unsere Umgebung reagieren und antworten. Reaktion ist ein Teil des Lebens. Es ist Teil des Interagierens und Bestandteil des Lebens und des Menschseins. Aber wir lassen zu, daß wir *stark* beunruhigt und *furchtbar* gequält werden. Geringes wie Bedeutsames – alles hat die Macht, uns aus der Bahn zu werfen. Und die Art, wie wir auf das Reagieren antworten, ist häufig nicht zu unserem Besten.

Wir reagieren rasch und zwanghaft in Mustern, die uns schaden. Wir befinden uns ständig in einem Krisenstadium – Adrenalin fließt, und die Muskeln sind gespannt, bereit, auf Notsituationen zu reagieren, die normalerweise gar keine Notsituationen sind. Jemand tut etwas, also müssen wir etwas tun. Jemand sagt etwas, also müssen wir etwas erwidern. Jemand empfindet etwas Bestimmtes, also empfinden wir ebenfalls etwas Bestimmtes. WIR SPRINGEN IN DAS ERSTE GEFÜHL, DAS UNS BEGEGNET, UND SCHWELGEN DANN DARIN. Wir denken den ersten Gedanken, der uns in den Kopf schießt, und denken dann sorgfältig darüber nach. Wir sagen die ersten Worte, die uns auf der Zunge liegen, und bedauern sie oft. Wir tun das erste, was uns einfällt, gewöhnlich ohne darüber nachzudenken. Das ist das Problem: Wir reagieren, ohne nachzudenken – ohne ernsthaft darüber nachzudenken, was zu tun ist und wie wir mit der Situation fertig werden wollen. Unsere Gefühle und Verhaltensweisen werden durch jeden und alles in unserer Umgebung kontrolliert – ausgelöst. Indirekt erlauben wir anderen, uns zu sagen, was wir zu tun haben. Das bedeutet, wir haben die Kontrolle verloren. Wir werden kontrolliert. Wenn wir reagieren, verlieren wir unsere persönliche, von Gott gegebene Kraft, zu denken, zu fühlen und uns zu unserem Besten zu verhalten. Wir erlauben anderen zu bestimmen, wann wir glücklich sind, wann wir zufrieden sind, wann wir beunruhigt sind und was wir sagen, tun, denken und fühlen. Bei jeder Laune unserer Umgebung verlieren wir unser Recht, uns ruhig zu fühlen. Wir sind wie ein Blatt Papier im Gewittersturm, wir werden bei jedem Windstoß herumgeworfen.

Hier ein Beispiel, wie ich zu reagieren neige (eines von vielen): Mein Büro ist zu Hause, und ich habe zwei kleine Kinder. Wenn ich arbeite, tollen sie manchmal in den anderen Zimmern herum; sie streiten, toben, stellen das Haus auf den Kopf und essen und trinken alles, was in der Küche zu finden ist. In meiner ersten instinktiven Reaktion fahre ich sie an: »Hört auf!« Als zweite Reaktion schreie ich etwas lauter. Das ist natürlich. Auf diese Art zu reagieren, scheint mir einfacher zu sein, als mein Büro zu verlassen und durch die Waschküche nach oben zu gehen. Es erscheint mir auch leichter, als mir die Zeit zum Nachdenken zu nehmen, wie ich mit der Situation fertig werde. Nur: Brüllen und Schreien hilft nicht. Das ist tatsächlich nicht einfacher. Es macht meine Kehle wund und gibt den Kindern die Macht, mich schreiend in meinem Büro sitzen zu lassen.

Mit Reaktion gelingt gewöhnlich gar nichts. Wir reagieren zu schnell, mit zu großer Intensität und Eile. In diesem geistigen Zustand machen wir selten das Beste aus einer Situation. Ironischerweise werden wir gar nicht dazu aufgefordert, und niemand verlangt von uns, Dinge in diesem Zustand zu tun. Es gibt fast nichts, das wir nicht besser in Ruhe tun könnten. Wenige Situationen – egal wie sehr sie danach zu verlangen scheinen – werden dadurch gebessert, daß wir verrückt spielen.

Warum tun wir es dann?

Wir reagieren, weil wir Angst davor haben, was geschehen ist, was geschieht und was geschehen könnte.

Viele von uns reagieren wie in einer ständigen Krise, weil wir schon so lange mit so vielen Krisen gelebt haben, daß die Krisenreaktion zur Gewohnheit geworden ist.

Wir reagieren, weil wir meinen, Dinge dürften nicht so geschehen, wie sie geschehen

Wir reagieren, weil wir mit uns unzufrieden sind.

Wir reagieren, weil die meisten Menschen reagieren.

Wir reagieren, weil wir glauben, reagieren zu müssen.

Das müssen wir nicht.

Wir brauchen keine Angst vor Menschen zu haben. Sie sind einfach Menschen wie wir.

Wir dürfen unsere Ruhe nicht aufgeben. Das hilft nicht. Uns stehen die gleichen Fakten und Mittel zur Verfügung, wenn wir ruhig sind, wie wenn wir wütend und wirr sind. Tatsächlich stehen uns mehr Mittel zur Verfügung, weil unser Verstand und unsere Gefühle frei sind, um optimal zu arbeiten.

Wir dürfen unsere Kraft nicht aufgeben, um für jemanden oder etwas zu denken oder zu fühlen. Auch das verlangt niemand von uns.

Wir dürfen vieles nicht so ernst nehmen (uns selbst, Ereignisse und andere Menschen). Wir reißen Dinge aus der Verhältnismäßigkeit – unsere Gefühle, Gedanken, Taten und Fehler. Wir tun dasselbe mit den Gefühlen, Gedanken und Taten anderer Menschen. Wir reden uns ein, Dinge seien furchtbar, schrecklich, eine Tragödie und der Weltuntergang. Viele Dinge sind tatsächlich traurig, schlimm und unerfreulich – aber das einzige, was wirklich den Weltuntergang bedeutet, ist der Weltuntergang. Gefühle sind wichtig, aber es sind nur Gefühle. Gedanken sind wichtig, aber es sind nur Gedanken – und wir alle bewegen eine Menge verschiedener Gedanken, und unsere Gedanken sind Veränderungen unterworfen. Was wir sagen und tun, ist wichtig, was andere sagen und tun, ist wichtig, aber das Leben hängt nicht an einem bestimmten Satz oder einer Tat. Und wenn es besonders wichtig ist, daß etwas getan oder gesagt wird – keine Sorge: Es wird geschehen. Erleichtern Sie sich. Geben Sie sich und anderen Raum, sich zu bewegen, zu reden, zu sein, was sie sind – Menschen. Geben Sie dem Leben die Chance, es geschehen zu lassen. Geben Sie sich selbst die Gelegenheit, es zu genießen.

Wir dürfen die Verhaltensweisen anderer Menschen nicht als Reflexe auf unser Selbstwertgefühl sehen. Wir müssen nicht verwirrt sein, wenn jemand, den wir lieben, sich entschließt, unangemessen zu reagieren. Es ist normal, so zu reagieren, aber wir müssen uns deshalb nicht weiter bestürzt und *weniger wert* fühlen, wenn jemand fortfährt, sich unangemessen zu verhalten. Jeder Mensch ist für sein Verhalten verantwortlich. Wenn sich ein anderer unangemessen verhält, lassen Sie ihn sich bestürzt fühlen. Wenn es keinen Grund gibt, weshalb Sie sich bestürzt fühlen müssen, dann fühlen Sie sich nicht bestürzt. Ich weiß, das ist ein schwerer Grundsatz, aber er läßt sich beherrschen.

Wir dürfen Ablehnung nicht als Reflex auf unser Selbstwertgefühl werten. Wenn jemand, der für Sie wichtig ist (oder auch jemand Unwichtiges), Sie und Ihre Entscheidungen ablehnt, dann sind Sie noch immer real und in jeder Hinsicht noch immer das wert, was Sie wert wären, wenn man Sie nicht abgelehnt hätte. Fühlen Sie alle Gefühle, die mit Ablehnung einhergehen; sprechen Sie über Ihre Gedanken; aber verlieren Sie nicht Ihr Selbstwertgefühl, nur weil jemand Sie oder Ihr Handeln mißbilligt oder ablehnt. Selbst wenn der wichtigste Mensch in Ihrem Leben Sie ablehnt, sind Sie noch immer real und völlig in Ordnung. Wenn Sie etwas Ungehöriges getan haben, ein Problem lösen oder ein Verhalten ändern müssen, dann unternehmen Sie angemessene Schritte, um das selbst zu erledigen. Aber lehnen Sie sich nicht selbst ab, und messen Sie der Ablehnung anderer Menschen Ihnen gegenüber nicht soviel Gewicht bei. Es ist unnötig.

Wir dürfen nichts persönlich nehmen. Wir nehmen uns vieles zu Herzen, was wir uns gar nicht zu Herzen nehmen dürfen. Zum Beispiel macht es ebensoviel Sinn, zu einem Alkoholiker zu sagen: »Wenn du mich liebst, hörst du auf zu trinken«, wie zu jemandem, der Lungenentzündung hat, zu sagen: »Wenn du mich liebst, hörst du auf zu husten.« Wer an Lungenentzündung erkrankt ist, wird so lange husten, bis eine angemessene Behandlung seiner Krankheit erfolgt. Alkoholiker werden ebensolange trinken. Wenn süchtige Menschen etwas tun – gleichgültig, was sie tun –, dann stehen sie unter Zwang. Er entzieht nicht Sie seiner Liebe – er entzieht sich selbst seiner Liebe.

Wir dürfen auch kleine Dinge nicht persönlich nehmen. Wenn jemand einen schlechten Tag hat oder verstimmt ist, dann beziehen Sie das bitte nicht auf sich selbst. Wenn es anders ist, werden Sie es herausfinden. Gewöhnlich haben Dinge viel weniger mit uns zu tun, als wir glauben.

Eine Störung, die düstere Stimmung eines anderen, eine scharfe Zunge, ein schlechter Tag, negative Gedanken, Probleme oder aktiver Alkoholismus dürfen unser Leben nicht leiten oder ruinieren, unseren Tag nicht, ja nicht einmal eine Stunde unseres Tages. Wenn Menschen nicht mit uns zusammen sein wollen oder gesund reagieren, ist das keine Reaktion auf unser Selbstwertgefühl. Es spiegelt ihren derzeitigen Zustand wider. Durch Praktizieren des Loslassens vermindern wir unsere destruktiven Reaktionen auf die Welt. Trennen Sie sich von Dingen. Lassen Sie Dinge in Ruhe, und lassen Sie Menschen sein, wie sie sind. Ich behaupte, daß die Störung, Stimmung, das Wort, ein schlechter Tag, ein Gedanke oder ein Problem ein wichtiger und notwendiger Teil des Lebens sind. Ich behaupte, daß dieses Problem letztlich für Sie oder für einen anderen von Vorteil ist.

Wir müssen nicht reagieren. Wir haben die freie Entscheidung. Das ist das Schöne an der Genesung von der Co-Abhängigkeit. Und jedesmal, wenn wir von unserem Entscheidungsrecht Gebrauch machen, wie wir handeln, denken, fühlen und uns verhalten wollen, fühlen wir uns stärker und besser.

Aber, so protestieren Sie vielleicht, warum soll ich denn nicht reagieren? Warum soll ich nichts erwidern? Warum soll ich nicht beunruhigt sein? Er oder sie hat es verdient, meinen Aufstand zu ertragen. Das mag sein, aber *Sie* haben es nicht verdient. Wir sprechen hier über Ihren Mangel an Ruhe, Ihren Mangel an Gelassenheit, Ihre vergeudeten Augenblicke. Wie Ralph Edwards zu sagen pflegte: Es ist Ihr Leben. Wie wollen Sie es verbringen? Sie lassen nicht seinetwillen oder ihretwillen los. Sie lassen um Ihrer selbst willen los. Die Möglichkeit besteht, daß jeder davon profitiert.

Wir sind wie Sänger in einem großen Chor. Wenn der Mensch neben uns aus dem Rhythmus gerät, müssen wir das dann auch tun? Hilft es ihm und uns nicht mehr, wenn wir uns bemühen, den Ton zu halten? Wir können lernen, unseren Teil zu meistern.

Wir brauchen nicht alle Reaktionen auf Menschen und Probleme einzustellen. Reaktionen können nützlich sein. Sie helfen uns zu bestimmen, was wir mögen und was wir als gut empfinden. Sie helfen uns, Probleme in und um uns zu lösen. Aber die meisten von uns reagieren zuviel. Und viele unserer Reaktionen sind sinnlos, sind überhaupt nicht wichtig und verdienen nicht die Aufmerksamkeit und Zeit, die wir ihnen schenken. Zum Teil reagieren wir auf Reaktionen anderer Menschen, die auf uns reagiert haben. (Ich bin böse, weil er böse wurde; er wurde böse, weil ich ärgerlich war; ich war ärgerlich, weil ich glaubte, er sei ärgerlich auf mich; er war nicht ärgerlich, er war verletzt, weil ...)

Unsere Reaktionen können zu einer solchen Kettenreaktion werden, daß alle Beteiligten außer sich geraten und keiner weiß, warum. Sie sind einfach außer sich. Dann sind alle außer Kontrolle geraten und werden kontrolliert. Oft verhalten sich Menschen auf bestimmte Weise, um uns zu provozieren, auf bestimmte Weise zu reagieren. Wenn wir aufhören, auf diese Weise zu reagieren, verleiden wir ihnen die Freude daran. Wir entziehen uns ihrer Kontrolle und nehmen ihnen die Macht über uns.

Manchmal provozieren unsere Reaktionen andere Menschen, auf bestimmte Weise zu reagieren. Wir helfen ihnen, gewisse Verhaltensweisen zu rechtfertigen. (Das haben wir doch nicht mehr nötig, oder?) Manchmal verengt Reaktion unser Blickfeld so sehr, daß wir nur noch auf Symptome von Problemen reagieren. Wir sind dann so beschäftigt zu reagieren, daß wir überhaupt nicht die Zeit oder Energie haben, das eigentliche Problem zu erkennen, geschweige denn zu überlegen, wie es zu lösen ist. Wir verbringen Jahre damit, auf jeden Trinkzwischenfall und die daraus resultierende Krise zu reagieren, wobei uns völlig entgeht, daß das eigentliche Problem der Alkoholismus ist! Hören Sie auf, auf eine Art und Weise zu reagieren, die unnötig ist und nicht funktioniert. Schalten Sie Reaktionen aus, die Sie verletzen.

Es folgen einige Vorschläge, die Ihnen helfen sollen, Menschen und Ihre destruktiven Reaktionen auf sie loszulassen. Es sind nur Vorschläge. Es gibt kein allgemeingültiges Rezept für das Loslassen. Sie müssen Ihren eigenen Weg finden, eine Methode, die bei Ihnen funktioniert.

1. Lernen Sie erkennen, wann Sie jemandem oder etwas erlauben, an Ihren Fäden zu ziehen. Gewöhnlich hat Sie etwas getroffen, wenn Sie sich ängstlich, furchtsam, empört, wütend, abgelehnt, selbstmitleidig, beschämt, besorgt oder verwirrt fühlen. (Womit ich nicht sage, daß es falsch ist, diese Gefühle zu haben. Wahrscheinlich fühlt jeder so. Die Frage ist nur, wie lange wir so fühlen wollen und was wir dagegen tun können.) Wenn man Worte wie ›Er oder sie ließ mich fühlen‹ gebraucht, weist dies oft darauf hin, daß wir reagieren. Das Gefühl für inneren Frieden und Gelassenheit zu verlieren, ist wahrscheinlich das deutlichste Anzeichen dafür, daß wir in irgendeiner Art von Reaktion gefangen sind.
2. Machen Sie es sich bequem. Wenn Sie erkennen, daß Sie mitten in einer chaotischen Reaktion stecken, sagen oder tun Sie so wenig wie möglich, bis Sie Ihre Gelassenheit und Ruhe wiedererlangt haben. Tun Sie, was

Sie wollen (was nicht selbstzerstörerisch ist oder andere zerstört), um sich zu entspannen. Holen Sie ein paarmal tief Luft. Gehen Sie spazieren. Putzen Sie die Küche. Setzen Sie sich in die Badewanne. Gehen Sie zu einer Freundin. Besuchen Sie ein Al-Anon-Meeting. Lesen Sie ein Meditationsbuch. Machen Sie einen Ausflug. Setzen Sie sich vor den Fernseher. Suchen Sie einen Weg, sich geistig, seelisch und (falls nötig) körperlich von dem zu trennen, worauf Sie reagieren. Suchen Sie einen Weg, Ihre Angst zu beschwichtigen. Nehmen Sie keinen Drink oder fahren Sie nicht mit dem Auto mit hundertzwanzig über eine Nebenstraße. Tun Sie etwas Konkretes, das Ihnen hilft, Ihr Gleichgewicht wiederzufinden.

3. Prüfen Sie, was geschehen ist. Wenn es ein kleinerer Zwischenfall war, können Sie das selbst wieder einrenken. Wenn das Problem ernst ist oder Sie ernsthaft beunruhigt sind, sprechen Sie mit Freunden, um klare Gedanken und Gefühle zu gewinnen. Sorgen und Gefühle spielen verrückt, wenn wir versuchen, sie einzusperren. Sprechen Sie über Ihre Gefühle. Übernehmen Sie die Verantwortung dafür. Fühlen Sie, egal welches Gefühl Sie haben. Niemand zwingt Sie zu bestimmten Gefühlen. Jemand hat vielleicht nachgeholfen, daß Sie auf bestimmte Weise fühlen, aber gefühlt haben Sie ganz allein. Werden Sie fertig damit. Sagen Sie sich dann die Wahrheit zu dem Geschehenen. Versuchte jemand, Ihnen eins auszuwischen? (Falls ich im Zweifel bin, ob ich etwas als Beleidigung oder Ablehnung interpretieren soll, nehme ich lieber an, daß es nichts mit mir zu tun hat. Das spart mir Zeit und hilft mir, mich wohl zu fühlen.) Haben Sie versucht, einen Menschen oder ein Ereignis zu kontrollieren? Wie ernst ist das Problem oder Anliegen? Übernehmen Sie die Verantwortung für jemand anderen? Sind Sie ärgerlich, weil jemand nicht erriet, was Sie wirklich wollten oder was Sie tatsächlich sagen wollten? Nehmen Sie das Verhalten eines Men-

schen zu persönlich? Hat jemand Sie verunsichert oder Ihnen Schuld zugeschoben? Ist es wirklich der Weltuntergang, oder ist es nur traurig und enttäuschend?

4. Überlegen Sie, was Sie für sich selbst tun können. Treffen Sie Ihre Entscheidungen auf dem Boden der Realität, und treffen Sie diese Entscheidungen in ruhigem Zustand. Müssen Sie sich entschuldigen? Wollen Sie es auf sich beruhen lassen? Brauchen Sie ein offenes Gespräch mit jemandem? Müssen Sie eine andere Entscheidung treffen, um für sich zu sorgen? Wenn Sie Ihre Entscheidung treffen, denken Sie daran, welche Verpflichtungen Sie haben. Sie sind nicht dafür verantwortlich, daß andere Menschen ›das Licht sehen‹, und Sie müssen sie nicht ›auf den rechten Weg bringen‹. Sie sind dafür verantwortlich, daß Sie selbst das Licht sehen und sich auf den rechten Weg bringen. Wenn Sie nicht in Ruhe an eine Entscheidung herangehen können, lassen Sie es sein. Dann ist es zu früh, die Entscheidung zu treffen. Warten Sie, bis Ihre Gedanken klar sind und Ihre Gefühle sich beruhigt haben.

Langsam fahren. Sie brauchen sich nicht so erschreckt zu fühlen. Sie dürfen sich nicht so rasend fühlen. Halten Sie die Dinge im richtigen Lot. Machen Sie sich das Leben leichter.

Hausaufgabe

1. Verbringen Sie zuviel Zeit damit, auf jemanden oder etwas in Ihrer Umgebung zu reagieren? Auf wen oder was? Wie reagieren Sie? Wenn Sie die freie Entscheidung hätten, würden Sie sich so verhalten oder empfinden wollen?
2. Wenden Sie anhand dieser Vorschläge das Loslassen auf alle Menschen und Probleme an, die Sie am meisten belasten. Wenn Sie mit jemandem sprechen wollen, wenden Sie sich an einen vertrauenswürdigen Freund. Falls nötig, suchen Sie professionelle Hilfe.
3. Welche Aktivitäten helfen Ihnen, sich ruhig und gelassen zu fühlen? (Ich bevorzuge ein Zwölf-Schritte-Meeting, eine heiße Dusche, einen guten Film und Tanzen.)

7
Befreien Sie sich!

Loslassen, Gott überlassen.

– *Slogan des Zwölf-Schritte-Programms*

Man sagt, Co-Abhängige seien Aufseher.

Wir keifen, halten Strafpredigten, schreien, brüllen, weinen, betteln, bestechen, nötigen, schweben über allem, schützen, klagen an, jagen nach, rennen weg, versuchen einzureden, versuchen auszureden, versuchen, Schuld zu vermitteln, verführen, fangen, überprüfen, zeigen, wie sehr wir verletzt worden sind, verletzen Menschen, damit sie wissen, wie man sich dabei fühlt, drohen, uns selbst zu verletzen, treiben mit der Peitsche an, stellen Ultimaten, tun Dinge für andere, weigern uns, Dinge für andere zu tun, trampeln herum, rechnen ab, jammern, lassen Wut an anderen aus, handeln hilflos, leiden mit lautem Schweigen, versuchen zu gefallen, lügen, tun gemeine kleine Dinge, tun gemeine große Dinge, fassen uns ans Herz und drohen zu sterben, fassen uns an den Kopf und drohen verrückt zu werden, schlagen uns an die Brust und drohen zu töten, nehmen Hilfe in Anspruch, wägen unsere Worte sorgfältig ab, schlafen mit unserem Peiniger, weigern uns, mit ihm zu schlafen, haben Kinder mit ihm, feilschen mit ihm, schleppen ihn zur Beratung, schleppen ihn aus der Beratung, reden gemein über ihn, reden gemein mit ihm, beleidigen, verdammen, beten um Wunder, bezahlen für Wunder, gehen dahin, wohin wir nicht wollen, bleiben in der Nähe, überwachen, diktieren, befehlen, beklagen uns, schreiben Briefe über ihn, schreiben Briefe an ihn, bleiben daheim und warten auf ihn, gehen hinaus und suchen ihn, rufen überall an und fragen nach ihm, fahren nachts durch dunkle Straßen und hoffen, ihn zu finden, jagen nachts durch dunkle Straßen und hoffen, ihn zu fassen, rennen nachts durch dunkle Straßen, um von ihm wegzukommen, bringen ihn heim, behalten ihn daheim, schließen ihn aus, ziehen weg von ihm, ziehen zu ihm, schelten, üben Druck aus, raten, erteilen Lektionen, sind streng, beharren, geben nach, versöhnen uns, provozieren, versuchen, eifersüchtig zu machen, versuchen, Angst zu machen, erinnern, forschen nach, deuten an, durchsuchen Taschen, schauen in Brieftaschen, durchsuchen Schubladen, wühlen in Handschuhfächern, schauen in der Toilette in den Wasserkasten, versuchen, in die Zukunft zu schauen, durchsuchen die Vergangenheit, rufen Verwandte an, erörtern, klären Dinge ein für allemal, klären sie wieder und wieder, bestrafen, belohnen, geben fast auf, versuchen es um so intensiver ... die Liste mit ähnlichen Manövern wäre endlos weiterzuführen, aber manche habe ich vergessen – oder noch nicht ausprobiert.

Wir sind keine Menschen, die ›Dinge geschehen lassen‹. Co-Abhängige sind Menschen, die konsequent und mit großer Anstrengung und Energie zu erzwingen versuchen, daß Dinge geschehen.

- Wir kontrollieren im Namen der Liebe.
- Wir tun es, weil wir ›nur helfen wollen‹.
- Wir tun es, weil wir am besten wissen, wie alles funktioniert und wie Menschen sich verhalten sollten.
- Wir tun es, weil wir recht und sie unrecht haben.
- Wir kontrollieren, weil wir Angst haben, es nicht zu tun.
- Wir tun es, weil wir nicht wissen, was wir sonst tun sollen.
- Wir tun es, um die Qual zu beenden.
- Wir kontrollieren, weil wir glauben, es tun zu müssen.
- Wir kontrollieren, weil wir nicht denken können.
- Wir kontrollieren, weil Kontrollieren alles ist, woran wir denken können.

Letzten Endes kontrollieren wir, weil wir schon immer kontrolliert haben.

Tyrannisch und dominierend herrschen manche mit eiserner Faust von einem selbstgebauten Thron aus. Sie sind mächtig. Sie wissen alles am besten. Und, bei Gott, so wird es gemacht! Dafür sorgen sie schon.

Andere tun ihre Dreckarbeit heimlich. Sie verbergen sich hinter einer Maske von Liebenswürdigkeit und Nettigkeit und kümmern sich heimlich um ihre Angelegenheiten – DIE ANGELEGENHEITEN ANDERER MENSCHEN.

Andere seufzen und weinen, behaupten, unfähig zu sein, proklamieren ihre Abhängigkeit, verkünden ihre völlige Opferung und kontrollieren erfolgreich durch Schwäche. Sie sind ja so hilflos. Sie brauchen die Zusammenarbeit sosehr. Sie können ohne sie nicht leben. Zuweilen sind die Schwachen die stärksten Manipulatoren und Kontrolleure. Sie haben gelernt, an den Schuld- und Mitleidfäden der Welt zu ziehen.

Viele Co-Abhängige kombinieren verschiedene Taktiken und wenden eine Vielzahl von Methoden an. Und es funktioniert immer (das heißt, es funktioniert nie, obwohl wir weiterhin hoffen, daß es funktionieren wird).

Bei aller Taktik bleiben die Ziele doch dieselben: andere Menschen dahin zu bringen, wo wir sie haben wollen; sie zu Verhaltensweisen zu veranlassen, die wir richtig finden; sie nicht so sein zu lassen, wie sie sind, aber ohne unsere ›Hilfe‹ wahrscheinlich würden; zu erzwingen, daß Situationen sich in einer Weise und zu einer Zeit entwirren und entfalten, wie wir es bestimmen; nicht geschehen zu lassen, was geschieht oder was geschehen könnte; festzuhalten und nicht loszulassen. Wir haben das Stück geschrieben, und wir werden dafür sorgen, daß die Schauspieler sich genauso verhalten und die Szenen sich so abwickeln, wie wir es entscheiden. Macht nichts, daß wir weiterhin der Realität trotzen! Wenn wir nur hartnäckig so weitermachen, können wir (so glauben wir) den Fluß des Lebens anhalten, Menschen umwandeln und unser Leben ändern.

Wir täuschen uns selbst.

Ich will Ihnen von Maria erzählen. Sie heiratete einen Mann, der Alkoholiker war, wie sich zeigte. Er war ein Quartalsäufer. Er trank nicht jeden Tag, jedes Wochenende oder jeden Monat, aber wenn er es tat – dann Vorsicht! Er trank dann tagelang, manchmal wochenlang. Er begann um acht Uhr morgens und trank bis zur Bewußtlosigkeit. Er erbrach sich überall, ruinierte die Finanzen der Familie, wurde aus Stellungen gefeuert und schuf jedesmal, wenn er trank, ein unerträgliches Chaos. Zwischen diesen Saufgelagen war das Leben mit ihm auch nicht das wahre Glück. Ein Gefühl von drohendem Unheil und ungelösten Gefühlen erfüllte die Luft. Andere ungelöste Probleme, Folgen des Trinkens, hemmten das Leben der Familie. Sie konnte den Katastrophen nicht enteilen. Es wurde immer schwieriger, das Leben zu meistern. Aber es war besser – für Maria und ihre drei Kinder –, wenn ihr Mann nicht trank. Und es bestand auch Hoffnung, daß es einmal anders würde.

Es wurde nie anders. Jahrelang, jedesmal wenn Maria sich umdrehte oder ihm den Rücken zuwandte, ging ihr Mann auf Sauftour. Wenn sie für ein Wochenende fortfuhr, wenn sie ins Krankenhaus mußte, um die Kinder zur Welt zu bringen, wenn ihr Mann die Stadt wegen einer Reise verließ oder wenn er aus irgendeinem Grund nicht in ihrem Blickfeld war – er trank.

Wann immer Maria zurückkehrte oder ihn dort abholte, wo er trank, hörte er sofort mit dem Trinken auf. Maria kam zu dem Schluß, der Schlüssel für die Abstinenz ihres Mannes sei ihre Anwesenheit. Sie konnte das Trinken kontrollieren (und das ganze Leid, das es verursachte), wenn sie immer zu Hause blieb und ihren Mann bewachte. Nachdem sie diese Kontrollmethode perfekt beherrschte und wegen der zunehmenden Gefühle von Scham, Verlegenheit, Angst und des ganzen Traumas, das Co-Abhängigkeit begleitet, wurde Maria zur Einsiedlerin. Sie lehnte Reisegelegenheiten ab und weigerte sich, kirchlichen Zusammenkünften beizuwohnen, an denen sie eigentlich interessiert war. Selbst das Verlassen des Hauses wegen eines Einkaufs im Supermarkt bedrohte die Balance, die sie geschaffen hatte – oder geschaffen zu haben glaubte. Trotz ihrer entschlossenen und angestrengten Bemühungen fand ihr Mann immer wieder Gelegenheiten zu trinken. Er fand Wege, zu Hause zu trinken, ohne daß sie es merkte, und er trank, wenn sie einmal keine andere Wahl hatte, als die Nacht fern von zu Hause zu verbringen.

Nach einem besonders wüsten Trinkgelage sagte Marias Mann, daß die unmögliche finanzielle Lage, in der sie sich befänden, Grund für sein Trinken sei (er unterließ es zu erwähnen, daß sein Trinken die unmögliche finanzielle Lage verursacht hatte). Er meinte, wenn sie sich Arbeit suchen und finanziell helfen würde, hätte er das Gefühl, nicht mehr trinken zu müssen. Der Druck würde verschwinden. Maria dachte über diese Bitte nach und stimmte widerwillig zu. Sie fürchtete sich davor, das Haus zu verlassen, und war besorgt wegen der Betreuung der Kinder. Sie fühlte sich weder geistig noch seelisch in der Lage zu arbeiten. Vor allem wehrte sie sich dagegen, Arbeit zu suchen, um zusätzliches Geld zu verdienen, während doch ihr Mann so unverantwortlich mit Geld umging. Aber es war einen Versuch wert. Sie würde alles tun, um diesen Mann trocken zu halten!

Bald bekam Maria Arbeit als Gerichtssekretärin. Sie arbeitete gut – besser, als sie es sich selbst zugetraut hatte. Co-Abhängige sind hervorragende Arbeitnehmer. Sie beklagen sich nicht; sie tun mehr, als sie tun müssen; sie tun alles, was von ihnen verlangt wird; sie kommen gut mit Leuten aus; und sie versuchen, ihre Arbeit perfekt zu erledigen – zumindest für eine Weile, bis sie ärgerlich und verdrossen werden.

Maria fühlte sich ein wenig wohler und genoß den Kontakt zu Menschen – etwas, das sie in ihrem Leben vermißt hatte. Sie genoß es, eigenes Geld zu verdienen (obwohl sie ihrem Mann noch immer seine Verschwendungssucht übelnahm). Und ihre Arbeitgeber schätzten sie. Sie übertrugen ihr immer mehr Verantwortung und wollten sie befördern. Aber um diese Zeit beschlich Maria wieder dieses alte, vertraute, ängstliche Gefühl – die Ahnung, daß ihr Mann wieder trinken werde.

Das Gefühl kam und ging tagelang. Dann, eines Tages, war es ganz deutlich. Diese aufwühlende, an den Eingeweiden zerrende Angst kehrte mit aller Macht zurück. Maria rief ihren Mann an. Er war nicht bei der Arbeit, wo er sein sollte. Sein Arbeitgeber wußte nicht, wo er war. Sie tätigte weitere Anrufe. Niemand wußte, wo er war. Sie verbrachte den Tag damit, an den Nägeln zu kauen, wie wild zu telefonieren und hoffte, ihre Kolleginnen würden ihre Maske (›alles in Ordnung – kein Problem‹) nicht durchschauen. Als sie an diesem Abend nach Hause kam, stellte sie fest, daß ihr Mann nicht daheim war und er die Kinder nicht aus dem Tagesheim abgeholt hatte, was er hatte tun wollen. Die Situation war wieder außer Kontrolle geraten. Er trank wieder. Am nächsten Morgen kündigte sie ihre Stellung ohne triftigen Grund. Um zehn Uhr vormittags war sie wieder zu Hause – und bewachte ihren Mann.

Jahre später sagte sie: »Ich hatte das Gefühl, das tun zu müssen. Ich mußte alles unter Kontrolle bringen – MEINE KONTROLLE.«

Meine Frage: Wer kontrolliert wen?

Maria lernte, daß sie ihren Mann und sein Trinken überhaupt nicht kontrollierte, sondern er und sein Alkoholismus kontrollierten sie.

Dieser Punkt wurde für mich eines Abends während einer Familiengruppe in einem Behandlungszentrum weiter geklärt. (Viele meiner Klienten sind weise – weiser als ich. Ich habe viel gelernt, während ich ihnen zuhörte.) Während der Zusammenkunft sprach die Frau eines Alkoholikers offen über ihren Mann – einen Mann, der während vieler Jahre ihrer Ehe getrunken hatte, der arbeitslos und im Gefängnis gewesen war.

»Du beschuldigst mich, versucht zu haben, dich zu kontrollieren, und ich glaube, das habe ich getan«, sagte sie zu ihm. »Ich bin mit dir in Bars gegangen, damit du nicht soviel trinkst. Ich habe dich nach Hause geholt, wenn du ausfällig wurdest und betrunken warst, damit du nicht mehr trankst oder dich verletzen konntest. Ich habe deine Drinks abgemessen, mit dir getrunken (und ich hasse es zu trinken), deine Flaschen versteckt und dich zu den Treffen der Anonymen Alkoholiker gebracht.

Aber die Wahrheit ist«, sagte sie, »daß du mich kontrolliert hast. Alle diese Briefe aus dem Gefängnis sagten mir das, was ich hören wollte. Alle diese Versprechungen, alle diese Worte. Und jedesmal, wenn ich dich verlassen wollte – im guten gehen wollte –, hast du genau das Richtige gesagt oder getan, um mich am Gehen zu hindern. Du weißt einfach genau, was ich hören will, und das erzählst du mir. Aber du hast dich nie geändert. Du hattest nie die Absicht, dich zu ändern. Du wolltest mich ganz einfach kontrollieren.«

Er lächelte leicht und nickte, als sie das sagte. »Ja«, sagte er, »ich habe versucht, dich zu kontrollieren. Und das ist mir gut gelungen.«

Wenn wir versuchen, Menschen und Dinge zu kontrollieren, deren Kontrolle uns nichts angeht, werden wir kontrolliert. Trotz bester Absichten verlieren wir unsere Kraft, zu denken, zu fühlen und zu handeln. Wir verlieren häufig die Kontrolle über uns selbst. Oft werden wir nicht nur von anderen Menschen kontrolliert, sondern auch von Krankheiten wie Alkoholismus, Eßstörungen oder Spielsucht. Alkoholismus und andere Suchtkrankheiten sind starke Kräfte. Vergessen wir nie, daß Alkoholiker und andere Suchtkranke erfahrene Kontrolleure sind. Wir haben unseren Meister gefunden, wenn wir versuchen, sie oder ihre Krankheit zu kontrollieren. Wir verlieren den Kampf. Wir verlieren den Krieg. Wir verlieren uns selbst – unser Leben. Denken wir an ein Zitat von Al-Anon: Du hast es nicht verursacht; du kannst es nicht kontrollieren; und du kannst es nicht heilen.

Hören Sie also auf, es zu versuchen! Wir verzweifeln

völlig, wenn wir versuchen, das Unmögliche zu erzwingen. Und gewöhnlich verhindern wir damit, daß das Mögliche geschieht. Ich glaube, daß das Klammern und das Durchsetzen meines Willens alle Möglichkeiten zunichte machen, daß meine Höhere Macht positiv etwas an dieser Situation, dem Süchtigen oder mir verändert. Meine Kontrolle blokkiert Gottes Macht. Sie blockiert die Fähigkeit anderer Menschen zu wachsen. Sie hindert Ereignisse daran, ganz natürlich zu geschehen. Sie hindert mich daran, Menschen oder Ereignisse zu genießen.

Kontrolle ist eine Illusion. Sie funktioniert nicht. Wir können Alkoholismus nicht kontrollieren. Wir können das Suchtverhalten keines einzigen Menschen kontrollieren – Eßsucht, Sexsucht, Spielsucht – und ebensowenig seine Verhaltensweisen. Weder können wir noch haben wir das Recht, Gefühle, Verstand oder Entscheidungen eines anderen zu kontrollieren. Wir können das Ergebnis von Ereignissen nicht kontrollieren. Wir können das Leben nicht kontrollieren. Einige von uns können sich selbst kaum kontrollieren.

Letztlich tun Menschen das, was sie tun wollen. Sie fühlen, wie sie fühlen wollen; sie denken, was sie denken wollen; sie tun, was sie ihrer Meinung nach tun müssen; und sie werden sich nur ändern, wenn sie bereit sind, sich zu ändern. Es ist dabei unwichtig, ob sie unrecht und wir recht haben. Es ist gleichgültig, ob sie Schaden nehmen. Es ist unwichtig, daß wir ihnen helfen könnten, wenn sie nur auf uns hören und mit uns zusammenarbeiten würden. ES IST UNWICHTIG, UNWICHTIG, UNWICHTIG.

Wir können Menschen nicht ändern. Jeder Versuch, sie zu kontrollieren, ist eine ebensolche Selbsttäuschung wie eine Illusion. Menschen werden sich entweder unseren Anstrengungen widersetzen oder ihre Anstrengungen verdoppeln, um zu beweisen, daß wir sie nicht kontrollieren können. Sie mögen sich vorübergehend unseren Wünschen anpassen, aber in dem Augenblick, da wir ihnen den Rücken zuwenden, kehren sie in ihren früheren Zustand zurück.

Mehr noch: Menschen werden uns dafür bestrafen, sie zu etwas genötigt zu haben, was sie nicht tun wollen, oder etwas zu sein, was sie nicht sein wollen. Keine noch so perfekte Kontrolle wird eine dauerhafte oder wünschenswerte Veränderung in einem anderen Menschen bewirken. Wir können manchmal nachhelfen und die Wahrscheinlichkeit vergrößern, daß Menschen sich ändern wollen, aber nicht einmal das läßt sich garantieren oder kontrollieren.

Und das ist die Wahrheit. Und die ist bitter. Manchmal ist es hart, das zu akzeptieren, besonders wenn jemand, den ich liebe, mich verletzt. Aber so ist es nun einmal. Der einzige, den Sie jetzt oder jemals später ändern können, sind Sie selbst. Der einzige, den Sie kontrollieren dürfen, sind Sie.

Lassen Sie los. Manchmal, wenn wir das tun, ereignet sich genau das, worauf wir gewartet und gehofft haben, schnell, fast wie durch ein Wunder. Manchmal auch nicht. Manchmal geschieht es nie. Aber Sie werden Nutzen daraus ziehen. Sie brauchen nicht aufzuhören, sich um jemanden zu sorgen oder ihn zu lieben. Sie müssen Mißbrauch nicht tolerieren. Sie müssen nicht auf konstruktive, problemlösende Methoden – wie etwa ärztliches Eingreifen – verzichten. Sie müssen nur Ihre körperlichen, geistigen und seelischen Hände in die eigenen Taschen stecken und Gegebenheiten und Menschen in Ruhe lassen. Lassen Sie sie. Treffen Sie jede Entscheidung, die Sie treffen müssen, um Ihrer selbst willen, aber nicht, um andere Menschen zu kontrollieren. Fangen Sie an, sich um sich zu kümmern!

»Aber das ist so wichtig für mich«, protestieren die meisten Menschen. »Ich kann nicht loslassen.«

Wenn das so wichtig für Sie ist, dann ist es höchste Zeit, loszulassen.

Ich hörte eine Weisheit über Loslassen aus dem Mund von Kindern – meinen Kindern. Manchmal hängt mein jüngster Sohn Shane nach einer Umarmung zu fest und zu lange an mir. Er zieht mich nieder. Ich verliere das Gleichgewicht und werde ungeduldig, damit er mit dem Drücken aufhört. Ich widersetze mich ihm. Vielleicht tut er es, um mich noch ein wenig länger dicht bei sich zu haben. Vielleicht ist es eine Art Kontrolle über mich. Ich weiß es nicht. Eines Abends, als er es wieder tat, schaute meine Tochter zu, bis sogar sie verärgert und ungeduldig wurde.

»Shane«, sagte sie, »es gibt Zeiten, da muß man loslassen.«

Für jeden von uns kommt eine Zeit, loszulassen. Sie werden es wissen, wenn diese Zeit gekommen ist. Wenn Sie alles in Ihrer Macht Stehende getan haben, ist die Zeit zum Loslassen gekommen. Werden Sie mit Ihren Gefühlen fertig. Finden Sie sich mit Ihrer Angst ab, die Kontrolle zu verlieren. Gewinnen Sie die Kontrolle über sich selbst und Ihre Verpflichtungen zurück. Lassen Sie andere frei, damit sie sind, wie sie sind. Wenn Sie das tun, befreien Sie sich selbst.

Hausaufgabe

1. Versuchen Sie, eine Situation oder einen Menschen in Ihrem Leben zu kontrollieren? Warum? Schreiben Sie ein paar Sätze darüber.
2. Auf welche Weise (körperlich, geistig, seelisch usw.) werden Sie von jemandem oder etwas kontrolliert, während Sie Ihrerseits zu kontrollieren versuchen?
3. Was würde geschehen, wenn Sie die Situation oder den Menschen loslassen würden? Wird das wahrscheinlich ohnehin geschehen – trotz Ihrer Kontrollversuche? Inwieweit nützt Ihnen der Versuch, die Situation zu kontrollieren? Wie wirkungsvoll sind Ihre Versuche, das Ergebnis von Ereignissen zu kontrollieren?

8
Entfernen Sie das Opfer!

Wir achten sorgsam darauf, daß niemand verletzt wird. Auf unsere eigenen Verletzungen achten wir nicht.

– *Ein Al-Anon*

Im ersten Jahr meiner Genesung von der Co-Abhängigkeit merkte ich, daß ich etwas immer wieder tat, das mir Schmerzen bereitete. Diese Verhaltensweise führte dazu, daß viele meiner Beziehungen sich verschlechterten. Aber ich wußte nicht, was ›es‹ war, und konnte deshalb nicht aufhören, es zu tun.

Eines sonnigen Tages, als ich mit meinen Freund Scott spazierenging, blieb ich stehen, drehte mich ihm zu und fragte: »Was tun wir Co-Abhängige wieder und immer wieder? Warum fühlen wir uns ständig so schlecht?«

Er dachte einen Augenblick lang über meine Frage nach, bevor er antwortete. »Co-Abhängige sind Fürsorger – Retter. Sie retten, dann verfolgen sie und enden schließlich als Opfer. Beschäftige dich mit dem Karpman-Drama-Dreieck«, riet er. Dieses Drama-Dreieck mit den dazugehörigen Rollen von Retter, Verfolger und Opfer ist ein Modell von Stephen B. Karpman.

Was Scott sagte, ergab keinen Sinn, aber ich ging nach Hause, zog ein paar Therapiebücher, auf denen sich Staub sammelte, aus den Regalen und fing an zu lesen. Nach einer Weile ging mir ein Licht auf. Ich erkannte. Ich verstand. Und ich hatte das Gefühl, das Feuer erfunden zu haben.

Das war es. Das war mein Muster. Das ist *unser* Muster. Das ist es, was wir immer wieder mit Freunden, Familie, Bekannten, Klienten und allen Menschen tun, die uns nahestehen. Als Co-Abhängige tun wir vielerlei Dinge, aber dieses Muster wenden wir am besten und häufigsten an. Dies ist unsere Lieblingsreaktion.

Wir sind die Retter, die Möglichmacher. Wir sind die großen Göttinnen und Götter der ganzen Welt, wie Earnie Larsen sagt. Wir erfüllen nicht nur die Bedürfnisse von Menschen, wir nehmen sie vorweg. Wir richten uns nach anderen, wir pflegen andere, wir sorgen uns um andere. Wir machen besser, lösen und geben acht. Und wir machen das alles gut. ›Dein Wunsch ist mir Befehl‹, ist unser Thema. ›Dein Problem ist mein Problem‹, ist unser Motto. Denn der andere ist uns wichtig.

Was ist eine Rettung?

Die Wörter *retten* und *sich kümmern* bedeuten genau das, wonach sie klingen. Wir retten Menschen vor ihrer Verantwortung. Wir kümmern uns für andere um deren Verpflichtungen. Später sind wir böse auf *sie* dafür, was *wir* getan haben. Dann fühlen wir uns benutzt und bemitleiden uns selbst. Das ist das Muster, das Dreieck.

Retten und sich kümmern sind Synonyme. Ihre Definitionen sind eng mit dem Wort ermöglichen verbunden. *Ermöglichen* bedeutet im therapeutischen Vokabular eine destruktive Form der Hilfe. Jede Handlungsweise, die dem Alkoholiker hilft, sein Trinken fortzusetzen, ihn daran hindert, Konsequenzen zu erleiden, oder ihm das Weitertrinken erleichtert, wird als ermöglichende Verhaltensweise betrachtet. Nach den Worten des Beraters Scott Egleston treten wir als Retter auf, wenn wir Verantwortung für einen anderen übernehmen – für seine Gedanken, Gefühle, Entscheidungen, Verhaltensweisen, sein Wachstum und Wohlergehen, seine Probleme oder sein Schicksal. Die folgenden Sätze bedeuten retten oder sich kümmern:

- Etwas tun, was wir in Wirklichkeit nicht tun wollen.
- Ja sagen, wenn wir nein meinen.
- Etwas für jemanden tun, obwohl er dazu imstande ist, es selbst zu tun.

- ○ Auf die Bedürfnisse von Menschen eingehen, ohne gefragt zu sein und bevor sie ihr Einverständnis gegeben haben.
- ○ Mehr Arbeit leisten als notwendig, wenn unsere Hilfe erbeten wurde.
- ○ In einer bestimmten Situation ständig mehr geben als empfangen.
- ○ Die Gefühle von Menschen bestimmen.
- ○ Für andere Menschen denken.
- ○ Für andere Menschen sprechen.
- ○ Für andere Menschen Konsequenzen erleiden.
- ○ Die Probleme anderer Menschen für sie lösen.
- ○ Mehr Interesse und Aktivität in eine gemeinsame Anstrengung stecken, als es der andere tut.
- ○ Nicht danach fragen, was wir wollen, brauchen und wünschen.

Wir retten, wann immer wir uns um andere Menschen kümmern.

Wenn wir retten oder uns kümmern, empfinden wir vielleicht eines oder mehrere der folgenden Gefühle: Unbehagen und Hilflosigkeit wegen des Unglücks des anderen; den Drang, etwas zu tun; Mitleid; Schuldgefühle; Heiligkeit; Angst; extreme Verantwortung für diesen Menschen oder das Problem; schwachen oder ernsten Widerwillen, etwas zu tun; mehr Durchblick als derjenige, dem wir ›helfen‹; gelegentliche Abneigung, in diese Situation gebracht worden zu sein. Wir glauben auch, daß der Mensch, um den wir uns kümmern, hilflos und unfähig ist, das zu tun, was wir für ihn tun. Wir fühlen uns vorübergehend gebraucht.

Damit meine ich nicht Handlungen voller Liebe, Freundlichkeit, Mitleid und echter Hilfe – in Situationen, in denen unsere Anwesenheit ganz offen gewünscht und gebraucht wird und wir diesen Beistand auch leisten wollen. Diese Taten sind das Gute im Leben. Retten oder sich kümmern nicht.

Sich kümmern scheint eine freundlichere Handlungsweise zu sein, als sie in Wirklichkeit ist. Sie verlangt Unfähigkeit von seiten desjenigen, um den man sich kümmert. Wir retten ›Opfer‹ – Menschen, die unserer Meinung nach nicht dazu imstande sind, für sich selbst verantwortlich zu sein. Die Opfer sind aber fähig, sich um sich selbst zu kümmern, auch wenn wir und sie das nicht zugeben. Gewöhnlich hängen unsere Opfer einfach an der Ecke des Dreiecks herum, warten darauf, daß wir unseren Schritt tun und mit ihnen auf das Dreieck springen.

Nachdem wir gerettet haben, werden wir uns unausweichlich zur nächsten Ecke des Dreiecks begeben: Verfolgung. Wir sind enttäuscht und verstimmt gegenüber demjenigen, dem wir so großzügig ›geholfen‹ haben. Wir haben etwas getan, was wir nicht tun wollten, wir haben etwas getan, was nicht in unserem Verantwortungsbereich lag, wir haben unsere eigenen Bedürfnisse und Wünsche mißachtet, und darüber sind wir wütend. Um die Sache zu verkomplizieren, ist das Opfer, dieser arme Mensch, den wir gerettet haben, für unsere Hilfe nicht dankbar. Er ist für die Gabe, die wir ihm gebracht haben, nicht empfänglich. Das Opfer verhält sich nicht so, wie wir es erwarten. Dieser Mensch nimmt nicht einmal unseren Rat an, den wir so bereitwillig angeboten haben. Er läßt sein Gefühl nicht von uns beeinflussen. Etwas funktioniert nicht oder fühlt sich nicht richtig an, also reißen wir uns den Heiligenschein ab und wetzen statt dessen das Messer.

Manchmal bemerken die anderen unsere verdrossene Stimmung nicht oder beschließen, sie nicht zu bemerken. Manchmal tun wir alles, um sie zu verstecken. Manchmal lassen wir sie mit der ganzen Wucht unserer Wut los; das tun wir besonders bei Familienangehörigen. In der Familie neigen wir dazu, das *wahre* Ich zu zeigen. Ob wir unsere Gemütsbewegung und unseren Widerwillen nun zeigen, verstecken oder teilweise verstecken: WIR WISSEN, was vorgeht.

Meistens spüren die Menschen, die wir retten, unseren Stimmungswechsel sofort. Das sahen sie kommen. Es ist genau die Entschuldigung, die sie brauchen, um sich gegen uns zu wenden. Jetzt sind *sie* in der Ecke der Verfolgten. Dies mag unserer Wut vorangehen, zur gleichen Zeit geschehen oder darauf folgen. Zuweilen reagiert das Opfer auf unsere Wut. Gewöhnlich ist es eine Reaktion darauf, daß wir dem anderen die Verantwortung abgenommen und ihm direkt oder indirekt damit gesagt haben, für wie unfähig wir ihn halten. Menschen wehren sich dagegen, wenn ihnen gesagt oder gezeigt wird, daß sie unfähig sind, egal wie laut sie ihre Unfähigkeit beklagen. Und sie verübeln uns, daß wir der Ungerechtigkeit noch Beleidigung hinzufügen, wenn wir wütend werden, nachdem wir auf ihre Unfähigkeit hingewiesen haben.

Dann ist es Zeit für unseren letzten Schritt. Wir begeben uns direkt zu unserer Lieblingsstelle: der Ecke des Opfers. Dies ist das vorhersehbare und unausweichliche Ergebnis einer Rettung. Es wimmelt von Gefühlen wie Hilflosigkeit, Schmerz, Sorge, Scham und Selbstmitleid. Wir sind benutzt worden – wieder einmal. Wir sind nicht gehörig gewürdigt worden – wieder einmal. Wir strengen uns so sehr an, Menschen zu helfen, gut zu ihnen zu sein. Wir klagen. Warum? Warum geschieht IMMER mir das? Ein anderer Mensch hat auf uns herumgetrampelt, uns geprügelt. Wir fragen uns: Werden wir ewig das Opfer sein? Wahrscheinlich, wenn wir nicht aufhören, zu retten und uns zu kümmern.

Viele Co-Abhängige *waren* zu einer bestimmten Zeit ihres Lebens tatsächlich Opfer – durch Unterdrückung, Vernachlässigung, Verlassenheit, Alkoholismus oder andere Situationen, die Menschen zu Opfern machen. Irgendwann waren wir wirklich zu hilflos, um uns zu schützen und unsere Probleme zu lösen. Etwas lief uns über den Weg, etwas, worum wir nicht gebeten hatten, und es verletzte uns schrecklich. Das ist traurig, wahrhaft traurig. Aber eine noch weit traurigere Tatsache ist es, daß viele von uns Co-Abhängigen sich selbst als Opfer betrachten. Unsere schmerzvolle Geschichte wiederholt sich. Da wir uns sorgen, erlauben wir anderen Menschen, uns zu opfern, und wir beteiligen uns an unserer Opferung, indem wir unaufhörlich Menschen retten. Retten oder sich kümmern ist kein Akt der Liebe. Das Drama-Dreieck ist ein Dreieck des Hasses. Es nährt und erhält Selbsthaß, und es hemmt unsere Gefühle für andere Menschen.

Das Dreieck und die sich verschiebenden Rollen von Retter, Verfolger und Opfer sind ein sichtbarer Prozeß, den wir durchlaufen. Der Rollentausch und die Wechselbäder der Gefühle kommen so sicher und so intensiv über uns, als ob wir ein Drehbuch läsen. Wir können den Prozeß in Sekunden vervollständigen und beim Rollentausch nur schwache Gefühle wahrnehmen. Oder wir brauchen Jahre, um das Dreieck zu vollenden, bis es zu einer richtigen Explosion kommt. Wir können – und das tun viele von uns – zwanzigmal an einem Tag retten.

Lassen Sie mich eine Rettung veranschaulichen. Eine Freundin von mir war mit einem Alkoholiker verheiratet. Wann immer er zum Trinken ging, fuhr sie durch die ganze Stadt, forderte ihre Freunde zur Hilfe auf und verfolgte ihren Mann unermüdlich, bis sie ihn gefunden hatte. Gewöhnlich empfand sie Wohlwollen für ihn, war besorgt um ihn, und er tat ihr leid – ein Indiz dafür, daß eine Rettung stattfand –, bis sie ihn nach Hause brachte, ins Bett steckte und so die Verantwortung für ihn und seine Nüchternheit übernahm. Kaum lag sein Kopf auf dem Kissen, änderte sich alles. Sie wechselte in die Rolle des Verfolgers. Sie wollte diesen Mann nicht in ihrem Heim haben. Es war zu erwarten, daß er tagelang darüber jammern würde, wie krank er sei. Er war unfähig, seine Verpflichtungen der Familie gegenüber wahrzunehmen, und verhielt sich im allgemeinen bemitleidenswert. Er hatte das so viele Male getan! So würde sie also mit kleinen Spitzen beginnen, bis es zu einem ausgewachsenen Donnerwetter kam. Er würde ihre Verfolgerrolle kurz akzeptieren, bevor er sich von einem hilflosen Opfer in einen rachsüchtigen Verfolger verwandelte. Und sie übernahm die Opferrolle.

Selbstmitleid. Gefühle von Hilflosigkeit, Scham und Verzweiflung setzten ein. Das war die Tragödie ihres Lebens, würde sie klagen. Wie konnte er sie nur so behandeln, nachdem sie alles für ihn getan hatte? Warum widerfuhr das immer ihr? Sie fühlte sich wie ein Opfer der Umstände, ein Opfer des abscheulichen Verhaltens ihres Mannes, ein Opfer des Lebens. Sie kam nie auf den Gedanken, daß sie ein Opfer ihrer selbst und ihres eigenen Verhaltens war.

Noch eine Veranschaulichung einer Rettung. In einem Sommer wollte eine Freundin zu einer Apfelfarm fahren. Ursprünglich wollte ich mitkommen, und wir machten einen Termin aus. Als der Termin aber näherrückte, war ich außerordentlich beschäftigt. Ich rief sie an, doch statt ihr zu sagen, daß ich nicht fahren wollte, bat ich sie, die Fahrt zu verschieben. Ich fühlte mich ihren Gefühlen gegenüber schuldig und verantwortlich – eine weitere Rettung war im Gang. Ich konnte sie nicht enttäuschen und dachte, sie werde mit ihren Gefühlen nicht fertig oder habe sie nicht im Griff. Ich konnte ihr die Wahrheit nicht sagen, weil ich dachte, sie werde ärgerlich reagieren – weitere emotionale Verantwortung: als ob mich der Ärger eines anderen etwas anging. Das nächste Wochenende kam, und ich quetschte den Ausflug in meinen noch volleren Arbeitsplan. Doch ich wollte eigentlich gar nicht fahren. Ich brauchte nicht einmal Äpfel; zwei Schubfächer meines Kühlschranks waren bis obenhin mit Äpfeln gefüllt. Bevor ich meinen Wagen vor ihrem Haus parkte, war ich bereits in die Rolle des Verfolgers geschlüpft. Ich kochte innerlich vor grollenden, gespannten Gefühlen, als wir zu der Apfelplantage fuhren. Als wir auf der Plantage die Äpfel kosteten und betrachteten, wurde offensichtlich, daß keiner von uns Freude daran hatte. Nach ein paar Minuten wandte sich meine Freundin an mich. »Ich brauche gar keine Äpfel«, sagte sie, »ich habe letzte Woche welche gekauft. Ich kam nur mit, weil ich dachte, du wolltest so gern fahren, und ich wollte deine Gefühle nicht verletzen.«

Dieses Beispiel ist nur eine von Tausenden von Rettungen, mit denen ich mein Leben verbrachte. Allmählich verstand ich diesen Prozeß und begriff auch, daß ich die meisten meiner wachen Augenblicke damit verbracht hatte, um die Ecken des Dreiecks zu huschen und Verantwortung für jeden und alles zu übernehmen – außer für mich selbst. Manchmal gelangen mir große, manchmal gelangen mir kleine Rettungen. Meine Freundschaften kamen abhängig vom Rettungsprozeß zustande, dauerten an und endeten schließlich. Retten durchdrang meine Beziehungen zu Familienangehörigen und Klienten. Es hielt mich in ständiger Aufregung.

Zwei Co-Abhängige in einer Beziehung können wirklich Verwüstung miteinander spielen. Stellen Sie sich zwei gefällige Menschen in einer Beziehung miteinander vor. Stellen Sie sich nun zwei gefällige Leute in einer Beziehung miteinander vor, wenn beide diese Beziehung beenden möchten. Sie werden sich, wie Earnie Larsen sagt, Schreckliches antun. Sie werden sich gegenseitig und selbst fast umbringen, bevor einer zu retten aufhört und sagt: »Ich will raus.«

Als Co-Abhängige verbringen wir viel Zeit mit Retten. Wir versuchen den lebendigen Beweis anzutreten, daß der Mensch Gott übergehen kann. Gewöhnlich erkenne ich einen Co-Abhängigen innerhalb der ersten fünf Minuten des Kennenlernens und Redens. Er wird mir entweder unaufgefordert Hilfe anbieten oder ständig mit mir reden, obwohl er sich offensichtlich unbehaglich fühlt und das Gespräch beenden möchte. Der Co-Abhängige beginnt die Beziehung, indem er Verantwortung für mich übernimmt und nicht Verantwortung für sich selbst.

Einige von uns werden durch die enorme Last – totale Verantwortung für alle menschlichen Wesen – so müde, daß sie die Gefühle von Mitleid und Sorge weglassen, die die Rettungstat begleiten, und gleich wütend werden. Sie sind ständig ärgerlich; sie empfinden Ärger und Abwehr gegenüber potentiellen Opfern. Ein Mensch mit einem Bedürfnis oder einem Problem provoziert sie dazu, intensiv zu fühlen, daß sie entweder etwas zu tun oder Schuld zu empfinden haben. Nach einer Rettung machen wir keinen Hehl aus unserer Feindseligkeit angesichts dieser unangenehmen Lage. Ich habe dies häufig bei Leuten in Pflegeberufen erlebt. Nach so vielen Jahren des Rettens – so viel Geben und so wenig Empfangen – nehmen viele Berufshelfer eine feindselige Einstellung gegenüber ihren Patienten ein. Sie machen vielleicht weiter und ›helfen‹, aber gewöhnlich geben sie ihren Beruf auf und fühlen sich einigen Beratern zufolge schrecklich geopfert.

Sich kümmern hilft nicht; es verursacht Probleme. Wenn wir uns um Leute kümmern und Dinge tun, die wir nicht tun wollen, mißachten wir persönliche Bedürfnisse, Wünsche und Gefühle. Wir schieben uns *selbst* beiseite. Manchmal sind wir so damit beschäftigt, uns um Leute zu kümmern, daß wir unser ganzes Leben beiseite schieben. Viele von denen, die sich kümmern, sind ausgelaugt und überbeansprucht; sie genießen keine ihrer Aktivitäten. Menschen, die sich kümmern, wirken so überaus verantwortungsbewußt, aber sie sind es nicht. Sie übernehmen keine Verantwortung für ihre wichtigste Verpflichtung – sich selbst gegenüber.

Wir geben konsequent mehr, als wir bekommen, fühlen uns deshalb mißbraucht und vernachlässigt. Wir fragen uns, warum niemand *unsere* Bedürfnisse bemerkt, da wir doch die Bedürfnisse anderer erahnen. Oft sind wir ernstlich deprimiert, weil unsere Bedürfnisse nicht gestillt werden. Doch ein guter Wärter fühlt sich am sichersten, wenn er gibt; wir fühlen uns schuldig und unbehaglich, wenn uns jemand gibt oder wenn wir etwas für unsere Bedürfnisse tun. Manchmal sind Co-Abhängige derart in die Wärter-Rolle eingespannt, daß sie erschrecken und sich abgewiesen fühlen, wenn sie sich nicht um jemanden kümmern oder ihn retten können – wenn jemand sich weigert, sich ›helfen‹ zu lassen.

Der schlimmste Aspekt dieses Kümmerns ist, daß wir Opfer werden und bleiben. Ich glaube, daß viele ernste selbstzerstörerische Verhaltensweisen – Medikamentemißbrauch, Eßstörungen, Sexualstörungen – aus dieser Opferrolle entstehen. Als Opfer ziehen wir Täter an. Wir glauben, daß wir jemanden brauchen, der sich um uns kümmert, weil wir uns hilflos fühlen. Einige dieser Kümmerer werden sich schließlich an einen Menschen oder an eine Institution wenden, um sich körperliche, geistige, seelische oder auch finanzielle Hilfe zu holen.

Warum, fragen Sie vielleicht, retten scheinbar vernünftige Menschen? Aus vielen Gründen. Den meisten von uns ist nicht einmal bewußt, was wir tun. Die meisten von uns glauben tatsächlich, daß wir helfen. Einige von uns glauben, daß wir retten *müssen*. Wir haben verworrene Vorstellungen davon, was Hilfe ist und was nicht. Viele von uns sind davon überzeugt, daß Retten eine wohltätige Sache ist. Wir halten es sogar für grausam und herzlos, jemandem kaltblütig zuzugestehen, sich durch ein berechtigtes Gefühl zu arbeiten oder sich dem Gefühl zu stellen, Konsequenzen zu spüren, enttäuscht zu werden, weil er ›nein‹ hört, gebeten zu werden, auf Bedürfnisse und Wünsche von uns zu reagieren, und grundsätzlich für sich selbst verantwortlich zu sein. Nicht weiter schlimm, daß er einen Preis für unsere ›Hilfe‹ zu zahlen hat – einen Preis, der sich als teurer erweisen wird als jedes Gefühl, dem er sich vielleicht stellen muß.

Viele von uns verstehen nicht, wofür wir verantwortlich sind und wofür wir nicht verantwortlich sind. Wir glauben, daß wir in größte Aufregung geraten müssen, wenn jemand ein Problem hat, weil es unsere Pflicht ist, uns zu kümmern. Manchmal werden wir so krank, weil wir uns für so vieles verantwortlich fühlen, daß wir alle Verantwortung ablehnen und völlig verantwortungslos werden.

Aber im Herzen der meisten Retter steckt ein Dämon: ein schwaches Selbstwertgefühl. Wir retten, weil wir uns nicht wohlfühlen. Obwohl die Gefühle flüchtig und künstlich sind, versorgt uns das Kümmern mit einem vorübergehenden Stoß guter Gefühle, Selbstwert und Macht. So wie ein Drink einem Alkoholiker vorübergehend hilft, sich besser zu fühlen, lenkt eine Rettung vorübergehend von dem Schmerz ab, so zu sein, wie wir sind. Wir fühlen uns nicht liebenswert, also finden wir uns damit ab, gebraucht zu werden. Wir fühlen uns nicht gut, deshalb sehen wir uns gezwungen, etwas Besonderes zu tun, um zu *beweisen*, wie gut wir sind.

Wir retten, weil wir auch von anderen Menschen keine gute Meinung haben. Manchmal mit, manchmal ohne Berechtigung befinden wir, daß andere Menschen einfach nicht für sich selbst verantwortlich zu machen sind. Obwohl dies wahr zu sein scheint, ist es einfach keine Tatsache. Mit Ausnahme von Personen mit Hirnschäden, einer ernsten körperlichen Krankheit und mit Ausnahme von Kindern ist jeder für sich verantwortlich.

Manchmal retten wir, weil das einfacher ist, als mit dem Unbehagen und der Hilflosigkeit fertig zu werden, wenn wir ungelöste Probleme anderer Menschen sehen. Wir haben nicht gelernt zu sagen: »Wirklich schlimm, daß Sie dieses Problem haben. Was brauchen Sie von mir?« Wir haben gelernt zu sagen: »Hier! Lassen Sie mich das für Sie tun.«

Manche von uns haben als Kinder gelernt, Kümmerer zu werden. Vielleicht wurden wir fast dazu gezwungen – als Ergebnis eines Alkoholiker-Elternteils oder durch andere familiäre Probleme. Manche von uns haben vielleicht später im Leben mit dem Kümmern begonnen, als Ergebnis einer bindenden Beziehung zu einem Alkoholiker oder einem anderen Menschen, der sich verweigerte und unfähig schien, sich um sich selbst zu kümmern. Wir beschlossen, dem gewachsen zu sein – zu überleben –, so gut wir konnten, indem wir das lose Ende aufnahmen und die Verantwortung für andere Menschen übernahmen.

Viele Co-Abhängige haben auf andere Weise gelernt, Kümmerer zu werden. Vielleicht hat uns jemand diese Lügen gelehrt, und wir haben sie geglaubt: Sei nicht egoistisch; sei immer nett und hilfreich; verletze nie die Gefühle anderer, indem du ›sie fühlen läßt‹; sag niemals nein, und erwähne nie persönliche Wünsche und Bedürfnisse, weil das unhöflich ist.

Man mag uns gelehrt haben, verantwortlich für andere Menschen zu sein, nicht aber für uns selbst. Manchen Frauen ist beigebracht worden, daß gute, begehrenswerte Frauen und Mütter Kümmerer zu sein haben. Sich kümmern wurde von ihnen erwartet und verlangt. Es war ihre Pflicht. Manche Männer glauben, gute Ehemänner und Väter seien Kümmerer – Superhelden, verantwortlich für jedes Bedürfnis eines jeden Familienmitglieds.

Manchmal tritt ein Stadium ein, das der Co-Abhängigkeit ähnelt: wenn sich jemand um Kinder oder Kleinkinder kümmert. Sich um Kinder zu kümmern, erfordert den Verzicht auf eigene Bedürfnisse, erfordert es, Dinge zu tun, die man nicht tun will, erfordert es, Gefühle und Wünsche zu unterdrücken (Füttern um vier Uhr morgens erfüllt wirklich nur das Bedürfnis des Kindes, das gefüttert wird) und völlige Verantwortung für ein anderes menschliches Wesen zu übernehmen. Sich um Kinder zu kümmern, ist aber nicht Retten. Es ist eine wirkliche Aufgabe und nicht die Art von Kümmern, von der ich rede. Aber wenn der Betreffende sich nicht um sich selbst kümmert, spürt er vielleicht allmählich die Co-Abhängigen-Stimmung.

Andere interpretieren religiöse Richtlinien als Anstoß für ihr Kümmern. Seid freudige Geber! wurde uns gesagt. Geh den zusätzlichen Kilometer! Liebe deinen Nächsten! Und das versuchen wir nun. Wir strengen uns an. Wir strengen uns zu sehr an. Und dann fragen wir uns, was mit uns nicht stimmt, weil unser christlicher Glaube nicht funktioniert. Und unser Leben auch nicht.

Christlicher Glaube kann wunderbar funktionieren. Ein solches Leben kann wunderbar funktionieren. Es ist das Retten, das nicht funktioniert. »Es ist, als versuche man Schmetterlinge mit einem Besenstiel zu fangen«, stellte eine Freundin fest. Retten hinterläßt uns jedesmal bestürzt und verwirrt. Es ist eine selbstzerstörerische Reaktion, ein anderer Weg, auf dem Co-Abhängige sich an Menschen hängen und sich selbst entfremden. Es ist ein anderer Weg, wenn wir zu kontrollieren versuchen, aber statt dessen von Menschen kontrolliert werden. Sich kümmern ist eine unselige Eltern-Kind-Beziehung – manchmal zwischen zwei willigen Erwachsenen, manchmal zwischen einem Erwachsenen und einem Kind.

Sich kümmern erzeugt Ärger. Kümmerer werden zornige Eltern, zornige Freunde, zornige Liebhaber. Wir werden unzufriedene, enttäuschte und verwirrte Christen. Die Menschen, denen wir helfen, sind oder werden hilflose, zornige Opfer. Kümmerer werden Opfer.

Viele von uns haben die biblische Parabel von Maria und Martha gelesen. Während Maria dasaß und mit Jesus und seinen Freunden sprach, machte Martha sauber und kochte. Nach kurzer Zeit, so die Geschichte, begann Martha mit Pfannen zu klappern und beschuldigte Maria der Faulheit. Martha beklagte sich, daß sie alles tun müsse, wogegen Maria sich entspanne und vergnüge. Klingt das vertraut? Jesus ließ das nicht durchgehen. Er hieß Martha schweigen. Maria weiß, was wichtig ist, sagte er. Maria hat die richtige Entscheidung getroffen.

Seine Botschaft mag bedeuten, daß Maria die richtige Wahl traf, weil es wichtiger ist, Menschen zu erfreuen als zu kochen und sauberzumachen. Aber ich glaube auch, daß dies eine Botschaft für das Übernehmen von Verantwortung nach eigener Wahl ist: zu tun, was wir tun wollen, und zu verstehen, warum wir zornig werden, wenn wir es nicht tun. Vielleicht war Marias Wahl richtig, weil sie sich so verhielt, wie sie wollte. Jesus half vielen Menschen, aber er war dabei ehrlich und aufrichtig. Er verfolgte Menschen nicht, nachdem er ihnen geholfen hatte. Und er *fragte* sie, was sie von ihm wollten. Manchmal fragte er auch, warum. Er machte Menschen für ihr Verhalten verantwortlich.

Ich glaube, daß Kümmern die biblische Botschaft von Geben, Lieben und Helfen pervertiert. Nirgends in der

Bibel werden wir aufgefordert, etwas für jemanden zu tun und ihm anschließend die Augen auszukratzen. Nirgends wird uns geraten, mit jemandem noch eine weitere Meile zu laufen und dann dessen Stock zu packen und ihn damit zu verprügeln. Sich um Menschen kümmern und Geben sind gute, wünschenswerte Eigenschaften – etwas, das wir tun sollen –, doch viele Co-Abhängige mißverstehen die Aufforderung so: Geben, bis es schmerzt. Wir geben noch lange, nachdem es schmerzt, gewöhnlich bis wir unter der Qual zusammenbrechen. Es ist gut, etwas zu geben, aber wir müssen nicht alles weggeben. Es ist in Ordnung, etwas für uns zu behalten.

Ich glaube, Gott will, daß wir Menschen helfen und unsere Zeit, Talente und Geld teilen. Aber er will auch, daß wir aus einer Haltung hoher Selbstachtung heraus geben. Ich glaube, daß Wohltaten nicht wohltun, wenn wir keine Güte dabei empfinden, weder für uns noch für die Tat, noch für den Menschen, für den wir es tun. Ich glaube, Gott ist in jedem von uns und spricht zu jedem von uns. Wenn wir absolut kein gutes Gefühl bei unserem Tun haben, dann sollten wir es nicht tun – egal, wie wohltätig es scheinen mag. Wir sollten auch nichts für andere tun, das sie selbst tun können. Andere Menschen sind nicht hilflos. Und wir auch nicht.

»Gott sagte uns, wir sollten unser Leben loslassen. Er sagte uns, wir sollten den Menschen geben«, so Reverend Daniel Johns, Pfarrer in Stillwater, Minnesota. »Aber ich glaube nicht, daß nach seinem Willen Menschen die Schrift benutzen, um sich ungesund zu verhalten.«

Geben und etwas für und mit Menschen tun, sind wesentliche Bestandteile eines gesunden Lebens und einer gesunden Beziehung. Aber lernen, wann man nicht geben sollte, wann man nicht nachgeben sollte und wann man etwas nicht für und mit Menschen tun sollte, das sind ebenfalls wesentliche Teile eines gesunden Lebens und einer gesunden Beziehung. Es ist nicht gut, sich um Menschen zu kümmern, die Vorteile durch uns erlangen, indem sie Verantwortung meiden. Es verletzt sie, und es verletzt uns. Die Grenze zwischen Helfen und Verletzen und zwischen nützlichem Geben und zerstörendem Geben ist sehr dünn. Wir können lernen, diesen Unterschied zu sehen.

Sich kümmern ist eine Handlungsweise und eine Angewohnheit. Für einige von uns wird es eine Rolle, eine Einstellung zu unserem ganzen Leben und zu allen Menschen. Sich kümmern ist eng verwandt mit Märtyrertum (ein Zustand, dessen Co-Abhängige oft bezichtigt werden) und dem Gefälligsein (eine weitere Anschuldigung, der wir oft bezichtigt werden). Earnie Larsen zufolge »spielen Märtyrer alles hoch«. Wir müssen weiterhin unser Glück ebenso wie das Glück anderer zum Wohl einer unbekannten Sache opfern, die kein Opfer verlangt. Leuten, die gefällig sind, kann man nach Earnie Larsen nicht trauen. Wir lügen. Und als Kümmerer kümmern wir uns nicht um uns selbst.

Das wichtigste beim Kümmern ist die Erkenntnis, was es ist und wann es uns überfällt, damit wir endlich damit aufhören.

Wir können lernen, daß es eine Rettung gibt: *uns weigern zu retten! Uns weigern, uns von Menschen retten zu lassen.* Übernehmen wir doch die Verantwortung für uns selbst und lassen andere das gleiche tun! Ob wir nun unsere Gewohnheiten ändern, unsere Lebenssituation, unsere Verhaltensweisen oder unsere Einstellung, das beste, was wir tun können: das Opfer zu entfernen – uns selbst.

Hausaufgabe

1. Diese Aufgabe erfordert etwas Zeit, aber wenn das Kümmern Ihnen Probleme bereitet, kann es eine entscheidende Erfahrung für Sie werden. Schreiben Sie auf einem Blatt Papier ganz genau auf, was Sie für Ihre Verpflichtungen halten. Benennen Sie Ihren Anteil an der Arbeit, bei den Kindern, bei Freunden, bei Ihrem Mann oder Liebhaber. Listen Sie jetzt Detail für Detail auf, welche Verpflichtungen andere Menschen in Ihrem

Leben haben. Wenn Verantwortung geteilt wird, listen Sie auf, wieviel Prozent Ihrer Meinung nach auf jede Person entfällt. Wenn zum Beispiel Ihr Mann arbeitet und Sie sich entschieden haben, den Haushalt zu führen und nur teilzeitbeschäftigt sind, listen Sie auf, wieviel Prozent der finanziellen Verpflichtungen Sie übernehmen und wieviel Prozent der Haushaltspflichten er übernimmt. Sie sind vielleicht überrascht, wieviel unangemessene Verantwortung Sie übernommen haben und wie wenig Sie andere übernehmen lassen. Sie stellen vielleicht auch fest, daß Sie so beschäftigt mit den Angelegenheiten anderer Menschen sind, daß Sie einige Ihrer wirklichen Verpflichtungen vernachlässigt haben.

2. Machen Sie sich mit dem Karpman-Drama-Dreieck vertraut, und stellen Sie fest, wie Sie diesen Prozeß in Ihrem Leben durchlaufen. Wenn Sie sich beim Retten ertappen, achten Sie auf Rolle und Stimmungswechsel. Wenn Sie sich abweisend oder benutzt fühlen, überlegen Sie, wie Sie retteten. Üben Sie nichtrettende Verhaltensweisen: Sagen Sie nein, wenn Sie nein meinen. Tun Sie, was Sie tun wollen. Weigern Sie sich zu überlegen, was Menschen wollen und brauchen; bestehen Sie statt dessen darauf, daß andere Sie direkt darum bitten, wenn sie etwas von Ihnen wollen oder brauchen. Fangen Sie an, direkt darum zu bitten, wenn Sie etwas wollen oder brauchen. Weigern Sie sich, Verpflichtungen anderer Menschen zu übernehmen. Wenn Sie aufhören, sich um Menschen zu kümmern, die es gewöhnt sind, reagieren diese möglicherweise zornig oder enttäuscht. Sie haben das System verändert, das Boot zum Schaukeln gebracht. Das bedeutet für die anderen mehr Arbeit, und sie können Sie nicht mehr gebrauchen. Erklären Sie ihnen, was Sie tun, und gestatten Sie ihnen, selbst für ihre Gefühle verantwortlich zu sein. Vielleicht dankt man Ihnen später dafür. Oft ist man überrascht – manchmal sorgen die Menschen, von denen wir es am wenigsten glaubten, wunderbar für sich selbst, wenn wir mit dem Kümmern aufhören.

9
Unabhängigkeit

»Was ist mit mir?« fragte sie.
»Brauche ich einen leblosen Körper neben mir im Bett, damit ich mich wohl fühle?«

– Alice B., eine Co-Abhängige,
die mit zwei Alkoholikern verheiratet war

»Ich bin wirklich unabhängig – solange ich in einer Beziehung lebe«, erzählte eine Polizistin, die mit mehreren emotional gestörten Männern zusammen war.

»Mein Mann lag betrunken auf der Couch und brachte in zehn Jahren kein einziges Monatsgehalt nach Hause«, sagte eine andere Frau, Direktorin einer großen karitativen Organisation. »Wer braucht das?« fragte sie. »Ich«, sagte sie, ihre eigene Frage beantwortend. »Aber warum? Und wozu?«

Eine Frau, die sich erst kürzlich Al-Anon angeschlossen hatte, rief mich eines Nachmittags an. Diese verheiratete Frau, die halbtags als Krankenschwester arbeitete, hatte alle Verantwortung für die Erziehung ihrer beiden Kinder auf sich genommen und erledigte sämtliche Haushaltspflichten, einschließlich aller Reparaturen und Finanzen. »Ich will mich von meinem Mann trennen«, schluchzte sie. »Ich kann ihn und seine Mißhandlungen nicht länger ertragen. Aber sagen Sie mir bitte«, fragte sie, »kann ich überhaupt für mich selbst sorgen?«

Die Sätze mögen unterschiedlich sein, der Gedanke ist derselbe. »Ich bin nicht glücklich, mit diesem Mann zusammenzuleben, aber ich glaube nicht, daß ich ohne ihn leben kann. Aus irgendeinem Grund kann ich mich innerlich nicht mit dem Gedanken abfinden, dem sich jeder Mensch stellen oder vor dem er ständig davonlaufen muß:

daß ich letztlich und ausschließlich verantwortlich dafür bin, mich um mich selbst zu kümmern. Ich glaube nicht, daß ich mich um mich kümmern *kann*. Ich bin nicht sicher, ob ich es *will*. Ich brauche einen Menschen, irgendeinen Menschen, um den Schock meiner Einsamkeit aufzufangen. Egal, um welchen Preis.«

Colette Dowling beschreibt dieses Gedankenmuster in *Der Cinderella-Komplex*. Penelope Russianoff erörtert es in *Bin ich ohne Mann nichts wert?* Ich habe es viele Male gesagt.

Ob Co-Abhängige nun zerbrechlich und hilflos wirken oder kräftig und mächtig, die meisten von uns sind erschreckte, bedürftige, verwundbare Kinder, die sich verzweifelt danach sehnen, daß man sie liebt und sich um sie sorgt.

Dieses Kind in uns glaubt, wir seien ungeliebt und fänden nie den Trost, den wir suchen; manchmal verzweifelt dieses verwundbare Kind ganz und gar. Menschen haben uns verlassen, gefühlsmäßig und körperlich. Menschen haben uns abgewiesen. Menschen haben uns mißbraucht, uns fallengelassen. Menschen sind nie für uns dagewesen; sie haben unsere Bedürfnisse nicht gesehen, gehört oder nicht darauf reagiert. Vielleicht sind wir zu dem Glauben gekommen, daß Menschen für uns nie dasein werden. Viele von uns scheint sogar Gott verlassen zu haben.

Wir sind für so viele Menschen dagewesen. Wir suchen verzweifelt jemanden, der endlich für uns da ist. Wir brauchen jemanden, irgend jemanden, der uns vor der großen Einsamkeit, Verlassenheit und Qual rettet. Wir wollen auch etwas Gutes, und dieses Gute ist nicht in uns. Schmerz ist in uns. Wir fühlen uns so hilflos und unsicher. Andere wirken so stark und sicher. Wir schließen daraus, daß ihnen ein Zauber innewohnt.

So werden wir von ihnen abhängig. Wir werden abhängig von Geliebten, Ehemännern, Freunden, Eltern und unseren Kindern. Wir werden abhängig von ihrem Beifall. Wir werden abhängig von ihrer Anwesenheit. Wir werden abhängig von ihrem Bedürfnis nach uns. Wir werden abhängig von ihrer Liebe, obwohl wir glauben, daß wir ihre Liebe nie erringen werden; wir glauben, daß wir ungeliebt sind und uns nie jemand in einer Weise geliebt hat, die unseren Bedürfnissen entspricht.

Ich sage damit nicht, daß Co-Abhängige besondere Menschen sind, weil sie Liebe und Anerkennung wollen und brauchen. Die meisten Menschen möchten in einer Liebesbeziehung leben. Sie wünschen sich einen ›eigenen‹ Menschen in ihrem Leben. Die meisten wollen und brauchen Freunde. Die meisten wünschen sich Menschen, um von ihnen geliebt und anerkannt zu werden. Das sind natürliche, ganz gesunde Wünsche. Ein gewisser Grad an emotionaler Abhängigkeit ist in jeder Beziehung vorhanden, auch in der gesündesten. Viele Männer und Frauen wollen und brauchen ganz einfach nur Menschen – wir aber sind abhängig von ihnen. Vielleicht werden wir davon angetrieben und beherrscht.

Menschen zu benötigen, verursacht Probleme. Andere Menschen werden zum Schlüssel unseres Glücks. Ich glaube, daß die starke Konzentration auf andere, der Umstand, daß unser Leben sich um andere Menschen dreht, Hand in Hand mit Co-Abhängigkeit geht und unserer Unsicherheit der Gefühle entspringt. Ich glaube, daß ein Großteil dieses unaufhörlichen Suchens nach Billigung ebenfalls aus dieser Unsicherheit resultiert. Wir glauben, daß ein Zauber in anderen steckt, nicht in uns. Die guten Gefühle sind in ihnen, nicht in uns. Je mehr wir in anderen suchen, desto weniger Gutes finden wir in uns. Sie haben alles; wir haben nichts. Unsere Existenz ist nicht wichtig. Wir sind so oft verlassen und vernachlässigt worden, daß wir uns selbst auch verlassen haben.

Menschen so sehr zu brauchen und doch zu glauben, daß wir ungeliebt sind und Menschen nie für uns da sein werden, kann zu einer tief eingewurzelten Überzeugung werden. Manchmal glauben wir, daß Menschen nicht für uns da sind, obwohl sie tatsächlich da sind. Unser Bedürfnis blockiert unsere Sicht, hindert uns daran, eine Liebe zu sehen, die für uns da ist.

Eigentlich kann kein menschliches Wesen so für uns da sein, wie wir es brauchen – uns zu verschlingen, sich um uns zu kümmern und uns das Gefühl vermitteln, gut, vollkommen und sicher zu sein.

Wir erwarten und brauchen andere Menschen so sehr, daß wir uns mit ganz wenig zufriedengeben. Wir werden von gestörten Menschen abhängig – Alkoholikern und anderen Menschen mit Problemen. Wir werden abhängig von Menschen, die wir gar nicht besonders mögen oder lieben. Wir brauchen Menschen so sehr, daß wir uns mit fast jedem begnügen. Wir geraten an Menschen, die auf unsere Bedürfnisse nicht eingehen. Und dann haben wir in einer bestimmten Situation jemanden bitter nötig, doch der Mensch, für den wir uns entschieden haben, kann oder will nichts für uns tun.

Wir sind vielleicht sogar davon überzeugt, daß wir ohne einen Partner nicht leben können und welken und sterben müßten, wenn es diesen Partner nicht gibt. Wenn dieser Mensch ein Alkoholiker oder sonstwie stark gestört ist, tolerieren wir Mißbrauch und Irrsinn, um ihn in unserem Leben zu behalten, um unsere Quelle emotionaler Sicherheit zu schützen. Unser Bedürfnis wird so groß, daß wir uns mit sehr wenig begnügen. Unsere Erwartungen sinken tief unter das mindeste, was wir von einer Beziehung erwarten sollten. Und dann sind wir gefangen, kleben fest.

»Es ist völlig unnatürlich«, schreibt Janet Geringer Woititz in einem Kapitel des Buches *Codependency, An Emerging Issue.* »Eine Welt, in der alles auf den Kopf gestellt ist. Ich bleibe, weil ... (... er mich nicht schlägt. ... sie sich nicht herumtreibt. ... er seine Arbeit nicht verloren hat.) Da werden Menschen für Verhaltensweisen gelobt, die für gewöhnliche Sterbliche Selbstverständlichkeiten sind. Selbst wenn das Schlimmste zutrifft. Selbst wenn er Sie schlägt. Selbst wenn sie sich herumtreibt. Selbst wenn er nicht mehr arbeitet. Trotz allem werden Sie sagen:

›Aber ich liebe ihn!‹ Wenn ich darauf erwidere: ›Sagen Sie mir, was so liebenswert ist?‹, bekomme ich keine Antwort. Die Antwort erfolgt nicht, denn die Macht der emotionalen Gefangenschaft ist weitaus größer als die Macht der Vernunft.«

Ich will damit nicht sagen, daß alle unsere intimen Beziehungen auf Unsicherheit und Abhängigkeit basieren. Gewiß steht die Kraft der Liebe dem gesunden Menschenverstand manchmal im Weg, und vielleicht muß das so sein. Wenn wir einen Alkoholiker lieben und bei ihm bleiben wollen, sollten wir ihn weiterhin lieben. Aber die treibende Kraft emotionaler Unsicherheit kann viel größer werden als die Kraft der Vernunft oder Liebe. Für uns selbst nicht im Mittelpunkt zu stehen und uns emotional nicht sicher zu fühlen, kann uns gefangennehmen. Wir haben Angst davor, Beziehungen zu beenden, die tot und zerstörerisch sind. Wir erlauben Menschen, uns zu verletzen und zu mißbrauchen, und das ist in keinem Fall zu unserem Besten.

Menschen, die sich gefangen fühlen, suchen nach Fluchtmöglichkeiten. Co-Abhängige, die sich in einer Beziehung verhaftet fühlen, planen vielleicht eine Flucht. Manchmal ist unser Fluchtweg positiv, gesund; wir beginnen mit Schritten, um unabhängig zu werden, finanziell wie gefühlsmäßig. Unabhängigkeit ist der Begriff, der diese wünschenswerte Balance beschreibt, in der wir uns unsere gesunden, natürlichen Bedürfnisse nach Menschen und Liebe zugestehen und erfüllen, ohne jedoch dabei übermäßig oder nachteilig abhängig zu werden.

Wir gehen vielleicht wieder auf die Schule, nehmen eine Stellung an oder setzen uns andere Ziele, die Freiheit bringen. Und gewöhnlich setzen wir uns diese Ziele, wenn wir es leid sind, gefangen zu sein. Einige Co-Abhängige jedoch planen zerstörerische Fluchten. Sie versuchen, ihrem Gefängnis durch die Verwendung von Alkohol oder Drogen zu entkommen. Sie werden Workaholics (Arbeitssüchtige). Sie versuchen zu fliehen, indem sie von einem anderen

Menschen emotional abhängig werden, der genau wie der Mensch strukturiert ist, dem sie zu entkommen versuchen – sie lernen zum Beispiel einen Alkoholiker kennen. Viele Co-Abhängige denken an Selbstmord. Für einige ist der Tod der einzige Weg aus einer schrecklichen, qualvollen Situation.

Emotionale Abhängigkeit und klammernde Gefühle sind auch Probleme bei rettbaren Beziehungen. Wenn wir in einer Beziehung leben, die noch gut ist, sind wir vielleicht zu unsicher, loszulassen und für uns selbst zu sorgen. Wir unterdrücken uns selbst und ersticken oder vertreiben den Partner. Soviel Bedürfnis fällt einem anderen Menschen auf. Es kann gespürt, gefühlt werden.

Schließlich kann zuviel Abhängigkeit von einem Menschen die Liebe töten. Beziehungen, die auf emotionaler Unsicherheit und Bedürfnis statt auf Liebe basieren, wirken selbstzerstörerisch. Sie funktionieren nicht. Zuviel Bedürfnis vertreibt Menschen und erstickt Liebe. Es schreckt Menschen ab. Es zieht die falschen Menschen an. Und unsere tatsächlichen Bedürfnisse werden nicht gestillt. Unsere wirklichen Bedürfnisse werden größer, und damit wird auch unsere Verzweiflung größer. Wir konzentrieren unser Leben auf einen einzigen Menschen, versuchen diese Quelle von Sicherheit und Glück zu schützen. Wir setzen unser Leben dabei aufs Spiel. Und wir werden wütend auf diesen Menschen. Wir werden von ihm kontrolliert. Wir sind von ihm abhängig. Schließlich werden wir wütend auf den Menschen, von dem wir abhängig sind, von dem wir kontrolliert werden, weil wir unsere persönliche Macht, unsere Rechte diesem Menschen übergeben haben.

Sich verzweifelt oder abhängig zu fühlen, setzt uns auch anderen Risiken aus. Wenn wir uns von der Verzweiflung zu Entscheidungen treiben lassen, begeben wir uns unwissentlich in Situationen, in denen wir uns ansteckenden Krankheiten wie Herpes oder AIDS aussetzen. Es ist zu riskant, solche intimen Beziehungen einfach um der Befriedigung willen einzugehen.

Wir täuschen uns selbst, um unsere Abhängigkeit zu verbergen. Einige dieser Täuschungen sind Colette Dowling zufolge beispielsweise, mehr aus ihm oder ihr zu machen, als er oder sie tatsächlich ist (»Er ist ja ein solches Genie, deshalb bleibe ich bei ihm.«), weniger aus jemandem zu machen, als er oder sie ist (»Männer sind solche Kinder, sie können nicht für sich selbst sorgen.«), und – die bevorzugte Täuschung Co-Abhängiger – sich zu kümmern. Dowling demonstriert diese Strategien in *Der Cinderella-Komplex*, wo sie den Fall von Madeleine zitiert, einer Frau, die sich aus ihrer zerstörerischen Ehe mit dem Alkoholiker Manny befreite.

»Dies ist die Täuschung der abhängigen Persönlichkeitsstruktur: zu glauben, daß man dafür verantwortlich sei, sich um den anderen ›zu kümmern‹. Madeleine hatte schon immer mehr Verantwortung für Mannys Überleben getragen als für ihr eigenes Leben. Solange sie sich auf Manny konzentrierte – seine Passivität, seine Unentschlossenheit, seine Probleme mit dem Alkohol –, konzentrierte sie ihre ganze Energie darauf, Lösungen für ihn und für sie beide zu erdenken, und mußte nie bei sich nachschauen. Und so brauchte Madeleine zweiundzwanzig Jahre, um die Tatsache zu begreifen, daß sie betrogen und zu kurz gekommen enden würde, wenn alles wie bisher weiterginge. Am Ende würde sie *nie ein eigenes Leben gehabt haben*.

... In der Zeit von ihrem achtzehnten bis zu ihrem vierzigsten Lebensjahr, wenn andere Menschen reifen und innerlich wachsen und ihre Erfahrungen machen, war Madeleine Boroff stehengeblieben, hatte sich selbst vorgemacht, das Leben sei nicht so, wie es war, ihr Mann werde sein Betragen schon bald ändern, und sie werde eines Tages frei, um ihr Innenleben auszuleben – friedlich und kreativ.

Zweiundzwanzig Jahre lang hatte sie sich nicht dazu überwinden können, diese Lüge zu erkennen, und hielt der Wahrheit – ohne Böses zu beabsichtigen – den Rücken zugewandt, war zu verängstigt, um richtig zu leben.«

Rein oberflächlich mag das dramatisch wirken, doch in ihrem Grundmuster ist Madeleines Geschichte keineswegs ungewöhnlich. Dieses Beharren, das sie zur Schau stellte, ihre offensichtliche Unfähigkeit, sich aus einer völlig erschöpfenden Beziehung zu befreien oder auch nur daran zu denken – diese Anzeichen von Hilflosigkeit sind charakteristisch für Frauen, die psychisch abhängig sind.

Warum tun wir uns das selbst an? Warum fühlen wir uns so unsicher und so verwundbar, daß wir uns nicht entschließen können, unser eigenes Leben zu leben? Warum glauben wir nicht an uns selbst, da wir doch durch alles Erleiden und Überleben längst bewiesen haben, wie stark und lebensfähig wir sind? Warum bezweifeln wir unsere Fähigkeit, für uns selbst zu sorgen, da wir doch Experten darin sind, uns um jeden anderen zu kümmern? Was ist nur mit uns los?

Wir sind so geworden, weil eine wichtige Bezugsperson in unserer Kindheit unfähig war, uns die Liebe, Anerkennung und gefühlsmäßige Sicherheit zu geben, die wir brauchten. So haben wir unser Leben geführt, so gut wir es vermochten, und suchen noch immer unsicher oder verzweifelt nach etwas, das wir nie besaßen. Wir rennen noch immer mit dem Kopf gegen die Wand, um diese Liebe von Menschen zu bekommen, die – wie unsere Eltern – unfähig sind, uns zu geben, was wir brauchen. Der Zyklus wiederholt sich so lange, bis er unterbrochen und aufgehalten wird. Man bezeichnet das als ›unerledigtes Geschäft‹.

Vielleicht ist uns beigebracht worden, uns selbst nicht zu vertrauen. Dies geschieht, wenn Gefühle in uns aufkommen und man uns sagt, sie seien falsch oder unangemessen. Dies geschieht, wenn wir eine Lüge oder einen Widerspruch bemerken und man uns sagt, wir seien verrückt. Wir verlieren den Glauben an den tiefen wichtigen Teil in uns selbst, der angemessene Gefühle fühlt, Wahrheit spürt und Vertrauen in die eigene Fähigkeit hat, mit den Situationen des Lebens fertig zu werden. Schon bald glauben wir, was man über uns sagt: daß wir nicht ganz da sind, ein bißchen verrückt, daß man uns nicht trauen kann. Wir beobachten unsere Mitmenschen – oft kranke, gestörte Leute, die ihr Leben nicht mehr meistern –, und wir denken: Die sind in Ordnung. Die müssen in Ordnung sein. Sie behaupten es ja. Also muß es an mir liegen. Irgend etwas kann mit mir nicht stimmen. Wir geben uns selbst auf und verlieren den Glauben in unsere Fähigkeit, für uns selbst zu sorgen.

Einigen Frauen wurde Abhängigkeit beigebracht. Sie lernten, ihr Leben auf andere Menschen zu konzentrieren und sich um andere Sorgen zu machen. Trotz Frauenbewegung haben viele Frauen tief innerlich das Gefühl, allein zu sein. Es ist ein Teil des Menschseins.

Einige von uns haben eine Beziehung begonnen, als unsere emotionale Sicherheit noch intakt war, nur um festzustellen, daß es eine Beziehung mit einem Alkoholiker war. Nichts kann emotionale Sicherheit schneller zerstören als jemanden zu lieben, der Alkoholiker ist oder eine andere Suchtkrankheit hat. Diese Krankheiten verlangen von uns, daß wir unser Leben darauf ausrichten. Verwirrung, Chaos und Verzweiflung herrschen. Selbst der Gesündeste beginnt an sich selbst zu zweifeln, wenn er mit einem Alkoholiker zusammenlebt. Bedürfnisse bleiben unerfüllt. Die Liebe verschwindet. Die Bedürfnisse werden größer und damit auch die Selbstzweifel. Alkoholismus schafft emotional unsichere Menschen. Alkoholismus macht Opfer aus uns – Trinker wie Nichttrinker gleichermaßen –, und wir bezweifeln unsere Fähigkeit, für uns selbst sorgen zu können.

Sollten wir zu dem Schluß gekommen sein – aus welchen Gründen auch immer –, daß wir uns nicht um uns selbst kümmern können, habe ich gute Nachrichten. Thema dieses Buches ist Ermutigung dazu, daß wir uns um uns selbst kümmern. Der Kern dieses Kapitels lautet: Wir können für uns selbst sorgen. Wir sind nicht hilflos. Das eigene Leben zu leben und verantwortlich für sich selbst zu sein, muß nicht schmerzhaft und furchterregend sein. Wir können mit allem fertig werden, was immer das Leben uns bringt. Wir müssen nicht abhängig sein von unseren Mitmenschen. Anders als siamesische Zwillinge können wir ohne ein bestimmtes menschliches Wesen leben. Wie eine Frau es formulierte: »Jahrelang sagte ich mir ständig, ich könne ohne einen bestimmten Mann nicht leben. Ich habe mich geirrt. Ich hatte vier Ehemänner. Sie sind alle tot, und ich lebe noch.« Zu wissen, daß wir ohne jemanden leben können, bedeutet nicht, daß wir ohne diesen Menschen leben müssen, aber es befreit uns, daß wir auf eine Weise lieben und leben können, die funktioniert.

Ich will Ihnen jetzt den ›Rest‹ der guten Nachrichten erzählen. Es gibt keinen leichten Weg, um gewissermaßen über Nacht unabhängig zu werden.

Emotionale Sicherheit und unser derzeitiger Grad an Unsicherheit sind wichtige Faktoren bei unserer Entscheidung. Oft sind wir sowohl finanziell als auch gefühlsmäßig von einem Menschen abhängig, und dann sehen wir uns mit zwei konkreten Sorgen konfrontiert – zwei Sorgen, die miteinander in Verbindung stehen können oder auch nicht. Keiner der Faktoren darf leichtgenommen werden; jeder erfordert Überlegung. Meine Worte oder unsere Hoffnungen verringern das Gewicht der Realität nicht. Wenn wir finanziell oder emotional abhängig sind, sind das Tatsachen, und Tatsachen müssen akzeptiert und berücksichtigt werden. Aber ich glaube, wir können uns darum bemühen, weniger abhängig zu werden. Und ich weiß, daß wir unabhängig werden können, wenn wir es wollen.

Hier einige Gedanken, die vielleicht helfen.

1. *Verarbeiten wir Erlebnisse aus der Kindheit, so gut wir können. Trauen wir. Sehen wir die Zusammenhänge. Überlegen wir, wie Ereignisse aus unserer Kindheit das Leben beeinflussen, das wir heute führen.*

Eine Klientin, die eine feste Liebesbeziehung mit zwei Alkoholikern hatte, erzählte mir folgende Geschichte. Ihr

Vater ging von zu Hause weg, als sie fünf Jahre alt war. Er war in diesen fünf Jahren meistens betrunken. Obwohl sie in derselben Stadt lebten, sah sie ihren Vater selten, nachdem er ausgezogen war. Er besuchte sie ein paarmal, nachdem ihre Mutter sich hatte scheiden lassen, aber die Beziehung war ohne Tiefe. Als sie älter wurde, rief sie ihren Vater von Zeit zu Zeit an, um ihm über wichtige Ereignisse ihres Lebens zu berichten: High-School-Abschluß, Heirat, die Geburt des ersten Kindes, Scheidung, Wiederverheiratung, zweite Schwangerschaft. Jedesmal, wenn sie anrief, sprach ihr Vater fünf Minuten mit ihr, erwähnte, daß er sich mit ihr einmal treffen werde, und legte auf. Sie meinte, sie habe sich nicht besonders verletzt oder ärgerlich gefühlt; sie erwartete nichts anderes von ihm. Er war nie für sie dagewesen. Er würde nie für sie dasein. Er beteiligte sich nicht an dieser Beziehung. Es kam nichts von ihm zurück – Liebe eingeschlossen. Es war eine Tatsache des Lebens, und es störte sie nicht besonders. Sie glaubte wirklich, sie habe sich damit abgefunden und werde mit dem Alkoholismus ihres Vaters fertig. Diese Beziehung ging jahrelang so weiter. Ihre Beziehungen mit Alkoholikern gingen jahrelang so weiter.

Als ihre letzte Scheidung lief, klingelte eines Abends das Telefon. Es war ihr Vater. Zum ersten Mal rief er sie von sich aus an. Das Herz sprang ihr fast aus der Brust. Ihr Vater fragte, wie es ihr und ihrer Familie gehe – eine Frage, die er gewöhnlich vermied. Während sie gerade überlegte, ob sie ihm von ihrer Scheidung erzählen solle (sie wollte so gern; sie hatte sich immer gewünscht, zu weinen und von ihrem Vater getröstet zu werden), begann er darüber zu jammern, daß er in einer psychiatrischen Anstalt eingesperrt gewesen sei, keine Rechte habe, das sei nicht fair, und ob sie nicht etwas tun könne, um ihm zu helfen. Sie beendete rasch das Gespräch, legte den Hörer auf, setzte sich auf den Boden und schrie laut los.

»Ich erinnere mich, auf dem Boden gesessen und geschrien zu haben: ›Du bist nie für mich dagewesen. Nie.

Und jetzt brauche ich dich. Ich brauche dich nur ein einziges Mal, und du bist nicht für mich da. Statt dessen verlangst du, daß ich mich um dich kümmere.‹

Als ich zu weinen aufhörte, fühlte ich mich seltsam ruhig«, erzählte sie weiter. »Ich glaube, es war das erste Mal, daß ich zornig auf meinen Vater war. Im Lauf der nächsten Wochen begann ich zu verstehen – wirklich zu verstehen. Natürlich war er nie für mich dagewesen. Er war Alkoholiker. Er war nie für jemanden dagewesen, sich selbst eingeschlossen. Ich begann auch zu verstehen, daß ich mich unter meiner unechten Fassade ungeliebt fühlte. Sehr ungeliebt. Irgendwo verborgen in mir hatte ich die Illusion gehegt, daß ich einen liebenden Vater hatte, der sich von mir fernhielt, der mich ablehnte, weil ich nicht gut genug war. Etwas war mit mir nicht in Ordnung. Jetzt wußte ich die Wahrheit. Nicht ich war ungeliebt. Nicht ich übertrieb alles, obwohl ich weiß, daß ich Probleme hatte. Er war es.

Etwas geschah danach mit mir«, erzählte sie. »Ich brauchte keinen Alkoholiker mehr, der mich liebte. Diese Wahrheit hat mich wirklich befreit.«

Ich will damit nicht behaupten, daß alle Probleme dieser Frau gelöst waren, seit sie sich nach einem Augenblick der Erkenntnis nicht mehr quälte. Sie hatte sich über mehr zu grämen; sie muß noch immer an ihren co-abhängigen Verhaltensweisen arbeiten. Aber ich glaube, das Ereignis half ihr.

2. *Pflegen und umsorgen wir das erschreckte, verwundbare, bedürftige Kind in uns. Das Kind verschwindet vielleicht nie völlig, wie selbstgenügsam wir auch werden. Streß bringt das Kind vielleicht zum Weinen. Unaufgefordert tritt es vielleicht zutage und verlangt Aufmerksamkeit, wenn wir es am wenigsten erwarten.*

Ich hatte einmal einen Traum, der dies verdeutlicht, wie ich glaube. In meinem Traum wurde ein Mädchen von etwa neun Jahren mehrere Tage und Nächte lang alleingelassen, verlassen von der Mutter. Ohne Aufsicht rannte es spätabends durch die Nachbarschaft. Es verursachte keine ernsten Zwischenfälle. Es schien nach etwas zu suchen, versuchte das leere Haus zu füllen. Das Kind wollte nicht allein im Haus bleiben, wenn es dunkel wurde. Die Einsamkeit war so beängstigend. Als die Mutter schließlich zurückkehrte, kamen die Nachbarn zu ihr und beklagten sich, daß das Kind überall unbeaufsichtigt herumgelaufen sei. Die Mutter wurde zornig und schrie das Kind an. »Ich habe dir doch gesagt, du sollst im Haus bleiben, wenn ich fort bin. Ich habe dir doch gesagt, du sollst keinen Unsinn machen, oder?« schrie die Mutter. Das Kind schwieg, es weinte nicht einmal. Es stand einfach mit niedergeschlagenen Augen da und sagte ruhig: »Ich glaube, ich habe Bauchschmerzen.«

Schlagen Sie nicht auf das verwundbare Kind ein, wenn es im Dunkeln nicht alleinbleiben will, wenn es verängstigt ist. Wir sollten das Kind für uns nicht die Entscheidungen treffen lassen, aber wir sollten das Kind auch nicht übersehen. Hören wir auf das Kind. Lassen wir das Kind weinen, wenn es das braucht. Trösten wir das Kind. Überlegen wir, was es braucht.

3. *Hören wir auf, uns um das Glück anderer zu kümmern. Unsere Quelle für Glück und Wohlergehen liegt nicht in anderen; sie liegt in uns. Lernen wir, uns auf uns zu konzentrieren.*

Hören wir auf, uns auf andere Menschen zu konzentrieren. Begnügen wir uns mit uns selbst. Hören wir auf, Zuwendung und Anerkennung bei anderen zu suchen. Wir brauchen die Anerkennung anderer nicht. Wir brauchen nur die *eigene* Anerkennung. Wir haben die gleichen Quellen für Glück und Entscheidungsmöglichkeiten wie andere. Finden und entwickeln wir den eigenen inneren Quell für Frieden, Wohlergehen und Selbstachtung. Beziehungen helfen, aber sie können nicht unsere Quelle sein. Entwickeln wir den Kern emotionaler Sicherheit in uns selbst.

4. *Wir können lernen, von uns selbst abhängig zu sein. Vielleicht sind andere Menschen nie für uns dagewesen, aber wir können damit beginnen, für uns selbst dazusein.*

Hören wir auf, uns selbst aufzugeben, unsere Bedürfnisse, unsere Wünsche, unsere Gefühle, unser Leben und alles, was uns umfaßt. Treffen wir die Vereinbarung, immer für uns dazusein. Wir können uns vertrauen. Wir können uns den Ereignissen, Problemen und Gefühlen stellen, die das Leben uns in den Weg wirft, und sind ihnen gewachsen. Wir können unseren Gefühlen und unserem Urteilsvermögen vertrauen. Wir können unsere Probleme lösen. Wir können auch lernen, mit unseren ungelösten Problemen zu leben. Wir sollten dem Menschen vertrauen, von dem wir lernen, abhängig zu sein – von uns selbst.

5. *Wir können uns auch auf Gott verlassen. Er ist da, und er sorgt für uns. Unser Glauben gibt uns ein starkes Gefühl gefühlsmäßiger Sicherheit.*

Lassen Sie mich diesen Gedanken verdeutlichen. Eines Nachts, ich lebte damals in einer üblen Gegend, mußte ich die Gasse hinter meinem Haus durchqueren, um zu meinem Wagen zu kommen. Ich bat meinen Mann, von einem Fenster im ersten Stock aus aufzupassen, damit mir nichts passierte. Er war einverstanden. Als ich über den Hinterhof ging, weg von der Sicherheit meines Hauses und in die Schwärze der Nacht hinein, begann ich mich zu fürchten. Ich drehte mich um und sah meinen Mann am Fenster. Er paßte auf; er war da. Augenblicklich verging die Furcht, und ich fühlte mich geborgen und sicher. Ich glaube an Gott, und in dem Wissen, daß er immer über mein Leben wacht, habe ich dieselben Gefühle von Geborgenheit und Sicherheit wie in jener Situation. Ich bemühe mich, auf diese Sicherheit zu achten.

Mancher Co-Abhängige glaubt, daß Gott ihn verlassen hat. Wir haben so viele Schmerzen erlitten. So viele Bedürfnisse sind ungestillt geblieben, manchmal so lange, daß wir hinausschreien könnten: Wohin ist Gott gegangen? Warum ist Er fortgegangen? Warum ließ Er das alles geschehen? Warum hilft Er nicht? Warum hat Er mich verlassen?

Gott hat uns nicht verlassen. Wir haben uns selbst verlassen. Er ist da, und Er sorgt für uns. Aber Er erwartet von uns, daß wir mitarbeiten, indem wir uns um uns selbst kümmern.

6. *Streben wir nach Unabhängigkeit. Prüfen wir, wie stark wir gefühlsmäßig und finanziell von anderen Menschen abhängig sind.*

Kümmern wir uns um uns selbst, ob wir nun in einer Beziehung leben, die wir fortsetzen wollen, oder in einer Beziehung, die wir zu beenden versuchen. In *Der Cinderella-Komplex* schlägt Colette Dowling vor, dies mit einem Verhalten ›mutiger Verletzlichkeit‹ zu tun. Das bedeutet: Sie haben Angst, tun es aber trotzdem.

Wir können unsere Gefühle fühlen, über unsere Ängste sprechen, uns selbst und unseren derzeitigen Zustand akzeptieren und dann zu einer Reise in die Unabhängigkeit aufbrechen. Wir können das tun. Wir müssen uns nicht die ganze Zeit über stark fühlen, wenn wir unabhängig werden und uns um uns kümmern wollen. Wir können und werden wahrscheinlich Gefühle von Angst, Schwäche und sogar Hoffnungslosigkeit haben. Das ist normal und sogar gesund. Wirkliche Kraft entsteht, wenn wir unsere Gefühle fühlen, und nicht, wenn wir sie verdrängen. Wirkliche Stärke rührt nicht daher, daß wir Stärke vorgeben, sondern daß wir unsere Schwäche und Verwundbarkeit eingestehen.

Viele von uns haben dunkle Nächte. Viele von uns spüren Unsicherheit, Einsamkeit und diesen stechenden Schmerz von Bedürfnissen und Wünschen, die um Befriedigung betteln und nach außen unbemerkt bleiben. Manchmal ist der Weg neblig und schlüpfrig, und wir verlieren die Hoffnung. Wir fühlen nur Angst. Wir sehen nur

Dunkelheit. Ich bin nachts einmal bei solchem Wetter gefahren. Ich fahre nicht gern, und ich fahre besonders ungern bei schlechtem Wetter. Ich saß steif und verängstigt hinterm Lenkrad. Ich konnte kaum etwas sehen; die Scheinwerfer erhellten die Straße nur ein paar Meter weit. Ich war fast blind. Ich geriet in Panik. Alles konnte passieren! Dann kam mir ein beruhigender Gedanke in den Sinn. Die Straße war nur ein paar Meter weit erleuchtet, doch jedesmal, wenn ich diese paar Meter zurückgelegt hatte, wurde ein neuer Abschnitt erleuchtet. Es war nicht schlimm, daß ich nicht weit vorausschauen konnte. Wenn ich mich entspannte, sah ich so weit, wie es im Augenblick nötig war. Die Situation war nicht ideal, aber ich meisterte sie, wenn ich ruhig blieb und mit dem vorliebnahm, was ich hatte.

Auch Sie können dunkle Situationen bewältigen. Sie können sich um sich kümmern und sich selbst vertrauen. Vertrauen Sie Gott. Gehen Sie so weit, wie Sie sehen können, und wenn Sie dort angelangt sind, sehen Sie weiter.

Das nennt man: *Einen Tag nach dem anderen.*

Hausaufgabe

1. Prüfen Sie die folgenden Charakterzüge und entscheiden Sie, ob Sie sich in einer abhängigen (süchtigen) oder gesunden liebevollen Beziehung befinden.

Charakterzüge

Gesunde Partnerschaft	*Kranke Partnerschaft*
Raum zum Wachsen, Ausdehnen; Wunsch, daß andere ebenfalls wachsen.	Abhängig, basierend auf Suche nach Sicherheit und Bequemlichkeit; intensives Bedürfnis nach Nähe; Vernarrtheit als Beweis für Liebe (in Wirklichkeit meist Angst, Unsicherheit und Einsamkeit).

Unterschiedliche Interessen; eigene Freunde; Pflege anderer wichtiger Freundschaften.	Völlige Verstrickung; begrenztes Sozialleben; Vernachlässigung alter Freunde und Interessen.
Gegenseitige Ermutigung zur Verwirklichung des anderen; sicher über den Selbstwert.	Vorurteile gegen das Verhalten des anderen; abhängig von der Billigung anderer, um eigene Identität und Selbstwertgefühl zu erlangen.
Vertrauen; Offenheit.	Eifersucht, besitzergreifend, Konkurrenzfurcht, ›Versorgung sichern‹.
Beiderseitige Integrität bleibt bewahrt.	Bedürfnisse eines Partners werden dem anderen zuliebe unterdrückt; Selbstaufgabe.
Bereitschaft zum Risiko; realistisch sein.	Suche nach absoluter Unverwundbarkeit – Ausschaltung möglicher Risiken.
Raum zur Erforschung von Gefühlen innerhalb und außerhalb der Beziehung.	Rückversicherung durch wiederholte, ritualisierte Handlungen.
Fähigkeit, Alleinsein zu genießen.	Intoleranz – unfähig, Trennungen zu ertragen (selbst bei Konflikten); sich noch fester anklammern. Rückzug erleiden – Appetitverlust, Ruhelosigkcit, Lethargie, namenlose Qual.

Trennung

Akzeptieren von Trennung ohne Verlust von Eigenverantwortlichkeit und Selbstwertgefühl.	Gefühl von Unzulänglichkeit und Wertlosigkeit; oft einseitige Entscheidung.
Wünscht das Beste für den Partner trotz Trennung; können Freunde werden.	Gewaltsames Ende – oft Haß aufeinander; Versuch, Schmerz zu verursachen; Manipulation, um den anderen zurückzuholen.

Suchtverhalten

	Leugnen, Phantasie; Überschätzung der Intensität der Beziehung.
	Suche nach Lösungen außerhalb von sich selbst – Drogen, Alkohol, neue Liebhaber, Änderung der Situation.

10
Unser eigenes Leben leben

Leben und leben lassen.

Slogan der Zwölf-Schritte-Programme

Ich möchte etwas in diesem Buch ganz besonders hervorheben: *Der sicherste Weg, sich selbst verrückt zu machen, besteht darin, sich in die Angelegenheiten anderer Menschen einzumischen; der schnellste Weg, gesund und glücklich zu werden, besteht darin, sich um die eigenen Angelegenheiten zu kümmern.*

Ich habe Grundsätze und Gedanken dargelegt, die diesen Gedanken entwickeln. Wir haben Reaktionen untersucht, die typisch für Co-Abhängige sind. Wir haben verschiedene Wege betrachtet, um zu lernen, wie wir durch Loslassen anders als sonst reagieren. Aber nachdem wir losgelassen haben und nicht mehr klammern – was ist übriggeblieben? Jeder von uns ist mit sich allein.

Ich erinnere mich an den Tag, als ich diese Wahrheit erkannte. Lange Zeit hatte ich anderen Menschen meine unglückliche Situation vorgeworfen. »Du bist der Grund, warum ich so geworden bin!« hatte ich gekreischt. »Sieh doch, was du mit mir gemacht hast – mit meinen Minuten, meinen Stunden, meinem Leben!« Nachdem ich losgelassen und Verantwortung für mich selbst übernommen hatte, kamen mir Zweifel, ob die anderen wirklich der Grund dafür gewesen waren, daß ich mein eigenes Leben nicht gelebt hatte; vielleicht waren sie nur der Vorwand, den ich brauchte. Mein Schicksal – mein Heute und Morgen – sah ziemlich finster aus.

Ein eigenes Leben zu leben, ist für manche von uns keine besonders aufregende Aussicht. Vielleicht haben wir uns so sehr um andere gekümmert, daß wir vergessen haben, wie man lebt und das Leben genießt.

Wir lebten vielleicht in so großer Not der Gefühle, daß wir nicht mehr zu leben glaubten; alles, woraus wir bestanden, war unser Schmerz. Das ist nicht wahr. Wir sind mehr als unsere Probleme. Wir können mehr werden als unsere Probleme. Wir werden mehr sein als unsere Probleme. Nur weil das Leben so qualvoll gewesen ist, bedeutet es nicht, daß es weiter schmerzlich verlaufen muß. Das Leben wird nicht mehr so weh tun, wenn wir uns verändern. Von nun an wird nicht alles sogleich rosig werden, aber es wird auch nicht alles dornig sein. Wir müssen und können unser Leben entwickeln. Wie eine Freundin sagt: »Lebe!«

Einige Co-Abhängige glauben, ein Leben ohne Zukunft, ohne Zweck, ohne große Erschütterungen und große Einbrüche sei nicht lebenswert. Auch das ist nicht wahr. Ich glaube, daß Gott für jeden von uns aufregende, interessante Dinge bereithält. Ich glaube, daß das Leben für jeden von uns einen tiefen, lohnenden Sinn hat – der allerdings nicht darin besteht, daß wir uns um Menschen kümmern und das Anhängsel von anderen sind. Ich glaube, wir gelangen zu diesem Verhalten, wenn wir uns um uns selbst kümmern. Beginnen wir mit der Arbeit, und öffnen wir uns dem Guten und dem Reichtum, der in uns liegt und uns zur Verfügung steht.

In diesem Buch benutze ich ständig die Wendung *sich um sich selbst kümmern*. Ich habe gehört, wie dieser Satz gebraucht und mißbraucht wurde. Ich habe gehört, wie Menschen ihn benutzten, um zu kontrollieren, aufzubürden oder anderen ihren Willen aufzuzwingen. (Ich komme unerwartet, uneingeladen mit meinen fünf Kindern und Katze; wir wollen eine Woche lang bleiben ... Ich kümmere mich nur um mich selbst!) Ich habe gehört, wie dieser Satz benutzt wurde, um das Belästigen und Bestrafen von Menschen zu rechtfertigen, statt angemessen mit Gefühlen der Wut fertig zu werden. (Ich werde dich den ganzen Tag lang anschreien und brüllen, weil du nicht getan hast, was du tun solltest. Sei aber nicht böse auf mich. Ich kümmere mich nur um mich selbst.) Ich hörte Leute diesen Satz sagen, um Verantwortung zu meiden. (Ich weiß, daß mein Sohn oben im Schlafzimmer ist und sich Heroin spritzt, aber das ist sein Problem. Ich mache mir keine Sorgen. Ich werde ins Kaufhaus gehen und für 500 Dollar auf Kredit einkaufen, und ich werde mir auch keine Sorgen machen, wie ich das bezahlen soll. Ich kümmere mich nur um mich selbst.)

Diese Verhaltensweisen meine ich nicht, wenn ich sage, wir sollen uns um uns selbst kümmern. Selbstfürsorge ist ein Verhalten uns selbst und unserem Leben gegenüber, das besagt: Ich bin verantwortlich für mich selbst. Ich bin verantwortlich dafür, ob ich lebe oder nicht lebe. Ich bin verantwortlich dafür, nach meinem geistigen, emotionalen, körperlichen und finanziellen Wohlergehen zu streben. Ich bin verantwortlich dafür, meine Bedürfnisse zu erkennen und zu befriedigen. Ich bin verantwortlich dafür, meine Probleme zu lösen oder mit den Problemen leben zu lernen, die ich nicht lösen kann. Ich bin verantwortlich für meine Entscheidungen. Ich bin verantwortlich dafür, was ich gebe oder empfange. Ich bin auch dafür verantwortlich, mir Ziele zu setzen und sie zu erreichen. Ich bin verantwortlich dafür, wie sehr ich das Leben genieße, wieviel Freude ich an täglichen Aktivitäten finde. Ich bin verantwortlich dafür, wen ich liebe und wie ich mich entscheide, diese Liebe auszudrücken. Ich bin verantwortlich dafür, was ich anderen antue, und dafür, was ich anderen mir anzutun erlaube. Ich bin verantwortlich für mein Wollen und meine Wünsche. Alles an mir, jeder Aspekt meines Seins, ist wichtig. Ich bewerte angemessen. Ich begutachte meine Wünsche und Bedürfnisse. Ich verdiene weder Mißachtung noch ständige Mißhandlung und toleriere sie nicht. Ich habe Rechte, und es liegt in meiner Verantwortung, diese Rechte zu verfechten. Die Entscheidungen, die ich treffe, und die Art, wie ich mich verhalte, spiegeln meine Selbstachtung wider. Meine Entscheidungen tragen meinen Verpflichtungen Rechnung.

Meine Entscheidungen tragen auch meinen Verpflichtungen anderen Menschen gegenüber Rechnung – meinem Ehemann, meinen Kindern, meinen Verwandten und meinen Freunden. Ich untersuche und entscheide genau, wie diese Verpflichtungen beschaffen sind, bevor ich meine Entscheidungen treffe. Ich berücksichtige auch die Rechte meiner Mitmenschen – das Recht, ihr Leben so zu leben, wie es ihnen paßt. Ich darf das Recht anderer nicht beschneiden, ihr Leben nach ihren Vorstellungen zu leben, und sie dürfen mir meine Rechte nicht beschneiden.

Selbstfürsorge ist ein Verhalten gegenseitiger Achtung. Das bedeutet, unser Leben verantwortungsbewußt leben zu lernen. Das bedeutet, anderen zu erlauben, ihr Leben nach ihrer Wahl zu leben, solange sie nicht unsere Entscheidung stören, nämlich so zu leben, wie wir es wollen. Sich um uns selbst zu kümmern, ist nicht so egoistisch, wie manche Menschen annehmen, aber es ist auch nicht so selbstlos, wie manche Co-Abhängige glauben.

In den folgenden Kapiteln werden wir über einige besondere Aspekte sprechen, wie wir uns um uns selbst kümmern: Zielsetzung, Verarbeiten von Gefühlen, Erarbeiten eines Zwölf-Schritte-Programms und mehr. Ich glaube, das Kümmern um sich selbst ist eine Kunst, und diese Kunst enthält einen fundamentalen Gedanken, der vielen fremd ist: uns selbst geben, was wir brauchen.

Das mag für uns und unser Familiensystem zuerst ein Schock sein. Die meisten Co-Abhängigen fragen nicht danach, was sie brauchen. Viele Co-Abhängige wissen nicht (oder haben nicht darüber nachgedacht), was sie wollen und brauchen. (In diesem Buch habe und werde ich die Begriffe *Bedürfnisse* und *Wünsche* abwechselnd benutzen. Ich halte Wünsche und Bedürfnisse für wichtig, und ich werde diese Begriffe mit gleicher Achtung behandeln.)

Viele von uns glauben fälschlicherweise, unsere Bedürfnisse seien nicht wichtig, und wir sollten sie nicht eigens erwähnen. Manche von uns glauben, unsere Bedürfnisse seien schlecht oder falsch. So haben wir gelernt, sie zu unterdrücken und aus unserem Bewußtsein zu verdrängen.

Wir haben nicht zu erkennen gelernt, was wir brauchen, oder darauf geachtet, was wir brauchen, weil es ohnehin egal war – unsere Bedürfnisse wären sowieso nicht erfüllt worden. Manche von uns haben inzwischen gelernt, wie man Bedürfnisse angemessen befriedigt.

Uns selbst zu geben, was wir brauchen, ist nicht schwer. Ich glaube, wir lernen das schnell. Die Formel ist einfach: Lassen wir in irgendeiner Situation los und stellen wir uns die Frage: Was brauche ich, damit ich mich um mich selbst kümmere?

Dann brauchen wir nur noch auf uns und unsere Höhere Macht zu hören. Respektieren wir, was wir hören. Dieses ungesunde Verhalten, uns zu bestrafen für unser Denken, Fühlen und Wollen – dieser Unsinn, nicht auf unser Ich und darauf zu achten, was dieses Ich uns zu sagen hat –, sollte aufhören. Wie geht unserer Meinung nach Gott mit uns um? Wie ich schon sagte: Kein Wunder, daß Gott uns verlassen zu haben scheint – wir selbst haben uns verlassen. Wir sollten liebevoll mit uns umgehen und uns selbst annehmen. Wir sind nicht einfach als Menschen auf die Erde gefallen, wir wurden zum Menschsein erschaffen und von Gott dazu gemacht. Und wir sollten liebevoll mit uns umgehen. Dann vielleicht entwickeln wir wahre Liebe für andere. Hören wir auf die Stimme in uns – sie sagt uns, was wir brauchen.

Vielleicht müssen wir uns beeilen und zu einer Verabredung kommen. Vielleicht müssen wir langsamer vorgehen und einen Tag Urlaub einlegen. Vielleicht brauchen wir Bewegung oder ein Nickerchen. Vielleicht wollen wir allein sein. Wir wollen vielleicht unter Menschen sein. Vielleicht brauchen wir eine Stellung. Vielleicht sollten wir weniger arbeiten. Vielleicht brauchen wir eine Umarmung, einen Kuß oder eine Streicheleinheit.

Wenn wir uns geben, was wir brauchen, bedeutet das manchmal auch Vergnügen: ein Fest, eine neue Frisur, ein neues Kleid, ein Paar Schuhe, ein Schnickschnack, ein Abend im Theater oder eine Reise irgendwohin. Manchmal ist es Arbeit, die wir brauchen. Wir müssen gewisse Gewohnheiten ablegen oder entwickeln; wir müssen an einer Beziehung arbeiten; oder wir müssen Verantwortung übernehmen. Uns selbst zu geben, was wir brauchen, bedeutet nicht nur, uns selbst Geschenke zu machen; es bedeutet zu tun, was nötig ist, um verantwortungsbewußt zu leben – um weder eine extrem verantwortungsvolle noch eine extrem verantwortungslose Existenz zu führen.

Unsere Bedürfnisse sind unterschiedlich und variieren von Augenblick zu Augenblick und von Tag zu Tag. Spüren wir die verrückte Angst, die Co-Abhängigkeit begleitet? Vielleicht sollten wir zu einem Al-Anon-Meeting gehen. Sind unsere Gedanken negativ und verzweifelt? Vielleicht sollten wir ein meditatives oder inspirierendes Buch lesen. Sind wir besorgt über ein körperliches Symptom? Vielleicht sollten wir einen Arzt aufsuchen. Treiben es die Kinder zu wild? Vielleicht sollten wir einen Familienplan für Disziplin ersinnen. Trampeln Menschen auf unseren Rechten herum? Setzen wir Grenzen! Drückt uns der Magen vor dem Aufruhr der Gefühle? Versuchen wir, mit unseren Gefühlen klarzukommen! Vielleicht müssen wir loslassen, langsamer werden, etwas verbessern, uns einmischen, eine Beziehung beginnen oder die Scheidung einreichen.

Zusätzlich zu dem Entschluß, uns das zu geben, was wir brauchen, bitten wir andere um das, was wir brauchen und wollen, denn auch dies gehört dazu, uns um uns selbst zu kümmern und ein verantwortungsbewußter Mensch zu werden.

Uns selbst zu geben, was wir brauchen, bedeutet – wie Reverend Phil L. Hansen, ein Suchthelfer, es ausdrückt –, unser persönlicher Berater, Vertrauter, Ratgeber, Partner, bester Freund und Hüter in diesem aufregenden neuen Wagnis zu werden, unser eigenes Leben zu leben. Wir gründen alle unsere Entscheidungen auf die Realität, und wir treffen sie zu unserem Besten. Wir berücksichtigen dabei unsere Verpflichtungen anderen Menschen gegenüber, weil verantwortungsbewußte Menschen so handeln. Aber wir wissen auch, daß wir zählen. Wir versuchen, das Wort ›Sollte‹ bei unseren Entscheidungen zu streichen und zu lernen, uns selbst zu vertrauen. Wenn wir auf uns und unsere Höhere Macht hören, werden wir nicht falsch geführt. Uns selbst geben, was wir brauchen, und lernen, ein selbstgelenktes Leben zu führen, erfordert Glauben. Wir brauchen Glauben, um mit unserem Leben voranzukommen, und wir müssen jeden Tag zumindest ein wenig daran arbeiten, um voranzukommen.

Während wir lernen, uns um unsere eigenen Bedürfnisse zu kümmern und sie zu erfüllen, verzeihen wir uns selbst, wenn wir Fehler machen, und beglückwünschen uns, wenn es gut gelingt. Wir finden auch Trost, wenn wir manches schlecht tun und einiges nur mittelmäßig schaffen, denn auch das ist Teil des Lebens. Wir lernen, über uns und unsere Menschlichkeit zu lachen, aber wir müssen nicht lachen, wenn uns zum Weinen zumute ist. Wir versuchen, uns selbst ernstzunehmen, aber nicht allzu ernst.

Schließlich entdecken wir die erstaunliche Wahrheit: Immer seltener geraten wir in Situationen, in denen wir uns nicht um uns kümmern und uns nicht das geben, was wir brauchen. Vielmehr stellen wir fest, daß die meisten Situationen dadurch besser gelingen, daß wir uns um uns kümmern und unsere Bedürfnisse stillen.

Ich lerne erkennen, wie ich mich um mich kümmere. Ich kenne viele Menschen, die diesen Umgang mit sich selbst entweder schon gelernt haben oder gerade lernen. Ich glaube, das schaffen alle Co-Abhängigen.

Hausaufgabe

1. Fragen Sie sich in den nächsten Tagen, was Sie brauchen, damit Sie sich um sich selbst kümmern. Tun Sie das, sooft Sie müssen, aber tun Sie es mindestens einmal täglich. Wenn Sie sich in einer Krise befinden, müs-

sen Sie es vielleicht jede Stunde einmal. Geben Sie sich dann, was Sie brauchen.

2. Was brauchen Sie von den Menschen Ihrer Umgebung? Setzen Sie sich zur passenden Zeit mit ihnen zusammen und sagen Sie ihnen, was Sie von ihnen brauchen.

11
Eine Liebesbeziehung mit uns selbst eingehen

Vor allem dies: Sei ehrlich zu dir selbst.
Dann kannst du, so sicher wie die Nacht dem Tage folgt,
zu keinem Menschen unaufrichtig sein.

William Shakespeare

»Liebe deinen Nächsten wie dich selbst.« Hier liegt das Problem vieler Co-Abhängiger. Schlimmer noch: Vielen von uns fiele nicht einmal im Traum ein, andere Menschen so zu lieben oder zu behandeln, wie wir es mit uns selbst tun. Wir würden es nicht wagen, und andere ließen es wahrscheinlich gar nicht zu.

Die meisten Co-Abhängigen leiden unter diesem unklaren, aber schmerzhaft schwachen Selbstwertgefühl. Wir sind nicht zufrieden mit uns, wir lieben uns nicht, und wir halten uns nicht für liebenswert. Für einige von uns ist schwaches Selbstwertgefühl eine Untertreibung. Wir mögen uns nicht nur nicht, wir hassen uns.

Wir mögen nicht, wie wir aussehen. Wir können unseren Körper nicht leiden. Wir glauben, wir seien dumm, unwissend, untalentiert und nicht liebenswert. Wir glauben, unsere Gedanken seien falsch und unberechtigt. Wir glauben, unsere Gefühle seien falsch und unberechtigt, glauben, wir seien nicht wichtig, und selbst wenn unsere Gefühle nicht falsch sind, glauben wir doch, daß sie nicht *zählen*. Wir sind überzeugt davon, daß unsere Bedürfnisse nicht wichtig sind. Wir ordnen uns den Wünschen und Plänen anderer unter. Wir glauben, wir seien dem Rest der Welt unterlegen und anders als dieser nicht etwas Besonderes, sondern wunderlich und unzulänglich anders. Wir haben uns nie mit uns auseinandergesetzt und betrachten uns nicht durch eine rosarote Brille, sondern durch einen schmutzigen braungrauen Film.

Wir haben gelernt, unsere wahren Gefühle zu verbergen, indem wir uns richtig kleiden, richtig frisieren, im richtigen Haus leben und die richtige Arbeit haben. Wir prahlen mit unserer Vollkommenheit, doch unter der Falltür liegt ein Kerker, in dem wir uns im geheimen und unaufhörlich selbst bestrafen und quälen. Zuweilen bestrafen wir uns vielleicht öffentlich vor der ganzen Welt, indem wir herabwürdigend über uns reden. Zuweilen fordern wir andere sogar dazu auf, uns bei unserem Selbsthaß zu helfen, beispielsweise indem wir bestimmten Menschen oder religiösen Sitten erlauben, uns Schuld zuzuweisen oder uns zu verletzen. Aber die schlimmsten Strafen denken wir uns selbst aus.

Wir mäkeln endlos an uns herum, häufen Stapel von ›... sollte‹ auf unser Bewußtsein und schaffen Berge wertloser, übelster Selbstbeschuldigungen. Das ist nicht mit aufrichtigem echten Zugeben von Fehlern zu verwechseln, das Änderung bewirkt, wertvolle Lektionen lehrt und uns in enge Beziehung zu uns selbst, zu anderen und zu unserer Höheren Macht bringt. Wir schaffen uns ständig schlimme Situationen, in denen wir gar keine andere Wahl haben als schlecht von uns zu denken. Wir denken einen Gedanken und sagen uns dann, wir sollten nicht so denken. Wir fühlen ein Gefühl und sagen uns dann, wir sollten nicht so fühlen. Wir treffen eine Entscheidung, handeln danach und sagen dann, wir hätten nicht so handeln sollen. An diesen Situationen ist nichts zu korrigieren, dafür muß sich niemand entschuldigen; wir haben nichts Falsches getan. Doch wir unterliegen einem Bestrafungssystem, das so angelegt ist, daß wir uns ständig in Angst, Unsicherheit und Bedrängnis versetzen. Wir fangen uns selbst im eigenen Netz.

Eine meiner Lieblingsquälereien ist das Dilemma zu entscheiden, welche von zwei Tätigkeiten ich zuerst ausführen soll. Ich treffe die Entscheidung, das eine zuerst zu tun. In dem Augenblick, da ich durchführe, wofür ich mich entschieden habe, sage ich mir: Ich sollte das andere zuerst tun. Also schalte ich um, beginne mit dem anderen, bis mir wieder einfällt: Das sollte ich wirklich nicht tun. Ich sollte das tun, was ich zuvor getan habe. Zu meinen Hobbys gehört auch: Ich frisiere mich, lege Make-up auf, schaue in den Spiegel und sage mir: Oh, ich sehe ja furchtbar aus! So sollte ich wirklich nicht aussehen.

Wir glauben, wir hätten so schlimme Fehler begangen, daß wir keine Vergebung erwarten dürfen. Wir glauben, unser Leben sei ein Fehler. Wir glauben, alles, was wir tun, sei falsch. Wir glauben, daß wir überhaupt nichts richtig können, doch gleichzeitig verlangen wir Perfektion von uns. Wir bringen uns in unmögliche Situationen und wundern uns dann, warum wir nicht mehr herauskommen.

Dann beenden wir die Arbeit und schämen uns. Wir mögen nicht, was wir tun, und wir mögen auch nicht, was wir sind. Wir sind im Grunde nicht gut genug. Aus irgendeinem Grund hat Gott mit uns einen Menschen geschaffen, der für das Leben völlig ungeeignet ist.

Bei der Co-Abhängigkeit hängt genauso wie in vielen anderen Bereichen des Lebens alles mit etwas anderem zusammen, und eins führt zum anderen. In diesem Fall hängt unser schwaches Selbstwertgefühl häufig damit zusammen, was wir tun oder nicht tun, und daraus entstehen viele unserer Probleme.

Als Co-Abhängige lehnen wir uns häufig so sehr ab, daß wir glauben, es sei falsch, uns selbst zu berücksichtigen, mit anderen Worten, selbstsüchtig zu sein. Uns an erste Stelle zu setzen, kommt nicht in Frage. Oft glauben wir, wir seien nur etwas wert, wenn wir Dinge für andere tun oder uns kümmern, also sagen wir niemals nein. Jemand, der so unbedeutend ist wie wir, muß eben eine Meile länger laufen, um gemocht zu werden. Niemand, der bei Verstand ist, kann doch mit uns zusammen sein wollen und sich darüber freuen! Wir meinen, etwas für Menschen tun zu müssen, um ihre Freundschaft zu erringen und zu bewahren. Ein Großteil der Arroganz, die ich bei Co-Abhängigen erlebt habe, rührt nicht daher, daß sie über jede Kritik erhaben sind, sondern sie rührt aus schwachem Selbstwertgefühl, und darum droht jede kleinste Kritik sie zu vernichten. Sie fühlen sich so schlecht mit sich selbst und haben ein solches Bedürfnis, perfekt zu sein und Enttäuschungen zu vermeiden, daß niemand sie auf einen Fehler aufmerksam machen darf. Aus diesem Grund nörgeln manche von uns an anderen Menschen herum und kritisieren ständig – einfach weil sie das mit sich selbst auch tun.

Ich glaube wie Earnie Larsen und andere Autoritäten, daß unser schwaches Selbstwertgefühl und unser Selbsthaß in jeder Hinsicht mit unserer Co-Abhängigkeit verknüpft sind: Märtyrertum, Verweigerung von Lebensfreude; Arbeitswut, so daß wir das Leben nicht genießen können; Perfektionismus, der es uns nicht erlaubt, zu genießen oder uns damit zu identifizieren, was wir tun; Zaudern, indem wir Haufen von Schuld und Unsicherheit auf uns laden; das Verhindern von Vertrautheit mit Menschen, indem wir aus Beziehungen fliehen, Bindungen meiden, in zerstörerischen Beziehungen bleiben; das Anknüpfen von Beziehungen mit Menschen, die nicht gut für uns sind, und das Meiden von Menschen, die uns guttun.

Wir finden unendlich viele Mittel, uns selbst zu quälen: Wir werden eßsüchtig, verleugnen unsere Bedürfnisse, vergleichen uns mit anderen, wetteifern mit Menschen, sind besessen, brüten über schmerzlichen Erinnerungen oder bilden uns künftige schmerzliche Szenen ein. Wir denken: Was ist, wenn sie wieder trinkt? Was ist, wenn sie eine Affäre hat? Was ist, wenn ein Sturm das Haus trifft? Diese ›Was-wenn‹-Sucht ist immer für eine starke Dosis Angst gut. Wir erschrecken uns selbst und wundern uns dann, warum wir so verängstigt sind.

Wir mögen uns nicht, und wir gönnen uns nichts Gutes, weil wir es nicht verdient zu haben glauben.

Als Co-Abhängige neigen wir dazu, in eine völlig feindliche Beziehung zu uns selbst zu treten. Einige von uns haben diesen Selbsthaß in ihrer Familie gelernt, möglicherweise mit Hilfe eines alkoholkranken Elternteils. Manche haben diese Selbstverachtung verstärkt, indem sie das Elternhaus verließen und einen Alkoholiker heirateten. Wir gingen mit zerbrechlichem Selbstwertgefühl eine Beziehung ein und erlebten, wie der Rest von Selbstachtung schwand. Bei einigen von uns mag das Selbstwertgefühl völlig intakt gewesen sein, bis wir ihm oder ihr begegneten oder bis dieses Problem sich uns in den Weg stellte; wir stellten plötzlich – oder allmählich – fest, daß wir uns haßten. Alkoholismus und andere Suchtkrankheiten zerstören das Selbstwertgefühl bei Alkoholikern und Co-Abhängigen. Denken wir daran: Alkoholismus und andere Suchtkrankheiten wirken zerstörerisch. Manche von uns mögen sich des schwachen Selbstwertgefühls und Selbsthasses nicht einmal bewußt sein, weil wir uns mit Alkoholikern und anderen verrückten Leuten in unserem Leben vergleichen; im Vergleich zu ihnen stehen wir natürlich ganz oben. Schwaches Selbstwertgefühl kann sich jederzeit einschleichen, wenn wir es hereinlassen.

Tatsächlich aber spielt es keine Rolle, wann wir uns zu quälen begannen. Wir müssen jetzt damit aufhören. Jetzt, in diesem Augenblick, können wir uns einen heftigen gefühlsmäßigen und geistigen Ruck geben. Wir sind in Ordnung. Es ist gut, so zu sein, wie wir sind. Unsere Gedanken sind in Ordnung. Unsere Gefühle sind richtig. Wir sind genau da, wo wir heute sein sollen, in diesem Augenblick. Bei uns ist nichts falsch. Es gibt nichts, was mit uns grundlegend nicht in Ordnung wäre. Wenn wir Falsches getan haben, dann ist das auch gut; wir haben unser Bestes getan.

Trotz unserer Co-Abhängigkeit, trotz unseres Kontrollierens, Rettens und unserer verschiedenen Charakterschwächen sind wir in Ordnung. Wir sind genau so, wie wir sein sollen. Ich habe eine Menge über Mißstände, Verhaltensweisen und Gefühle gesagt, die geändert werden müssen – mit dem Ziel, unser Leben zu erweitern. Was wir in diesem Augenblick sind, ist in Ordnung. Tatsächlich gehören Co-Abhängige zu den liebenswertesten, großzügigsten, großherzigsten und interessiertesten Menschen, die ich kenne. Wir haben uns einfach dazu hinreißen lassen, Dinge zu tun, die uns verletzen, und wir werden lernen, diese Dinge nicht mehr zu tun. Diese Täuschungen sind unser Problem; sie sind nicht wir. Wenn wir eine Charakterschwäche haben, die wirklich schlimm ist, dann die Art, wie wir uns hassen und auf uns herumhacken. Das ist einfach nicht länger hinzunehmen. Wir sind in der Lage aufzuhören, auf uns herumzuhacken, weil wir es sind, die auf uns herumhacken. Daran sind wir nicht *schuld*, aber wir sind *verantwortlich* dafür, aufzuhören damit.

Wir können uns und unser Leben hegen. Wir können uns pflegen und leben. Wir können uns als wertvollen Menschen akzeptieren mit unseren ganzen Fehlern, Unzulänglichkeiten, Stärken, Schwächen, Gefühlen, Gedanken und allem anderen. Es ist das Beste, was uns innewohnt. Es ist das, was wir sind und was wir sein sollen. Und es ist nichts falsch daran. Wir sind das Größte, das uns je widerfahren wird. Glauben Sie es. Es macht das Leben viel leichter.

Der einzige Unterschied zwischen Co-Abhängigen und dem Rest der Welt ist der, daß andere Menschen nicht auf sich selbst herumhacken, weil sie sind, wie sie sind. Alle Menschen denken ähnliche Gedanken und haben eine ganz ähnliche Gefühlspalette. Alle Menschen machen Fehler und machen einiges richtig. Also können wir uns in Ruhe lassen.

Wir sind keine Bürger zweiter Klasse. Wir haben es nicht verdient, ein Leben aus zweiter Hand zu führen. Und wir haben auch keine zweitbesten Beziehungen verdient! Wir sind liebenswert, und wir sind es wert, daß man uns das wissen läßt. Menschen, die uns lieben und mögen, sind deshalb nicht dumm oder minderwertig. Wir haben das Recht, glücklich zu sein. Wir verdienen Gutes.

Die schönsten Menschen sind genau wie wir. Der einzige Unterschied: Sie sagen sich selbst, wie gut sie aussehen, und lassen es durchblicken. Die Menschen, die die tiefsinnigsten, intelligentesten oder geistreichsten Dinge sagen, sind genau wie wir. Sie lassen geschehen, sind, wie sie sind. Die Menschen, die am zuversichtlichsten und entspanntesten wirken, sind nicht anders als wir. Sie haben beängstigende Situationen hinter sich gebracht und sich gesagt, sie könnten es schaffen. Die Menschen, die erfolgreich sind, sind genau wie wir. Sie sind einfach vorangegangen und haben ihre Fähigkeiten und Talente entwickelt und sich Ziele gesetzt. Wir sind sogar genauso wie die Menschen im Fernsehen: unsere Helden, unsere Idole. Wir alle arbeiten fast mit demselben Material – mit Menschlichkeit. Wie wir über uns denken und fühlen, das macht den Unterschied. Was wir uns selbst sagen, das macht den Unterschied.

Wir sind gut. Wir sind gut genug. Wir sind fürs Leben geeignet. Viel von unserer Angst und Furcht rührt daher, daß wir uns ständig sagen, wir seien nicht dazu imstande, der Welt und ihren Situationen ins Auge zu sehen. Nathaniel Branden nennt das ›ein undefinierbares Gefühl, für die Wirklichkeit untauglich zu sein‹. Ich bin hier, um zu sagen, daß wir für die Wirklichkeit tauglich sind. Entspannen Sie sich! Wohin wir auch gehen müssen und was wir auch tun müssen, wir eignen uns für die Situation. Wir werden es gut machen. Entspannen Sie sich! Es ist in Ordnung, zu sein, wie wir sind. Wer oder was können wir sonst sein? Wir tun nur unser Bestes bei allem, wozu wir aufgerufen sind. Was können wir mehr tun? Manchmal können wir nicht einmal unser Bestes geben; auch das ist in Ordnung. Wir haben Gefühle, Gedanken, Ängste und verwundbare Stellen, während wir durchs Leben gehen, aber das haben wir alle. Wir müssen endlich aufhören, uns zu sagen, daß wir im Tun und Fühlen anders seien als alle anderen.

Wir müssen gut zu uns sein. Wir müssen warmherzig

und freundlich mit uns umgehen. Wie können wir erwarten, uns angemessen um uns zu kümmern, wenn wir uns hassen oder nicht mögen?

Wir wollen uns weigern, in eine feindselige Beziehung zu uns zu treten. Hören wir auf, uns Selbstvorwürfe zu machen und uns zu opfern, und unternehmen wir verantwortungsvolle Schritte, um aus der Opferrolle auszusteigen. Ziehen wir dem Schuldgefühl die Daumenschrauben an. Scham und Schuld erfüllten langfristig keinen Zweck. Sie sind nur nützlich, um uns im Augenblick darauf hinzuweisen, daß wir vielleicht unseren eigenen Moralkodex verletzt haben. Schuld und Scham sind als Lebensweise nicht nützlich. Hören wir mit dem ›... sollte‹ auf. Werden wir uns bewußt, wann wir uns selbst bestrafen und quälen, und unternehmen wir konzentrierte Anstrengungen, uns selbst etwas Positives zu sagen. Wenn wir etwas tun wollen, tun wir es. Wenn wir uns quälen, hören wir damit auf. Es wird leichter. Wir können über uns lachen, uns sagen, daß wir nicht getäuscht werden wollen, können uns selbst umarmen und dann das Leben angehen, so wie wir es wollen. Wenn wir wirkliche Schuld auf uns geladen haben, werden wir damit fertig. Gott wird uns vergeben. Er weiß, daß wir unser Bestes taten, auch wenn es das Schlechteste war. Wir müssen uns nicht bestrafen, indem wir uns schuldig fühlen, um Gott oder sonstwem zu beweisen, wie sehr wir uns kümmern. Wir müssen uns selbst vergeben. Machen wir den Vierten und Fünften Schritt (lesen Sie dazu das Kapitel über das Erarbeiten eines Zwölf-Schritte-Programms); sprechen wir mit einem Geistlichen; sprechen wir mit Gott; entschuldigen wir uns; und dann beschließen wir die Sache.

Wir müssen aufhören, uns zu schämen. Scham dient wie Schuld absolut keinem Zweck. Wenn Menschen uns direkt oder indirekt sagen, wir sollten uns schämen, müssen wir das nicht glauben. Uns selbst hassen oder schämen hilft nicht, außer für einen Augenblick. Nennen Sie nur eine Situation, die dadurch verbessert wird, daß Sie ständig

Schuld und Scham empfinden. Nennen Sie nur einen Fall, in dem das ein Problem gelöst hat. Wie hat es geholfen? Die meiste Zeit verängstigen Schuld und Scham uns so sehr, daß wir nicht unser Bestes geben können. Schuldgefühle machen *alles* noch schwieriger.

Wir müssen uns selbst schätzen und Entscheidungen treffen und Dinge wählen, die unsere Selbstachtung stärken.

»Jede Handlung kann Ihnen zeigen, daß Sie wertvoll sind und nicht verzweifeln müssen, und macht es fürs nächste Mal leichter«, empfiehlt Toby Rice Drew in *Getting Them Sober*.

Wir können sanft, liebevoll, aufmerksam und freundlich zu uns sein, zu unseren Gefühlen, Gedanken, Bedürfnissen, Wünschen, Begierden und allem, was uns ausmacht. Wir können uns akzeptieren – ganz und gar. Beginnen wir da, wo wir sind, und wir werden wachsen. Entwickeln wir unsere Gaben und Talente. Vertrauen wir uns. Behaupten wir uns. Uns kann man vertrauen. Respektieren wir uns. Seien wir ehrlich zu uns. Ehren wir uns, denn darin liegt unser Zauber, das ist unser Schlüssel für die Welt.

Nachstehend folgt ein Auszug aus *Honoring the Self*, einem ausgezeichneten Buch über Selbstachtung von Nathaniel Branden. Lesen Sie aufmerksam, was er schreibt.

»Von allen Urteilen, die wir im Leben hören, ist keins so wichtig wie das, das wir uns selbst erteilen, denn dieses Urteil berührt den Mittelpunkt unserer Existenz.

... Kein wichtiger Aspekt unseres Denkens, unserer Motivation, Gefühle oder Verhaltensweisen, der von unserer Selbstwertbestimmung unberührt bleibt ...

Im ersten Akt der Selbstachtung versichern wir uns des Bewußtseins: die Entscheidung zu denken, unser selbst bewußt zu sein, das Suchlicht des Bewußtseins nach außen in die Welt und nach innen in unser Sein zu schicken. Dieser Mühe nicht nachzukommen, hieße, die unterste Ebene des Menschseins nicht zu achten.

Das Selbst zu ehren, bedeutet, willens zu sein, unabhängig zu denken, nach unserem eigenen Verstand zu leben und den Mut zu unseren eigenen Wahrnehmungen und Urteilen zu haben.

Das Selbst zu ehren, bedeutet nicht nur, wissen zu wollen, was wir denken, sondern auch, was wir fühlen, was wir wollen, brauchen, begehren, erleiden, wovor wir uns fürchten oder worüber wir uns ärgern – und unser Recht zu akzeptieren, solche Gefühle zu haben. Das Gegenteil dieses Verhaltens ist Verleugnung, Ablehnung, Verdrängung – Selbst-Zurückweisung.

Das Selbst zu ehren, bedeutet, Selbstachtung zu bewahren: zu akzeptieren, was wir sind, ohne Selbstunterdrükkung oder Selbstkasteiung, ohne uns etwas über die Wahrheit unseres eigenen Seins vorzumachen, ohne eine Vorspiegelung, die darauf abzielt, uns selbst oder einen anderen zu täuschen.

Das Selbst zu ehren, bedeutet, ehrlich leben, aus unseren innersten Überzeugungen und Gefühlen heraus zu sprechen und zu handeln.

Das Selbst zu ehren, heißt, sich zu weigern, unverdiente Schuld hinzunehmen und unser Bestes zu tun, um eine solche Schuld wiedergutzumachen, wenn es notwendig ist.

Das Selbst zu ehren, heißt, unserem Recht auf Existenz verpflichtet zu sein, das aus dem Wissen resultiert, daß unser Leben nicht anderen gehört und daß wir nicht hier auf Erden sind, um nach den Vorstellungen anderer zu leben. Für viele Menschen ist das eine erschreckende Verantwortung.

Das Selbst zu ehren, heißt, das eigene Leben und unsere Möglichkeiten zu lieben, um zu wachsen und Freude zu erfahren, zu lieben, den Prozeß der Entdeckung und das Erforschen unseres spezifischen menschlichen Potentials in Angriff zu nehmen.

So verstehen wir, was das Achten des Selbst bedeutet, Egoismus im besten, edelsten und auf dieser Welt am wenigsten verstandenen Sinn zu praktizieren. Und dies, darf ich dazu sagen, erfordert enorme Unabhängigkeit, Mut und Lauterkeit.«

Wir dürfen uns selbst lieben und eine Bindung mit uns eingehen. Wir dürfen uns etwas von der grenzenlosen Hingabe schenken, die so viele Co-Abhängige anderen zu geben bereit sind. Aus hoher Selbstachtung werden wahre Taten der Freundlichkeit und der Fürsorge kommen, keine Selbstsucht.

Die Liebe, die wir geben und empfangen, wird vergrößert durch die Liebe, die wir uns selbst schenken.

Hausaufgabe

1. Wie denken Sie über sich? Schreiben Sie darüber. Schließen Sie alles ein, was Sie an sich mögen und was Sie nicht mögen. Lesen Sie alles durch, nachdem Sie es geschrieben haben.

12
Die Kunst des Akzeptierens

Ich fordere euch dazu auf,
der Wirklichkeit ins Auge zu blicken.

Bob Newhart,
in der Bob Newhart Show

Die meisten gesunden Menschen sind bereit, die Wirklichkeit anzunehmen. Das ist auch das Ziel vieler Therapien, und so sollte es auch sein. Sich der *Realität* zu stellen und sich mit ihr anzufreunden, ist eine nutzbringende Beschäftigung. Annehmen bringt Frieden und ist oft der Wendepunkt für Veränderungen. Aber das ist leichter gesagt als getan.

Menschen, nicht nur Co-Abhängige, werden täglich damit konfrontiert, die Realität dieses speziellen Tages und der derzeitigen Umstände entweder zu akzeptieren oder sie abzulehnen. Im Lauf des normalen Lebens müssen wir viele Dinge akzeptieren, von dem Augenblick an, da wir morgens die Augen öffnen, bis zu dem Augenblick, da wir sie abends schließen. Unsere derzeitigen Umstände schließen ein, wer wir sind, wo wir leben, mit wem oder ohne wen wir leben, wo wir arbeiten, wie wir uns fortbewegen, wieviel Geld wir haben, welche Verpflichtungen wir haben, was wir zum Vergnügen tun und welche Probleme sich ergeben. An manchen Tagen ist das Annehmen dieser Umstände eine Kleinigkeit. Das kommt ganz von selbst. Unser Haar ist in Ordnung, unsere Kinder verhalten sich gut, der Boß ist vernünftig, das Geld stimmt, das Haus ist sauber, der Wagen läuft, und wir lieben unseren Ehemann oder unseren Liebhaber. Wir wissen, was wir zu erwarten haben, und wir erwarten, daß es annehmbar ist. Das ist in Ordnung. An anderen Tagen ist es nicht so. Die

Bremsen des Autos versagen, das Dach ist undicht, die Kinder sind aufsässig, wir brechen uns einen Arm, wir verlieren unsere Stellung, und unser Ehemann oder Liebhaber sagt uns, er liebe uns nicht mehr. Etwas ist geschehen. Wir haben ein Problem. Etwas ist anders. Etwas verändert sich. Wir verlieren etwas. Unsere derzeitigen Umstände sind nicht mehr so angenehm, wie sie waren. Die Umstände haben sich verändert, und wir müssen eine neue Situation akzeptieren. Anfangs reagieren wir, indem wir die Veränderung, das Problem oder den Verlust leugnen oder uns widersetzen. Wir wollen, daß alles so bleibt, wie es war. Wir wollen das Problem schnell gelöst haben. Wir wollen es wieder bequem haben. Wir wollen wissen, was wir zu erwarten haben. Wir sind mit der Realität nicht zufrieden. Es entsteht ein Gefühl von Hilflosigkeit. Wir haben vorübergehend das Gleichgewicht verloren.

Co-Abhängige wissen nie, was sie zu erwarten haben, besonders dann, wenn sie in einer engen Beziehung zu einem Alkoholiker, einem Drogensüchtigen, einem Kriminellen, einem Spieler oder einem anderen Menschen stehen, der ein ernstes Problem hat oder süchtig ist. Wir werden mit Problemen, Verlusten und Veränderungen bombardiert. Wir ertragen zerschlagene Fenster, nicht eingehaltene Verabredungen, gebrochene Versprechen und unverblümte Lügen. Wir verlieren finanzielle Sicherheit, emotionale Sicherheit, den Glauben an die Menschen, die wir lieben, den Glauben an Gott und den Glauben an uns selbst. Wir verlieren vielleicht sogar unser körperliches Wohlergehen, unsere materiellen Güter, unsere Fähigkeit, Sex zu genießen, unseren Ruf, unser Gesellschaftsleben, unsere Karriere, unsere Selbstbeherrschung, unsere Selbstachtung und uns selbst.

Einige von uns verlieren die Achtung für andere und das Vertrauen in die Menschen, die sie lieben. Manchmal verlieren wir sogar unsere Liebe und Bindung zu einem Menschen, den wir einmal geliebt haben. Das ist üblich. Es ist eine natürliche, normale Konsequenz der Krankheit. Die

Broschüre *A Guide for the Family of the Alcoholic* beschreibt das so:

»Liebe kann nicht ohne die Dimension Gerechtigkeit existieren. Liebe muß auch Anteilnahme kennen, was bedeutet, mit einem Menschen etwas zu ertragen oder zu leiden. Anteilnahme bedeutet allerdings nicht, wegen des Unrechts eines Menschen zu leiden, obwohl Ungerechtigkeit immer wieder von Familien von Alkoholikern ertragen wird.«

Auch wenn dieses Unrecht weit verbreitet ist, so wird es dadurch nicht weniger schmerzlich. Verrat kann überwältigend sein, wenn jemand, den wir lieben, Dinge tut, die uns tief verletzen.

Der vielleicht schmerzlichste Verlust, dem viele Co-Abhängige ins Gesicht sehen müssen, ist der Verlust unserer Träume, der hoffnungsvollen und manchmal idealistischen Erwartungen für die Zukunft, welche die meisten Menschen hegen. Diesen Verlust zu akzeptieren, kann das schwierigste sein. Als wir in der Säuglingsstation des Krankenhauses auf unser Kind schauten, hatten wir bestimmte Hoffnungen für es. Diese Hoffnungen schlossen nicht ein, daß unser Kind ein Problem mit Alkohol oder anderen Drogen bekommen könnte. Unsere Träume schlossen das nicht ein. An unserem Hochzeitstag hatten wir Träume. Die Zukunft mit unserer großen Liebe war voller Wunder und Versprechungen. Dies war der Beginn von etwas ganz Großem, etwas Wunderbarem, etwas, das wir so lange erhofft hatten. Die Träume und Versprechungen mögen ausgesprochen worden oder unausgesprochen geblieben sein, aber für die meisten von uns waren sie da.

»Für jedes Paar ist der Anfang anders«, schrieb Janet Woititz in einem Kapitel des Buches *Co-Dependency, An Emerging Issue*. »Dennoch ist der Prozeß, der sich in der Ehebeziehung mit Süchtigen vollzieht, im Prinzip identisch. Werfen wir zunächst einen Blick auf die Heiratsgelübde. Fast alle Hochzeitszeremonien schließen die folgenden Aussagen ein: im Guten wie im Bösen; ob reich oder arm; in kranken und gesunden Tagen; bis daß der Tod euch scheide. Vielleicht begann hier das Problem. Meinten Sie es ernst, als Sie es aussprachen? Wenn Sie zu jener Zeit gewußt hätten, daß Sie es nicht besser, sondern schlechter haben würden, nicht Gesundheit, sondern Krankheit, nicht Reichtum, sondern Armut Sie erwarteten – wäre die Liebe, die Sie empfanden, das wert gewesen? Sie sagen vielleicht ja, aber ich bin da skeptisch. Wenn Sie eher realistisch als romantisch waren, haben Sie die Schwüre vielleicht in der Bedeutung so interpretiert: Im Guten wie im Bösen heißt, daß das Böse vorübergehend und das Gute dauerhaft sein wird. Der Vertrag wurde in gutem Glauben geschlossen. Die Gabe des Hellsehens gibt es nicht.«

Die Träume waren da. Viele von uns haben so lange durchgehalten, klammerten sich an diese Träume trotz einer Enttäuschung nach der anderen. Wir flohen die Wirklichkeit, hielten diese Träume der Wahrheit entgegen, weigerten uns, unsere Illusionen aufzugeben und die Realität anzunehmen. Aber eines Tages holte die Wahrheit uns ein und weigerte sich, länger beiseite geschoben zu werden. Es war nicht das, was wir gewollt, geplant, erbeten, worauf wir gehofft hatten. Das würde nie so werden. Der Traum war tot, und er würde nie wieder erstehen.

Die Träume und Hoffnungen mancher von uns mögen zerbrochen sein. Manche von uns haben das Scheitern von etwas ungeheuer Wichtigem wie Ehe oder einer anderen wichtigen Beziehung erlebt. Ich weiß, daß die Aussicht, die Liebe oder die Träume zu verlieren, viel Schmerz bereitet. Wir können nichts sagen, um es weniger schmerzhaft zu machen oder den Gram zu mildern. Es schmerzt tief, unsere Träume durch Alkoholismus oder ein anderes Problem zerstört zu sehen. Die Krankheit ist tödlich. Sie tötet alles, was da ist, einschließlich unserer edelsten Träume. »Sucht tötet langsam, aber gründlich«, schlußfolgert Janet Woititz. Wie wahr. Wie traurig wahr. Und nichts stirbt langsamer oder schmerzhafter als ein Traum.

Jede Genesung bringt Verluste, weitere Veränderungen,

die wir mühsam akzeptieren müssen. Wenn ein alkoholkranker Ehemann nüchtern wird, verändert sich viel. Beziehungsmuster ändern sich. Das Merkmal der Co-Abhängigkeit, die Art, wie wir in Mitleidenschaft gezogen wurden, sind Verluste des Selbstbildes, die wir einsehen müssen. Obwohl dies heilsame Veränderungen sind, sind es dennoch Verluste – Verluste von Illusionen, die wir ungern preisgeben, dann aber als seltsam angenehm empfinden. Diese Veränderungen werden zu einem typischen Merkmal unserer derzeitigen Situation. Zumindest wußten wir, was wir zu erwarten hatten, auch wenn es bedeutete, daß wir überhaupt nichts zu erwarten hatten.

Die Verluste, vor denen viele Co-Abhängige täglich stehen und die sie akzeptieren müssen, sind enorm und unwiderruflich. Es sind nicht die gewöhnlichen Probleme und Verluste, denen die meisten Menschen als Teil eines normalen Lebens begegnen. Dies sind Verluste und Probleme, die durch Menschen verursacht wurden, um die wir uns sorgen. Obwohl die Probleme ein direktes Ergebnis einer Krankheit, eines Fehlverhaltens oder einer Sucht sind, wirken sie wie vorsätzlich herbeigeführte böse Taten. Wir leiden durch die Hände eines Menschen, den wir geliebt und dem wir vertraut haben.

Wir befinden uns ständig im Ungleichgewicht, kämpfen, um die Veränderungen und Probleme zu akzeptieren. Wir wissen weder, was wir erwarten sollen, noch wissen wir, wann wir es zu erwarten haben. Unsere gegenwärtige Situation ist ein Zustand ständigen Wechsels. Wir erfahren Verlust oder Veränderung vielleicht in allen Bereichen. Wir fühlen uns verrückt; unsere Kinder sind verstört; unser Ehemann oder Liebhaber verhält sich unberechenbar; der Wagen ist abgeholt worden; niemand hat seit Wochen gearbeitet; das Haus ist ein einziges Durcheinander; das Geld ist geschwunden. Die Verluste erfolgen alle auf einmal, oder sie erfolgen allmählich. Die Situation mag sich dann kurz stabilisieren, bis wir den Wagen wieder verlieren, ebenso Stellung, Heim, Geld und Beziehungen zu den Menschen, um die wir uns sorgen. Wir wagten es, Hoffnung zu hegen, nur damit unsere Träume wieder zerschmettert wurden. Es macht nichts, daß unsere Hoffnungen fälschlicherweise auf dem Wunschdenken basierten, daß unsere Probleme wie durch Zauberei verschwinden würden. Zerstörte Hoffnungen sind zerstörte Hoffnungen. Enttäuschungen sind Enttäuschungen. Verlorene Träume sind verlorene Träume, und alles bereitet uns Schmerz.

Die Wirklichkeit akzeptieren? Die Hälfte der Zeit wissen wir nicht einmal, was Realität ist. Wir sind belogen worden; wir belügen uns selbst, und in unserem Kopf dreht sich alles. Die andere Hälfte der Zeit ist das Erkennen der Realität einfach mehr, als wir ertragen können, mehr, als ein Mensch ertragen kann. Warum sollte es ein Geheimnis sein, daß das Leugnen ein elementarer Bestandteil von Alkoholismus oder einem anderen ernsten Problem ist, welches ständig Verluste verursacht? Wir müssen zuviel akzeptieren; unsere gegenwärtige Situation ist überwältigend. Häufig werden wir so sehr von Krisen und Chaos geschüttelt, um die Probleme anderer Menschen zu lösen, daß wir viel zu beschäftigt sind, um überhaupt etwas annehmen zu können. Und doch müssen wir uns irgendwann einmal damit beschäftigen, *was ist.* Wenn je etwas anders werden soll, müssen wir die Realität annehmen. Wenn wir je unsere verlorenen Träume durch neue Träume ersetzen und uns wieder gesund und ruhig fühlen wollen, müssen wir die Realität annehmen.

Bitte begreifen Sie, daß Annehmen nicht duldendes Hinnehmen bedeutet. Es bedeutet nicht Resignation davor, wie traurig und elend alles ist. *Es bedeutet nicht, jegliche Art von Mißbrauch zu akzeptieren oder zu tolerieren.* Es bedeutet für den derzeitigen Augenblick, daß wir unsere Situation erkennen und akzeptieren, sowie den Zustand, in dem wir selbst und die Menschen in unserem Leben sich befinden. Nur so finden wir die Ruhe und Fähigkeit, die Umstände abzuschätzen, angemessene Veränderungen vorzunehmen und unsere Probleme zu lösen. Ein Mensch, der mißbraucht wird, wird die zur Beendigung des Mißbrauchs notwendigen Entscheidungen erst treffen, wenn er den Mißbrauch erkennt. Dieser Mensch muß aufhören, sich vorzumachen, der Mißbrauch werde irgendwie durch Zauberei enden; er muß aufhören vorzugeben, der Mißbrauch existiere nicht, und er muß aufhören, nach Entschuldigungen für die Situation zu suchen.

In einem Zustand des Annehmens sind wir imstande, verantwortungsbewußt auf unsere Umgebung zu reagieren. In diesem Zustand erhalten wir die Kraft, Dinge, die wir ändern können, zu ändern. Alkoholiker können nicht aufhören zu trinken, bevor sie ihre Machtlosigkeit gegenüber dem Alkohol und ihrem Alkoholismus angenommen haben. Co-Abhängige können sich nicht verändern, bevor sie ihre Merkmale der Abhängigkeit angenommen haben – die Machtlosigkeit gegenüber Menschen, Alkoholismus und anderen Umständen, die sie so verzweifelt unter Kontrolle zu bringen versuchen. Annehmen ist etwas äußerst Paradoxes: Wir können uns nicht ändern, bevor wir uns nicht so annehmen, wie wir sind.

Hier ein Auszug aus *Honoring the Self* über das Annehmen:

»... Wenn ich annehme, daß ich bin, wer ich bin, daß ich fühle, was ich fühle, daß ich getan habe, was ich getan habe, wenn ich das annehme, ob es mir nun gefällt oder nicht, dann nehme ich mich selbst an. Ich nehme meine Unzulänglichkeiten, meine Selbstzweifel, meine geringe Selbstachtung an. Und wenn ich das alles annehme, dann habe ich mich auf die Seite der Realität gestellt, statt zu versuchen, die Realität zu bekämpfen. Ich quäle mein Bewußtsein nicht länger, um mich über meinen gegenwärtigen Zustand zu täuschen. Und so betrete ich die Straße für die ersten Schritte, um meine Selbstachtung zu stärken ...«

Solange wir nicht in jedem beliebigen Augenblick unseres Daseins die Tatsache annehmen, daß wir sind, wie wir sind, solange wir nicht zulassen, uns der Natur unserer Entscheidungen und Handlungen bewußt zu werden, vor unserem Bewußtsein die Wahrheit nicht eingestehen können, können wir uns nicht ändern.

Ich habe auch die Erfahrung gemacht, daß meine Höhere Macht es abzulehnen scheint, in meine Situation einzugreifen, bis ich angenommen habe, was Er mir bereits gegeben hat. Annahme gilt nicht für ewig. Sie ist für den derzeitigen Augenblick. Aber sie muß ernsthaft und stark sein.

Wie erlangen wir diesen friedevollen Zustand? Wie erkennen wir die gesamte Wirklichkeit, ohne zu blinzeln oder die Augen zu verdecken? Wie akzeptieren wir die Verluste, Veränderungen und Probleme, mit denen das Leben und die Menschen uns überhäufen?

Nicht ohne Getrampel und Geschrei. Wir nehmen die Dinge in einem Fünf-Schritte-Prozeß an. Elisabeth Kübler-Ross erkannte als erste die Stadien und diesen Prozeß als den Weg, wie sterbende Menschen ihren Tod annehmen, diesen extremen Verlust. Sie bezeichnete ihn als Schmerzprozeß. Seitdem haben Neurologen beobachtet, wie Menschen diese Schritte durchlebten, wann immer sie mit einem Verlust konfrontiert wurden. Der Verlust konnte geringfügig sein (eine verlorene Fünfdollarnote, ein erwarteter Brief kam nicht an), oder er konnte bedeutsam sein (der Verlust eines Ehepartners durch Scheidung oder Tod, der Verlust einer Stellung). Selbst positive Veränderungen bringen Verluste (wenn wir beispielsweise ein neues Haus kaufen und das alte verlassen) und erfordern ein Durchschreiten der folgenden fünf Stadien.

1. Leugnen

Das erste Stadium ist Leugnen. Dies ist ein Zustand von Schock, Benommenheit, Panik und totaler Verweigerung, die Realität zu erkennen oder anzunehmen. Wir tun alles, um die Situation wieder in den ursprünglichen Zustand zurückzuversetzen, oder geben vor, die Situation fände nicht statt. In diesem Stadium herrscht viel Angst und Entsetzen. Reaktionen, die typisch für das Leugnen sind: sich weigern, die Wirklichkeit zu glauben (»Nein, das kann nicht sein!«); die Wichtigkeit des Verlustes leugnen oder herunterspielen (»Ist ja nicht so schlimm!«); sämtliche Gefühle über den Verlust leugnen (»Ist mir egal!«); geistiges Ausweichen (Schlafen, Besessenheit, Zwangsverhalten, Überaktivität). Wir fühlen, daß etwas von uns gerissen wurde, und unsere Gefühle scheinen gleichgültig, nicht vorhanden oder unangemessen zu sein (wir lachen, wenn wir weinen sollten; wir weinen, wenn wir glücklich sein sollten).

Ich bin überzeugt, daß wir in diesem Stadium die meisten unserer co-abhängigen Verhaltensweisen an den Tag legen: Besessenheit, Kontrolle, Unterdrücken von Gefühlen. Ich glaube auch, daß viele unserer Gefühle von ›Verrücktheit‹ mit diesem Stadium in Verbindung stehen. Wir fühlen uns verrückt, weil wir uns selbst belügen. Wir fühlen uns verrückt, weil wir den Lügen anderer Menschen glauben. Nichts vermittelt uns stärker das Gefühl, verrückt zu sein, als belogen zu werden. Das Glauben von Lügen sprengt den Kern unseres Wesens. Der tiefe, instinktive Teil von uns kennt die Wahrheit, aber wir verdrängen diesen Teil und sagen: Du irrst dich. Sei still! Berater Scott Egleston zufolge kommen wir dann zu dem Schluß, daß etwas Grundsätzliches mit uns nicht stimmt, weil wir mißtrauisch sind, und wir betrachten uns selbst und unser innerstes, intuitives Wesen als nicht vertrauenswürdig.

Wir leugnen unsere Gefühle nicht deshalb, weil wir dumm, unsensibel oder unfähig sind. Wir sind uns nicht einmal bewußt, daß wir uns belügen. »Leugnen ist kein Lügen«, erklärt Noel Larson, ein Psychiater. »Es läßt uns nicht erkennen, was Realität ist.«

Leugnen ist ein Schreckgespenst des Lebens. Es ist wie Schlafen. Wir sind uns unserer Taten erst bewußt, wenn wir sie getan haben. Auf einer Ebene glauben wir die Lügen tatsächlich, die wir uns erzählt haben. Auch dafür gibt es einen Grund.

»Unter großem Streß verschließen wir uns gefühlsmäßig, manchmal intellektuell und gelegentlich auch körperlich der Erkenntnis«, erklärt Claudia L. Jewett in ihrem Buch *Helping Children Cope with Separation and Loss.* »Ein eingebauter Mechanismus sorgt dafür, negative Informationen abzuschirmen, und hindert uns daran, damit überladen zu werden. Psychologen erklären uns, daß Leugnen eine bewußte oder unbewußte Verteidigung ist, die wir anwenden, um in bedrohlichen Situationen Angst zu vermeiden, zu vermindern oder zu verhindern«, fährt Jewett fort. »Wir benutzen Leugnen, um unsere Erkenntnis vor Dingen zu verschließen, die uns stark beunruhigen würden.«

Leugnen ist ein Stoßdämpfer der Seele. Es ist eine instinktive und natürliche Reaktion auf Schmerz, Verlust und Veränderung. Es schützt uns. Es fängt die Schläge des Schicksals ab, bis unsere anderen Bewältigungsmittel verfügbar sind.

2. Wut

Wenn wir mit dem Leugnen unseres Verlustes aufgehört haben, begeben wir uns in das nächste Stadium: zur Wut. Unsere Wut kann gerecht oder ungerecht sein. Wir können berechtigt sein, unserem Zorn freien Lauf zu lassen, oder wir lassen unsere Wut unvernünftig an jedem und allem aus. Wir mögen uns, Gott und jedem anderen Vorwürfe machen für das, was wir verloren haben. Je nach der Natur des Verlustes sind wir ein bißchen erbost, etwas ärgerlich, äußerst zornig oder völlig von seelenerschütternder Wut erfüllt.

Dies ist der Grund, warum oft nicht die erwartete Reaktion eintritt, wenn wir jemanden zurechtweisen, jemanden aufklären oder mit einem ernsten Problem konfrontiert werden. Wenn wir eine Situation leugnen und die Realität nicht direkt akzeptieren, erzeugen wir Wut in uns. Das ist auch der Grund, warum wir bei größeren Auseinandersetzungen vorsichtig sein müssen.

»Die Neigung dazu, Menschen zurechtzuweisen, ihnen die Masken abzureißen, sie zu zwingen, die unterdrückte Wahrheit zu erkennen, ist ein höchst gefährliches und destruktives Geschäft«, schrieb John Powell in *Why Am I Afraid To Tell You Who I Am?* »Ohne Weltanschauung kann niemand leben. Jeder hält seine Seele durch eine Art Selbsttäuschung zusammen ... Wenn diese Teile plötzlich auseinanderfallen – wer wird sie aufheben und das arme Häuflein Mensch wieder zusammensetzen?«

Ich war Zeuge erschreckender und gewalttätiger Handlungen, wenn Menschen endlich eine lange geleugnete Wahrheit erkannten. Wenn wir ein Eingreifen planen, sollten wir professionelle Hilfe suchen.

3. Feilschen

Nachdem wir uns beruhigt haben, versuchen wir ein Geschäft mit dem Leben, mit uns selbst, mit einem anderen Menschen oder mit Gott zu machen. Etwa so: Wenn wir dies und jenes tun oder wenn ein anderer dies und das tut, dann müssen wir den Verlust nicht erleiden. Wir versuchen nicht, das Unausweichliche zu verdrängen – wir versuchen es zu verhindern. Manchmal sind die Geschäfte, die wir aushandeln, vernünftig und produktiv: »Wenn mein Mann und ich zur Beratung gehen, dann müssen wir unsere Beziehung nicht beenden.« Manchmal ist unser Feilschen absurd. »Ich dachte, wenn ich nur einfach das Haus sauberer halte und den Kühlschrank gründlich reinige, dann trinkt mein Mann nicht mehr«, erinnert sich die Frau eines Alkoholikers.

4. Depression

Wenn wir sehen, daß unser Feilschen nicht funktioniert, wenn wir schließlich vom Kampf, die Wirklichkeit abzulehnen, erschöpft sind und uns allmählich zu der Erkenntnis dessen durchringen, womit das Leben uns schlägt, werden wir traurig, manchmal schrecklich deprimiert. Dies ist die Essenz des Kummers: tiefstes Leid. Das ist es, was wir um jeden Preis vermeiden wollten. Jetzt ist die Zeit des Weinens gekommen, und es schmerzt tief. Dieser Prozeß beginnt, wenn wir uns demütig ergeben, sagt Esther Olson, eine Familienberaterin, die sich mit dem Leid beschäftigt, beziehungsweise mit dem – wie sie es nennt – ›Vergebungsprozeß‹. Das Leid wird nur verschwinden, sagt sie, wenn man den Prozeß voll und ganz durchläuft.

5. Annehmen

Das ist es. Nachdem wir die Augen geschlossen, getreten, geschrien, gefeilscht und schließlich den Schmerz durchlitten haben, erreichen wir ein Stadium des Annehmens.

»Es ist kein resigniertes oder hoffnungsloses ›Aufgeben‹, ein Gefühl wie ›Was hat es für einen Sinn?‹ oder ›Ich kann einfach nicht länger dagegen ankämpfen‹, obwohl wir auch solche Aussagen hören«, schreibt Elisabeth Kübler-Ross. »Auch diese Sätze deuten den Beginn des Kampfendes an, aber sie sind keine Anzeichen für Annehmen. Annehmen sollte nicht mit einem Glückszustand verwechselt werden. Es ist fast eine Gefühlsleere. Es ist, als ob der Schmerz verebbt, der Kampf vorüber ist ...«

Wir sind im Frieden mit dem, was ist. Wir sind frei, zu bleiben; frei, weiterzugehen; frei, beliebige Entscheidungen zu treffen. Wir sind frei! Wir haben unseren Verlust angenommen, wie gering oder bedeutsam er auch war. Er ist zu einem annehmbaren Teil unserer derzeitigen Umstände geworden. Wir sind zufrieden damit und mit unserem Leben. Wir haben uns angepaßt und neu organisiert. Noch einmal: Wir sind zufrieden mit unserer derzeitigen Situation und mit uns.

Wir sind nicht nur zufrieden mit unserer Situation und den Veränderungen, die wir ertragen haben, sondern wir glauben, daß wir auf irgendeine Weise aus unserem Verlust oder der Veränderung Nutzen gezogen haben, obwohl wir nicht ganz verstehen können, wie oder warum. Wir haben den Glauben, daß alles gut ist, und wir sind durch unsere Erfahrung gewachsen. Wir glauben fest, daß unsere derzeitige Situation – bis ins kleinste Detail – genau so ist, wie sie in diesem Augenblick sein sollte. Trotz unserer Ängste, Gefühle, Kämpfe und Verwirrung begreifen wir, daß alles gut ist, auch wenn uns die Einsicht fehlt. Wir akzeptieren, was ist. Wir hören auf, davonzulaufen, uns zu ducken, zu kontrollieren und uns zu verstecken. Und wir wissen, daß wir nur von diesem Punkt aus vorwärtsgehen können.

So nimmt der Mensch das Leben an. Beraterin Esther Olson nennt diesen Leidensprozeß auch den Vergebungsprozeß, den Genesungsprozeß und die ›Art, wie Gott mit uns arbeitet‹. Er ist nicht besonders bequem. Tatsächlich ist er mühsam und zuweilen schmerzhaft. Uns ist, als zerbrächen wir. Wenn der Prozeß beginnt, fühlen wir gewöhnlich Schock und Panik. Während wir die verschiedenen Stadien durchlaufen, fühlen wir uns oft verwirrt, verwundbar, einsam und isoliert. Ein Gefühl von Kontrollverlust ist häufig vorhanden, ebenso wie Hoffnung, die manchmal ganz unrealistisch ist.

Wir durchlaufen diesen Prozeß wahrscheinlich bei allen Situationen, die nicht in unser Leben zu passen scheinen. Ein co-abhängiger, ein süchtiger Mensch kann sich gleichzeitig in mehreren Stadien des Leidensprozesses befinden und sich mit mehreren Verlusten befassen. Leugnen, Depression, Feilschen und Wut, alles kann auf einmal auf ihn einstürmen. Wir wissen vielleicht nicht, was wir anzunehmen versuchen. Wir wissen vielleicht nicht einmal, daß wir kämpfen, um eine Situation anzunehmen. Wir haben vielleicht das Gefühl, verrückt geworden zu sein.

Wir sind nicht verrückt geworden. Machen wir uns mit diesem Prozeß vertraut. Bei einem geringen Verlust kann der ganze Prozeß in dreißig Sekunden stattfinden; er kann viele Jahre oder ein ganzes Leben lang dauern, wenn der Verlust entscheidend ist. Dies ist ein Modell: Vielleicht durchlaufen wir die Stadien nicht genauso, wie ich sie aufgezeigt habe. Wir können vorwärts- und rückwärtsgehen: von Wut zum Leugnen, vom Leugnen zum Feilschen, vom Feilschen zurück zum Leugnen. Ungeachtet der Geschwindigkeit und Strecke dieser Reise müssen wir alle Stadien durchwandern. Elisabeth Kübler-Ross sagt, es sei nicht nur ein normaler Prozeß, sondern es sei auch ein notwendiger Prozeß, und jedes Stadium sei notwendig. Wir müssen die Schicksalsschläge durch Leugnen abwehren, bis wir besser mit ihnen fertig werden. Wir müssen Wut und Schuld fühlen, bis wir sie aus unserem System entfernen können. Wir müssen versuchen zu überwinden, und wir müssen weinen. Diese Stadien müssen nicht unbedingt unsere Verhaltensweisen diktieren, aber jeder von uns muß eine individuell angemessene Zeit in jedem Stadium verbringen, zu unserem Wohlergehen und um des Annehmens willen. Judi Hollis zitiert Fritz Perls, den Vater der Gestalttherapie: »Der einzige Weg hinaus ist hindurch.«

Wir sind standhafte Wesen. Aber in vielerlei Hinsicht sind wir zerbrechlich. Wir nehmen Veränderung und Verlust an, aber es hängt von unserem Tempo und unserem Weg ab. Und nur wir und Gott können diesen Zeitablauf bestimmen.

»Gesund sind die, die klagen«, schreibt Donald L. Anderson, Geistlicher und Psychologe, in *Better Than Blessed.* »Erst allmählich begreifen wir, daß Leid leugnen bedeutet, eine natürliche menschliche Funktion zu leugnen, und daß dieses Leugnen manchmal schreckliche Konsequenzen verursacht«, fährt er fort. »Leid ist wie jedes echte Gefühl von gewissen körperlichen Veränderungen und der Freisetzung einer Art seelischer Energie begleitet. Wenn diese Energie im normalen Leidensprozeß nicht verbraucht wird, wirkt sie innerhalb des Menschen zerstörerisch ... Selbst eine körperliche Krankheit kann eine Strafe für vorhandenes Leid sein...

Jedes Ereignis, jede Erkenntnis, die das Gefühl eines Verlustes nach sich ziehen, können und sollten beklagt werden. Das bedeutet kein Leben ewiger Trauer. Es bedeutet, willens zu sein, ein ehrliches Gefühl zuzugeben, statt den Schmerz immer zu verdrängen. Es ist nicht nur statthaft, die Traurigkeit zu zeigen, die jeden Verlust begleitet – es ist die gesunde Entscheidung.«

Wir können uns die Erlaubnis geben, diesen Prozeß zu durchschreiten, wenn wir Verlust und Veränderung sehen, auch kleinere Verluste und kleinere Veränderungen. Seien wir sanft zu uns. Dies ist ein zehrender, erschöpfender Prozeß. Er kann uns unsere Energie nehmen und uns aus dem Gleichgewicht werfen. Beobachten wir, wie wir durch diese Stadien gehen, und fühlen wir, was wir fühlen müssen. Sprechen wir mit Menschen, Menschen, die fest sind und uns an Trost, Unterstützung und Verständnis geben, was wir brauchen. Sprechen wir es aus; sprechen wir es durch. Mir hilft es, Gott für den Verlust zu danken – Ihm für meine derzeitige Situation zu danken –, gleichgültig, wie ich fühle oder was ich darüber denke. Mir hilft auch der Gelassenheitsspruch. Es wird nichts Unzumutbares von uns verlangt, aber wir müssen hindurch. Andere Menschen tun das auch. Das Verständnis dieses Prozesses hilft uns, anderen Menschen zu helfen, und es gibt uns die Kraft zur Entscheidung, wie wir uns verhalten werden und was wir tun müssen, damit wir uns um uns kümmern, wenn wir den Prozeß bewältigt haben.

Lernen wir die Kunst des Annehmens. Das ist viel Trauerarbeit.

Hausaufgabe

1. Durchleben Sie oder jemand in Ihrem Leben diesen Leidensprozeß wegen eines größeren Verlustes? In welchem Stadium sind Ihrer Meinung nach Sie oder der andere?
2. Blicken Sie auf Ihr Leben zurück, und denken Sie über die großen Verluste und Veränderungen nach, die Sie durchgemacht haben. Erinnern Sie sich Ihrer Erfahrungen mit dem Leidensprozeß. Beschreiben Sie Ihre Gefühle, während Sie sich daran erinnern.

13
Die eigenen Gefühle fühlen

Wenn ich meine Gefühle unterdrücke,
tut mir der Magen weh ...

John Powell

»Ich besuchte Selbsterfahrungsgruppen«, erzählt die Frau eines Alkoholikers. »Ich pflegte meine Gefühle offen auszudrücken. Jetzt, nach acht Jahren in dieser Beziehung, kann ich Ihnen nicht mehr sagen, was ich damals fühlte, selbst wenn mein Leben davon abhinge.«

Als Co-Abhängige verlieren wir häufig den Kontakt zu unserer Gefühlswelt. Manchmal ziehen wir uns gefühlsmäßig zurück, um nicht erdrückt zu werden. Seelisch verwundbar zu sein, ist gefährlich. Schmerz häuft sich auf Schmerz, und niemand scheint sich darum zu kümmern. Wir würden vom Leid zermalmt, deshalb verursachen wir einen Kurzschluß – als Selbstschutz.

Wir ziehen uns gefühlsmäßig von bestimmten Menschen zurück – Menschen, von denen wir Verletzungen fürchten. Wir vertrauen ihnen nicht, deshalb verstecken wir unsere Seele, wenn sie in unserer Nähe sind.

Manchmal fühlen wir uns gezwungen, unsere Gefühle zurückzuziehen. Familiensysteme, die unter den Auswirkungen von Alkoholismus und anderen Krankheiten leiden, lehnen emotionale Ehrlichkeit ab und scheinen Unaufrichtigkeit geradezu zu verlangen. Denken Sie einmal an Ihre Versuche, einem Betrunkenen zu sagen, wie Sie ihm gegenüber *fühlten*, als er den Wagen zu Bruch fuhr, die Geburtstagsfeier platzen ließ oder sich auf Ihr Bett warf. Unsere Gefühle rufen vielleicht unerfreuliche Reaktionen bei anderen hervor, etwa Wut. Unsere Gefühle zum Ausdruck zu bringen, kann sogar gefährlich für unser körperliches Wohlergehen sein, weil das Familienboot ins Wanken gerät.

Selbst Familien, in denen es keinen Alkoholismus gibt, lehnen Gefühle ab. ›Fühl nicht so! Dieses Gefühl ist unangebracht. Fühl überhaupt nicht‹, können die Botschaften sein, die wir hören. Wir lernen rasch die Lüge, daß unsere Gefühle nicht zählen, daß unsere Gefühle falsch sind. Auf unsere Gefühle wird nicht gehört, also hören wir auch nicht darauf.

Zuweilen mag es leichter erscheinen, nichts zu fühlen. Wir tragen so viel Verantwortung, weil wir so viele Verpflichtungen den Mitmenschen gegenüber auf uns genommen haben. Wir müssen ohnehin tun, was nötig ist. Warum sich die Zeit nehmen zu fühlen? Was sollte das ändern?

Manchmal versuchen wir, unsere Gefühle verschwinden zu lassen, weil wir uns vor ihnen fürchten. Zu erkennen, wie wir wirklich fühlen, würde eine Entscheidung unsererseits verlangen – eine Handlung oder Veränderung. Wir ständen Auge in Auge mit der Wirklichkeit. Wir würden uns bewußt, was wir denken, was wir wollen und was wir tun müssen. Und wir sind noch nicht bereit, es zu tun.

Co-Abhängige sind unterdrückt, deprimiert und gehemmt. Viele von uns wissen bald, was ein anderer fühlt, warum er so fühlt, wie lange er so fühlt und was er wahrscheinlich aufgrund dieses Gefühls tun wird. Viele von uns verbringen ihr Leben damit, sich über die Gefühle anderer Leute den Kopf zu zerbrechen. Wir versuchen, die Gefühle anderer zu bestimmen. Wir versuchen, die Gefühle anderer zu kontrollieren. Wir wollen andere nicht verletzen, wir wollen sie nicht aufregen, und wir wollen sie nicht kränken. Wir fühlen uns verantwortlich für die Gefühle anderer. Aber wir wissen nicht, was wir fühlen. Und wenn wir doch einmal etwas fühlen, dann wissen wir nicht, welche Entscheidung wir treffen sollen. Viele von uns haben die Verantwortung für unsere Gefühlswelt aufgegeben oder nie übernommen.

Wie wichtig sind Gefühle eigentlich? Bevor ich diese Frage beantworte, lassen Sie mich davon erzählen, wie ich 1973 wegen Drogenabhängigkeit im Willmar State Hospital in Willmar, Minnesota, lag. Ich war zehn Jahre lang an Alkohol, Heroin, Dilaudid, Morphium, Methadon, Kokain, Barbiturate, Amphetamine, Marihuana und alle möglichen anderen Mittel gewöhnt und mußte nun alles vermeiden, was auch nur im entferntesten mein Bewußtsein verändert hätte. Als ich meine Beraterin Ruth Anderson und andere Berater fragte, wie ich das anstellen sollte, erwiderten sie: »Befassen Sie sich mit Ihren Gefühlen.« (Sie schlugen mir auch vor, mich den Anonymen Alkoholikern anzuschließen. Davon später mehr.) Ich begann mich mit meinen Gefühlen zu befassen. Zuerst fühlte ich mich schrecklich. Ich hatte Gefühlsausbrüche, die mir den Kopf wegzureißen schienen. Aber es funktionierte. Ich erlebte meine ersten Tage und Monate der Abstinenz. Dann kam das Ende der Behandlung. Ich sah mich der schier unlösbaren Aufgabe gegenüber, mich in die Gesellschaft einzufügen. Ich hatte keine Stellung; für Heroinabhängige ist es sehr schwer, eine einträgliche Anstellung zu bekommen und zu behalten. Ich mußte meine Beziehungen zu allen Leuten aus der Drogenszene abbrechen, und das galt für alle meine Bekannten. Meine Familie war skeptisch hinsichtlich meiner Genesung und verständlicherweise noch immer wütend wegen gewisser Dinge, die ich getan hatte. Ich hatte eine Spur der Zerstörung und des Chaos hinter mir gelassen, und ich glaubte nicht, daß es in der Gesellschaft einen Platz für mich gäbe. Mein Leben lag vor mir und barg wenig Verheißungsvolles. Zur gleichen Zeit riet meine Beraterin, weiterzumachen und zu leben anzufangen. Wieder fragte ich sie, wie ich das denn anstellen solle. Wieder entgegnete sie: »Beschäftigen Sie sich mit Ihren Gefühlen. Gehen Sie zu den Anonymen Alkoholikern, und alles wird sich regeln.«

Das klang für mich ein bißchen zu einfach, aber ich hatte keine große Wahl. Erstaunlicherweise und dank der

Hilfe meiner Höheren Macht gelang das soweit. Aber ich geriet tief in die Co-Abhängigkeit, als ich mich selbst für zu aufgeklärt hielt, um mich mit meinen Gefühlen zu beschäftigen. Die Moral von dieser Geschichte: daß man von Drogenabhängigkeit genesen kann, wenn man sich mit seinen Gefühlen beschäftigt und zu AA geht. Aber darüber hinaus beantwortet sie die Frage, die ich früher schon stellte: Wie wichtig sind Gefühle?

Gefühle sind nicht das ›Ein und Alles‹ des Lebens. Gefühle dürfen unsere Verhaltensweisen nicht diktieren oder kontrollieren, aber wir können unsere Gefühle auch nicht mißachten. Sie lassen sich nicht beiseite schieben.

Unsere Gefühle sind wichtig. Sie zählen. Sie sind von Bedeutung. Der emotionale Teil von uns ist etwas Besonderes. Wenn wir unsere Gefühle verdrängen, wenn wir sie unterdrücken, verlieren wir einen wichtigen Teil von uns und unserem Leben. Gefühle sind die Quelle von Freude ebenso wie von Trauer, Angst und Wut. Der emotionale Teil von uns ist der Teil, der ebenso lacht wie weint. Der emotionale Teil von uns ist das Zentrum für das Geben und Empfangen der warmen Glut der Liebe. Durch diesen Teil fühlen wir uns Menschen nahe. Durch diesen Teil fühlen wir Berührung und andere sinnliche Erfahrungen.

Unsere Gefühle sind auch Indikatoren. Wenn wir uns glücklich, wohl, angenehm und zufrieden fühlen, wissen wir gewöhnlich, daß im derzeitigen Augenblick in unserer Welt alles gut ist. Wenn wir uns durch Wut, Angst oder Trauer unbehaglich fühlen, sagen uns unsere Gefühle, daß eine Störung vorliegt. Diese Störung kann an uns liegen – an etwas, das wir tun oder denken –, oder sie liegt außerhalb von uns. Aber irgend etwas stimmt nicht.

Gefühle können auch positive Anstöße geben. Wut motiviert uns dazu, ein lästiges Problem zu lösen. Angst ermutigt uns, einer Gefahr aus dem Weg zu gehen. Wiederholter Schmerz und seelisches Leid raten uns, uns fernzuhalten.

Unsere Gefühle geben uns auch Hinweise auf uns selbst:

auf unsere Wünsche, unser Wollen und unsere Neigungen. Durch unsere Gefühle entdecken wir uns selbst und erfahren, was wir wirklich denken. Unsere Gefühle reichen auch in jenen tiefen inneren Bereich, der Wahrheit sucht und erkennt und Selbsterhaltung, Selbstverwirklichung, Sicherheit und Gutes verlangt. Unsere Gefühle sind mit unserem bewußten Gedankenprozeß und mit dieser mysteriösen Gabe verbunden, die wir Instinkt oder Intuition nennen.

Es gibt jedoch auch eine dunkle Seite von Gefühlen. Seelisches Leid tut weh. Es kann so sehr schmerzen, daß wir meinen, nur aus diesem Seelenleid zu bestehen. Schmerz und Trauer scheinen oft endlos zu sein. Angst kann zum Hemmschuh werden und uns daran hindern, Dinge zu tun, die wir tun wollen und müssen, um unser Leben zu leben.

Manchmal bleiben wir in Gefühlen hängen – gefangen im Abgrund eines bestimmten düsteren Gefühls – und glauben, wir kämen nie wieder heraus. Wut kann sich zu Ablehnung und Bitterkeit wandeln und schier ewig andauern. Trauer wird oft zur Depression und erstickt uns fast. Einige von uns leben lange Zeit mit der Angst.

Unsere Gefühle können uns auch täuschen. Unsere Gefühle können uns in Situationen führen, von denen unser Kopf uns abrät. Manchmal sind Gefühle wie Zuckerwatte; sie scheinen mehr zu sein, als sie tatsächlich sind.

Trotz der dunklen Seite der Gefühle – die schmerzlichen, die lang anhaltenden und die täuschenden – entsteht ein noch freudloseres Bild, wenn wir uns entschließen, emotionslos zu bleiben. Unsere Gefühle nicht zu fühlen, uns emotional zurückzuziehen und diesen Teil von uns ganz zu verdrängen, ist negativ, ungesund und selbstzerstörerisch.

Gefühle zu unterdrücken oder zu leugnen, führt zu Kopfschmerzen, Magenbeschwerden, Rückenschmerzen und einem allgemein geschwächten körperlichen Zustand, der die Tür zu vielen Krankheiten öffnet. Gefühle zu unterdrücken – besonders während des Stadiums, da wir das Leiden leugnen –, führt zu Problemen wie Eßsucht, Magersucht, Alkoholmißbrauch und dem Gebrauch anderer Drogen, zu sexuellem Suchtverhalten, Verschwendungssucht, Schlaflosigkeit, Schlafsucht, Besessenheit, Kontrollverhalten und anderen Zwangshaltungen.

Gefühle sind Energie. Unterdrückte Gefühle blockieren unsere Energie. Wir tun uns nichts Gutes, wenn wir uns blockieren.

Unterdrückte Gefühle verschwinden nicht. Sie dauern an, werden zuweilen stärker und sorgen dafür, daß wir uns seltsam verhalten. Wir müssen dem Gefühl immer um einen Schritt voraus sein, wir müssen beschäftigt bleiben, wir müssen *irgend etwas* tun. Wir wagen es nicht, ruhig und friedlich zu sein, weil wir dann diese Gefühle spüren könnten. Die Gefühle könnten uns entgleiten, könnten uns veranlassen, etwas zu tun, was wir nie tun wollten: die Kinder anschreien, die Katze treten, unser Lieblingskleid bekleckern oder auf der Party weinen. Wir bleiben in Gefühlen verstrickt, weil wir versuchen, sie zu unterdrücken; aber sie gehen wie ein hartnäckiger Nachbar erst weg, wenn wir ihre Anwesenheit zur Kenntnis nehmen.

Wir sollten vor allem deshalb unsere Gefühle nicht unterdrücken, weil der Rückzug der Gefühle den Verlust unserer positiven Gefühle verursacht. Wir verlieren die Fähigkeit zu fühlen. Manchmal mag dies eine willkommene Erleichterung sein, wenn der Schmerz sonst unermeßlich oder endlos wird, aber für das Leben ist das keine gute Voraussetzung. Unsere tiefsten Bedürfnisse verschließen sich – unser Bedürfnis, zu lieben und geliebt zu werden –, wenn wir unsere Gefühle verdrängen. Wir verlieren unsere Fähigkeit, Sex zu genießen, und das Menschsein. Wir verlieren die Fähigkeit, uns anderen Menschen nahe zu fühlen, was man auch als Vertrautheit bezeichnet. Wir verlieren unsere Fähigkeit, das Leben zu genießen.

Wir verlieren den Kontakt zu uns und unserer Umgebung. Wir stehen nicht mehr mit unseren Instinkten in

Verbindung. Wir merken nicht mehr, was unsere Gefühle uns sagen, und nehmen Probleme in unserer Umgebung nicht mehr wahr. Wir verlieren die stärkende Kraft der Gefühle. Wenn wir nicht fühlen, überprüfen wir wahrscheinlich auch das Denken nicht, das damit Hand in Hand geht, und wir wissen nicht, was unser Inneres uns sagt. Und wenn wir uns nicht mit unseren Gefühlen beschäftigen, verändern wir uns nicht und wachsen nicht. Wir hängen fest.

Gefühle sind nicht immer ein Quell der Freude, aber sie zu unterdrücken, kann geradezu verhängnisvoll werden. Was also ist die Lösung? Was tun wir mit diesen vertrackten Gefühlen, die sowohl eine Last als auch eine Freude sind?

Wir fühlen sie. Wir können fühlen. Es ist gut, unsere Gefühle zu fühlen. Es ist gut für uns, Gefühle zu haben – alle Gefühle. Es ist sogar für Männer gut, zu fühlen. Gefühle sind nichts Falsches. Sie sind nicht unschicklich. Wir brauchen uns wegen unserer Gefühle nicht schuldig zu fühlen. Gefühle sind keine Taten; mörderische Wut zu empfinden, ist etwas anderes als einen Mord zu begehen. Gefühle sollten nicht nach Gut oder Böse beurteilt werden. Gefühle sind emotionale Energie; sie sind keine Charakterzüge.

Es heißt, daß es Hunderte verschiedener Gefühle gibt, die von Verstimmt und Verärgert zu Überschwenglich und Begeistert und so weiter reichen. Einige Therapeuten haben diese Liste auf vier reduziert: Wut, Trauer, Freude und Angst. Dies sind die vier Hauptgefühle; der Rest sind Abstufungen und Varianten. So fallen beispielsweise die Gefühle der Einsamkeit und Niedergeschlagenheit in die Kategorie Trauer; Ängstlichkeit und Nervosität sind Variationen der Angst; ›rosarote Wolke‹ und Euphorie gehören der Freude an. Sie können Ihre Gefühle nennen, wie Sie wollen; entscheidend ist, daß Sie sie fühlen.

Das bedeutet nicht, daß wir ständig auf der Hut vor dem einen oder anderen Gefühl sein müssen. Es bedeutet nicht, daß wir unser Leben damit verbringen sollen, in emotionalem Unrat zu waten. Tatsächlich bedeutet die Beschäftigung mit unseren Gefühlen, daß wir aus dem Unrat herauskommen. Es bedeutet, wenn ein Gefühl – emotionale Energie – kommt, fühlen wir es. Wir verharren für ein paar Momente, erkennen das Gefühl und tun den nächsten Schritt. Wir zensieren nicht. Wir blockieren nicht. Wir laufen nicht davon. Wir befehlen uns nicht: Fühl das nicht! Etwas muß mit mir nicht stimmen. Wir fällen kein Urteil über uns wegen unserer Gefühle. Wir erfahren sie. Wir erlauben der Energie, durch unseren Körper zu strömen, und wir akzeptieren, daß es unsere emotionale Energie ist, unser Gefühl. Wir sagen: Ich bin in Ordnung.

Daraufhin tun wir das Rätselhafte, was so viele Menschen als ›Auseinandersetzung mit unseren Gefühlen‹ bezeichnen. Wir reagieren angemessen auf unser Gefühl. Wir prüfen die Gedanken, die sie begleiten, und wir nehmen sie an, ohne Unterdrückung oder Zensur.

Dann entscheiden wir, ob es einen nächsten Schritt gibt. Hier erst urteilen wir. Hier kommt unser Moralkodex ins Spiel. Wir beurteilen uns nicht, weil wir ein Gefühl haben. Wir entscheiden, wenn überhaupt, was wir mit dem Gefühl und dem begleitenden Gedanken tun. Wir wägen die Situation ab, entscheiden uns dann für eine Verhaltensweise entsprechend unserem Moralkodex und unserem neuen Ideal des Kümmerns um uns selbst. Gibt es ein Problem, das wir lösen müßten? Ist unser Denken unbegründet? Wir müssen vielleicht gewisse fatalistische Denkmuster korrigieren, wie etwa: Ich empfinde schreckliche Angst und Trauer, weil der Wagen kaputt ist und die Welt deshalb untergeht. Es wäre richtiger zu sagen: Ich bin traurig, weil der Wagen kaputt ist. Ist das Problem lösbar? Betrifft es einen anderen Menschen? Ist es notwendig oder angemessen, das Problem mit dem anderen zu diskutieren? Falls ja, wann? Vielleicht reicht es, dieses Gefühl nur zu fühlen und den Gedanken zu denken. Wenn Sie im Zweifel darüber sind, was Sie tun sollen, wenn das Gefühl besonders stark ist oder die Tat, für die Sie sich entscheiden, besonders radikal ist, schlage ich vor, Sie warten einen Tag lang, bis Sie ruhig sind und sich wieder gefaßt haben. Anders gesagt: Lassen Sie los.

Unsere Gefühle müssen uns nicht beherrschen. Nur weil wir Wut haben, müssen wir nicht schreien und schlagen. Nur weil wir traurig oder deprimiert sind, müssen wir nicht den ganzen Tag lang im Bett liegen bleiben. Nur weil wir unsicher sind, heißt das nicht, daß wir uns nicht um die Stelle bewerben. Ich will auf keinen Fall dazu aufrufen, Gefühle zu unseren Kontrolleuren zu machen. Tatsächlich sage ich genau das Gegenteil: Wenn wir unsere Gefühle nicht fühlen und uns verantwortungsvoll mit ihnen beschäftigen, dann werden sie uns kontrollieren. Wenn wir uns nicht verantwortungsvoll mit unseren Gefühlen beschäftigen, unterwerfen wir sie unserem Intellekt, unserer Vernunft und unserem Moral- und Verhaltenskodex.

Angemessen auf unsere Gefühle zu reagieren, bedeutet auch, daß wir für unsere Gefühle haften. Die Gefühle jedes Menschen gehören ihm. Niemand anderer kann für uns fühlen; niemand außer uns ist letztlich für unsere Gefühle verantwortlich, sosehr wir darauf bestehen mögen, daß jemand verantwortlich ist. Menschen können uns helfen zu fühlen, aber sie können nicht an unserer Stelle fühlen. Menschen können auch die Art und Weise nicht verändern, wie wir fühlen. Das können nur wir. Außerdem sind wir nicht für die Gefühle anderer verantwortlich, obwohl wir dafür verantwortlich sind, wie rücksichtsvoll wir uns gegenüber den Gefühlen anderer verhalten. Verantwortungsbewußte Menschen tun das zuweilen. Die meisten Co-Abhängigen jedoch tun es zu sehr. Wir müssen mit unseren Gefühlen auch behutsam umgehen. Unsere Gefühle sind die Reaktion auf die Situationen des Lebens. Die Aufrichtigkeit erfordert deshalb auch, daß Sie sagen, wenn Sie mit jemandem über ein Gefühl sprechen: »Ich fühle das und das, wenn Sie dies und jenes tun, weil ...« und nicht: »Sie gaben mir das Gefühl ...«

Allerdings wollen wir vielleicht eine andere Entscheidung treffen, wie wir mit unseren Gefühlen fertig werden. Dies gilt besonders dann, wenn wir ständig mit großem Schmerz auf das Verhalten eines anderen reagieren und der andere uns weiterhin quält, selbst nachdem wir mit ihm oder ihr darüber gesprochen haben. Da bedarf es keines großen Anstoßes mehr, um zu fühlen. Denken Sie daran, Gefühle sind Indikatoren und Motivatoren. Achten Sie auf die Gefühlsmuster. Sie verraten uns viel über uns und unsere Beziehungen.

Zuweilen bedeutet die Beschäftigung mit Gefühlen, daß ein Ändern unseres Denkens nötig ist. Viele Therapien erkennen eine direkte Beziehung zwischen dem, was wir denken, und dem, was wir fühlen. Es gibt eine Verbindung. Was wir denken, beeinflußt unser Fühlen. Manchmal bewegen falsche, übertriebene oder fehlgeleitete Gedanken unsere Gefühle oder bewirken, daß sie länger als nötig andauern. Wenn wir denken, daß etwas schrecklich ist, nie besser wird und einfach nicht wahr sein darf, werden sich unsere Gefühle verstärken. Ich nenne das Katastrophendenken. Darum ist es wichtig, unser Denken zu prüfen, nachdem wir unsere Gefühle geprüft haben. Holen wir es ans Licht. Ist das Denken fehlgeleitet, dann wissen wir, was wir zu tun haben, um unser Problem zu lösen, nicht wahr?

Es gibt Zeiten, da wir vielleicht unsere Gefühle und Gedanken mit anderen Menschen diskutieren müssen. Es ist nicht gesund, unser Leben isoliert zu leben. Unser Gefühlsleben mit anderen zu teilen, schafft Nähe und Vertrautheit. Zudem hilft es, uns selbst zu akzeptieren, wenn wir von einem anderen akzeptiert werden, denn wir sind, wer wir sind. Das ist immer eine wundervolle Erfahrung. Manchmal wollen wir etwas mit einem Freund diskutieren, der nur zuhört, während wir erzählen und herauszufinden versuchen, was geschieht. Dinge, die wir in uns verschließen, können beängstigend groß und stark werden. Sie mitzuteilen, macht sie kleiner. Wir bekommen Durchblick. Es macht auch immer Spaß, erfreuliche Gefühle miteinander zu teilen: die Freuden, die Erfolge, die amüsanten Aspekte. Und wenn wir eine intime Beziehung zu jemandem haben wollen, dann müssen wir über unsere Gefühle sprechen. Das nennt man Ehrlichkeit der Gefühle.

Vorsicht: Intensive Glücksgefühle können ebenso quälend und erschreckend sein wie traurige Gefühle – laut Scott Egleston besonders bei Co-Abhängigen, die nicht an Glücksgefühle gewöhnt sind. Viele Co-Abhängige glauben, daß auf Glücksgefühle immer traurige Gefühle folgen müssen, weil das gewöhnlich in ihrer Vergangenheit der Fall war. Viele Co-Abhängige glauben, sie hätten Glück nicht verdient. Manchmal tun wir irgend etwas, um traurige Gefühle zu erzeugen, nachdem wir Glück empfunden haben oder wenn auch nur die Möglichkeit besteht, daß ein Glücksgefühl entstehen könnte. Es ist in Ordnung, glücklich zu sein. Es ist in Ordnung, traurig zu sein. Lassen Sie die Energie der Gefühle fließen, und streben Sie nach Frieden und Ausgeglichenheit.

Es gibt Zeiten, da wir vielleicht professionelle Hilfe brauchen, um mit unseren Gefühlen fertig zu werden. Wenn wir in einem bestimmten Gefühl verhaftet sind, sollten wir uns geben, was wir brauchen. Suchen Sie einen Berater auf, einen Therapeuten, einen Psychoanalytiker oder einen Geistlichen. Kümmern Sie sich um sich. Sie verdienen es. Wir suchen vielleicht auch professionelle Hilfe, wenn wir über lange Zeit hinweg Gefühle zurückgehalten oder unterdrückt haben.

Manchmal sind nur ein wenig Übung und Bewußtsein erforderlich, um unsere Gefühlswelt zu wecken. Die folgenden Beschäftigungen helfen mir, in Kontakt mit meinen Gefühlen zu treten: Gymnastik, einen Brief schreiben, den ich nicht abschicken werde, mit Menschen sprechen, bei denen ich mich sicher fühle, Meditation. Wir müssen uns angewöhnen, uns selbst zu spüren. Wir sollten der Gewohnheit Beachtung schenken, die uns einredet, unser Gefühl sei falsch; wir sollten darauf achten, wie wohl wir uns fühlen; wir sollten darauf achten, was wir denken und sagen, und dabei auf den Tonfall unserer Stimme achten; wir müssen ein Auge darauf haben, was wir tun. Wir werden einen Weg zu unseren Gefühlen finden, einen Weg, den wir meistern.

Wir müssen Gefühle in unser Leben einbeziehen und dann die Verpflichtung eingehen, uns sanft und liebevoll darum zu kümmern. Fühlen wir unsere Gefühle. Vertrauen wir unseren Gefühlen, und vertrauen wir uns selbst. Wir sind weiser, als wir glauben.

Hausaufgabe

1. Lesen Sie durch, was Sie bisher geschrieben haben. Welche Gefühle traten zutage oder brachen hervor, während Sie schrieben?
2. Lassen Sie uns das ›Was-wäre-wenn?‹-Spiel spielen. Was wäre, wenn Sie jetzt sofort alles fühlen könnten, was Sie fühlen wollen, und dieses Gefühl Sie nicht zu einem ›schlechten Menschen‹ machen würde? Was würden Sie dann fühlen? Schreiben Sie etwas darüber.
3. Suchen Sie sich jemanden, der vertrauenswürdig und ein guter Zuhörer ist, jemanden, der akzeptiert und nicht retten will, und beginnen Sie, ehrlich und offen über Ihre Gefühle zu sprechen. Hören Sie den Gefühlsäußerungen dieses Menschen zu, ohne zu urteilen oder fürsorgliche Gesten zu machen. Das ist doch schön, nicht wahr? Wenn Sie niemanden kennen, bei dem Sie das wagen können, schließen Sie sich einer Selbsthilfegruppe an.

14
Wut

»Was haßt du an mir so sehr?« fragte ein Mann seine Frau im sechsten Monat der Trockenheit.
»Alles!« erwiderte sie mit vernichtendem Blick.

Anonymes Zitat

Viele Jahre lang empfand ich selten Wut. Ich weinte. Ich fühlte mich verletzt. Aber Wut? Nein, ich war nie wütend!

Als meine Genesung von der Co-Abhängigkeit ihren Fortgang nahm, fragte ich mich, ob ich wirklich *keine Wut* kannte.

Janet Woititz beschreibt mich in ihrem Zitat aus *Marriage on the Rocks*: »Sie werden streng und mißtrauisch. Wut verzehrt Sie, ohne ein befreiendes Ventil zu finden. Jeder, der in Ihr Haus kommt, spürt die Schwingungen der Wut. Davor gibt es kein Entrinnen. Wer hätte gedacht, daß Sie sich in eine selbstgerechte Hexe verwandeln könnten?«

Wutgefühle sind Teil eines jeden Lebens. Kinder haben Wut; Teenager haben Wut; Erwachsene haben Wut. Manchmal spielt Wut nur eine kleine Rolle in unserem Leben und stellt kein großes Problem dar. Wir lassen Dampf ab, und damit ist es erledigt. Das Leben geht seinen gewohnten Gang, und das Problem ist behoben.

Das ist bei Co-Abhängigen gewöhnlich nicht der Fall, besonders dann nicht, wenn sie mit einem Alkoholiker, einem Süchtigen oder jemandem mit einem ernsten Dauerproblem zusammenleben. Wut kann zu einem bedeutenden Teil unseres Lebens werden. Sie kann zu unserem Leben schlechthin werden. Der Alkoholiker ist wütend, wir sind wütend, die Kinder sind wütend, und sogar der Hund ist wütend. Alle sind verrückt, dauernd. Nie kann jemand Dampf ablassen. Selbst wenn wir nicht schreien, selbst wenn wir so tun, als wären wir ganz gelassen, sind wir wütend. Wir werfen böse Blicke und machen böse Gesten, die uns verraten. Feindseligkeit lauert direkt unter der Oberfläche, wartet nur auf eine Gelegenheit, herauszukommen. Wut explodiert manchmal wie eine Bombe, doch niemand wird damit fertig. Der Alkoholiker sagt: »Wie kannst du es wagen, auf mich wütend zu sein? Ich bin der King. Ich bin wütend auf dich, aber doch nicht umgekehrt!« Der Co-Abhängige sagt: »Nach allem, was ich für dich getan habe, bin ich wütend, wann es mir paßt.« Doch im stillen überlegt der Co-Abhängige: Vielleicht hat er recht ... Wie kann ich es wagen, auf den Alkoholiker wütend zu sein? Mit mir kann etwas nicht stimmen, daß ich so empfinde. Wir versetzen unserem Selbstwertgefühl einen weiteren Schlag und haben ein schlechtes Gewissen. Und die Wut ist immer noch da. Die Probleme lösen sich nicht; die Wut tritt nicht ans Licht. Sie schwärt und kocht.

Selbst nach dem Geschenk der Nüchternheit und der Genesung von einem langwährenden Problem bleibt oft Wut zurück. Gewöhnlich hat sie ihren Höhepunkt erreicht, wenn der Alkoholiker Hilfe annimmt. Niemand, der Alkoholiker eingeschlossen, kann den Wahnsinn länger ertragen. Manchmal wird es noch schlimmer. Der Co-Abhängige erkennt vielleicht zum ersten Mal, daß *alles* nicht seine Schuld ist. Der Co-Abhängige empfindet vielleicht sogar neue Wut, weil er so lange annahm, er hätte an allem Schuld gehabt! Vielleicht fühlt der Co-Abhängige sich zum ersten Mal so sicher, daß er seine Wut fühlt und sie ausdrückt. Alles mag sich so weit beruhigt haben, daß der Co-Abhängige erkennt, wieviel Wut er hatte und noch hat. Dies kann weitere Konflikte verursachen. Der Alkoholiker erwartet und wünscht sich vielleicht, neu anfangen zu können – ohne die schmutzige Wäsche aus der Vergangenheit waschen zu müssen –, jetzt, da er ein neues Leben begonnen hat.

Also sagt der Alkoholiker: »Wie kannst du es wagen, jetzt wütend zu werden? Wir haben doch alles hinter uns.«

Und der Co-Abhängige erwidert: »Das denkst *du*. Ich fange gerade erst an.«

Dann fügt der Co-Abhängige seinem schwachen Selbstwertgefühl und dem schlechten Gewissen noch einen weiteren quälenden Gedanken hinzu: Der Alkoholiker hat recht. Wie kann ich es wagen, ausgerechnet jetzt wütend zu sein? Ich sollte selig sein. Ich sollte dankbar sein. Irgend etwas stimmt mit *mir* nicht.

Dann fühlen sich alle schuldig, weil alle Wut haben. Und alle sind noch wütender, weil sie sich schuldig fühlen. Sie fühlen sich getäuscht und sind wütend, weil die Nüchternheit nicht die Freude gebracht hat, die sie versprach. Es war nicht der Wendepunkt, um anschließend glücklicher zu leben. Mißverstehen Sie mich nicht. Es ist besser. Es ist erheblich besser, wenn Menschen nüchtern werden. Aber Nüchternheit bedeutet keine magische Heilung von Wut und Beziehungsproblemen. Die alte Wut verraucht. Neue Wut nährt das Feuer. Der Droge oder dem Problem kann man die Schuld nicht mehr geben, obwohl sie häufig dort liegt. Die Drogen können nicht länger konsumiert werden, um die Wut künstlich niederzuhalten. Oft bekommen wir Co-Abhängigen nicht einmal mehr das Mitgefühl und die Zuwendung von Freunden. Es ist doch eigentlich wundervoll, daß der Alkoholiker mit dem Trinken aufgehört hat oder das Problem gelöst ist. Was stimmt nicht mit uns? fragen wir. Können wir nicht vergessen und verzeihen? Und wieder fragt sich der Co-Abhängige: Was stimmt nicht mit mir?

Wut mag ein alltägliches Gefühl sein, aber es ist schwer, damit fertig zu werden. Die meisten von uns haben nicht gelernt, wie man mit Wut umgeht, weil andere ihre Wut zwar zeigen, aber uns nicht beibringen, richtig damit umzugehen. Die meisten Menschen zeigen ihre Wut auf unangemessene Weise, weil sie sich auch nicht sicher sind.

Man gibt uns vielleicht den guten Rat: »Sei wütend, aber versündige dich nicht!« »Laß die Sonne nie im Zorn untergehen!« »Such keine Rache.« Manche von uns können diesen Empfehlungen nicht folgen. Sie legen sie so aus: Sei nicht wütend. Viele von uns sind sich nicht sicher, was sie über Wut denken sollen. Manche von uns glauben den Lügen, die über Wut verbreitet werden.

Häufig glauben Co-Abhängige und andere Menschen die folgenden Märchen über Wut:

- Es ist nicht in Ordnung, wütend zu sein.
- Wut ist eine Vergeudung von Zeit und Energie.
- Gute, nette Menschen haben keine Wut.
- Wir sollten Wut unterdrücken, wenn sie aufsteigt.
- Wir verlieren die Kontrolle und flippen aus, wenn wir wütend sind.
- Menschen verlassen uns, wenn wir wütend auf sie sind.
- Andere Menschen sollten nie Wut auf uns haben.
- Wenn andere wütend auf uns sind, müssen wir etwas Falsches getan haben.
- Wenn andere wütend auf uns sind, haben wir sie dazu gebracht, so zu sein, und wir sind verantwortlich dafür, wenn wir ihre Zuneigung verlieren.
- Wenn wir Wut empfinden, hat uns jemand dazu gebracht, so zu fühlen, und der ist für unsere Wut verantwortlich.
- Wenn wir auf jemanden wütend sind, ist die Beziehung beendet, und der andere verschwindet aus unserem Leben.
- Wenn wir wütend sind, sollten wir denjenigen bestrafen, der uns dazu bringt, Wut zu haben.
- Wenn wir auf jemanden wütend sind, muß der andere sein Tun ändern, damit wir keine Wut mehr haben.
- Wenn wir wütend sind, müssen wir jemanden schlagen oder etwas zerbrechen.
- Wenn wir auf jemanden wütend sind, bedeutet das, wir lieben ihn nicht mehr.
- Wenn jemand auf uns wütend ist, liebt er uns nicht mehr.
- Wut ist ein schlechtes Gefühl.
- Es ist in Ordnung, wütend zu sein, wenn wir unser Gefühl rechtfertigen können.

Nach dem Programm der Anonymen Alkoholiker sollte man während der Genesung keine Wut aufkommen lassen. Dahinter steckt der Gedanke, daß wir lernen sollten, angemessen und sofort mit Wut umzugehen, bevor sich eine schädliche Verstimmung aufbaut.

Als Co-Abhängige erschrecken wir vor unserer Wut und der Wut anderer Menschen. Vielleicht glauben wir das eine oder andere dieser Märchen. Oder wir fürchten uns aus anderen Gründen vor der Wut. Jemand mag uns geschlagen oder mißhandelt haben, als er wütend war. Wir haben vielleicht jemanden geschlagen oder mißhandelt, als wir Wut hatten. Manchmal kann schon die bloße Energie, die die Wut begleitet, erschreckend sein, besonders wenn jemand betrunken ist.

Wir reagieren auf Wut, sowohl auf unsere eigene als auch auf die anderer Menschen. Wut ist ein herausforderndes Gefühl. Sie kann schädlich sein. Und viele von uns haben ihrerseits so viel davon, daß sie sofort darauf reagieren. In uns ist unendlich viel von der Wut, die Leid begleitet. In uns ist die Wut, die aus dem Stadium des Rettens oder des Kümmerns herrührt. Viele von uns kleben in dieser Ecke des Dreiecks. Wir haben unerklärliche Gefühle von Wut, die ungerechtfertigt sind und durch unser Katastrophendenken verursacht werden: das ›... sollte‹, ›schrecklich‹, ›niemals‹ und ›immer‹. Wir haben die Wut gerechtfertigt – alle diese verrückten Gefühle, die jeder andere auch fühlen würde, wenn ihm jemand *das* angetan hätte. Wir haben Wut, um Trauer und Angst zu verdekken. Traurige Gefühle und Gefühle der Angst wandeln sich in Wut, und viele von uns haben sehr viel Trauer und Angst empfunden. Wir haben Wut, die daraus resultiert, daß wir uns schuldig fühlen. Schuldgefühle, berechtigt wie unberechtigt, verwandeln sich schnell in Wut. Co-Abhängige haben auch davon eine Menge. Ob Sie es glauben oder nicht, auch Alkoholiker. Sie neigen noch viel eher dazu, sie in Wut umzuwandeln.

Und wir haben reaktive Wut. Wir werden wütend, weil

ein anderer Wut hat. Dann wird er noch wütender, und wir werden wütender, weil er wütender wird. Bald sind alle wütend, und niemand weiß eigentlich warum. Aber wir alle sind wütend – und fühlen uns deshalb schuldig.

Manchmal ziehen wir es vor, wütend zu bleiben. Dadurch fühlen wir uns unverwundbar und stark. Es ist wie ein Schutzschild. Wenn wir wütend sind, fühlen wir uns nicht verletzt oder verängstigt, zumindest nicht mehr so ausgeprägt.

Traurigerweise wissen viele nicht, wohin mit ihrer Wut. Wir schlucken sie, beißen uns auf die Zunge, straffen die Schultern, pressen die Wut in den Magen, lassen sie im Kopf herumtoben, rennen davor weg, gehen mit Medikamenten dagegen vor oder füttern sie mit einem Stück Kuchen. Wir machen uns Selbstvorwürfe, wandeln Wut in Depression, legen uns ins Bett, hoffen zu sterben und werden dadurch krank. Schließlich bitten wir Gott, uns zu vergeben, daß wir so schreckliche Menschen sind und überhaupt Wut hatten.

Viele von uns stecken in einem echten Dilemma mit ihrer Wut, besonders wenn wir in einem Familiensystem leben, in dem es heißt: Fühl nicht; sei vor allem nicht wütend! Der Alkoholiker will gewiß nichts davon hören, wie wir uns fühlen. Er denkt wahrscheinlich, daß unsere Wut ohnehin grundlos sei, und es stört ihn, wenn wir davon sprechen. Unsere Wut könnte dem Alkoholiker Schuld zuweisen. Der Alkoholiker überwältigt uns vielleicht sogar mit seiner Wut, nur damit wir uns schuldig fühlen und er uns unterdrücken kann.

Häufig können oder wollen wir unseren Eltern nicht sagen, wie wir fühlen. Sie könnten wütend auf uns werden, weil wir eine Freundschaft mit jemandem haben, der ein Alkohol- oder ein anderes Drogenproblem hat. Oder unsere Eltern sehen nur die guten Seiten des Alkoholikers oder Süchtigen und denken, wir seien ungerecht oder würden übertreiben. Unsere Freunde könnten sogar krank werden, wenn sie uns klagen hören. Einige von uns schämen sich so, daß sie glauben, nicht einmal dem Pastor oder Priester sagen zu können, wie wütend sie sind. Der Geistliche würde uns einfach Sünder nennen, und davon möchten wir nun wirklich nichts mehr hören. Das haben wir uns alles selbst schon oft gesagt. Viele von uns denken nicht einmal daran, sich an die Höhere Macht zu wenden und zu sagen, wie wütend sie sind.

Was also tun wir mit dem angestauten Dampf? Dasselbe, was wir mit fast allem tun, das uns betrifft: Wir unterdrücken ihn und fühlen uns deshalb schuldig. Unterdrückte Wut verursacht wie alle unterdrückten Gefühle Konflikte. Manchmal tritt unsere Wut übertrieben zutage. Wir schreien jemanden an, den wir gar nicht anschreien wollten. Wir verzerren das Gesicht, verziehen die Lippen und tragen dazu bei, daß andere das Gefühl bekommen, sie seien in unserer Nähe nicht erwünscht. Wir zerschlagen Geschirr, obwohl wir es uns nicht leisten können, etwas von materiellem Wert zu zerbrechen, weil wir bereits soviel verloren haben.

Zu anderen Zeiten zeigt sich unsere Wut auf andere Weise. Wir stellen möglicherweise fest, daß wir keinen Sex mehr wollen, unfähig dazu sind oder uns weigern, ihn zu genießen. Wir sind unfähig, überhaupt etwas zu genießen. Dann fügen wir unserem ohnehin größer werdenden Scherbenhaufen noch eine Portion Selbsthaß hinzu, weil wir uns wundern, was mit uns nicht in Ordnung ist, und gehen unseren feindseligen Weg weiter. Wenn Leute uns fragen, was mit uns los sei, beißen wir die Zähne zusammen und sagen: »Nichts. Mir geht es gut, danke.« Wir beginnen vielleicht sogar, kleine gemeine Dinge oder große gemeine Dinge zu tun, um mit denen gleichzuziehen, auf die wir wütend sind.

Wenn Wut lange genug unterdrückt wird, sucht sie sich schließlich andere Wege, um zum Vorschein zu kommen. Unerfreuliche Gefühle sind wie Unkraut. Sie verschwinden nicht, indem wir sie mißachten; sie wachsen wild und wuchern überall. Unsere Wut kommt eines Tages brüllend hervor. Wir sagen Dinge, die wir nicht so meinen. Oder, wie es üblicherweise geschieht, wir sagen Dinge, die wir wirklich meinen. Wir verlieren die Kontrolle und explodieren in einem kämpfenden, spuckenden, kreischenden, haarzerrenden, geschirrzerbrechenden Wutanfall. Oder wir tun etwas, um uns selbst zu verletzen. Oder die Wut verhärtet sich zu Bitterkeit, Haß, Verachtung, Zynismus oder Apathie.

Und wir fragen uns noch immer: Was stimmt nicht mit mir?

Wir können uns das so oft wie nötig wiederholen: Etwas stimmt mit uns nicht. Wie der Buchtitel sagt: *Of Course You're Angry!* Natürlich sind wir *wütend*. Wir stehen unter Dampf, weil jeder normale Mensch unter Dampf stände. Ein ausgezeichnetes Zitat aus *Marriage on the Rocks* folgt:

»Man kann nicht mit einem nassen Alkoholiker zusammenleben, ohne zutiefst in Mitleidenschaft gezogen zu werden. Ein Mensch, der damit bombardiert wird, womit Sie bombardiert werden, muß für das bloße Überleben gelobt werden. Sie haben einen Orden allein für die Tatsache verdient, daß Sie da sind und die Geschichte erzählen können.«

Wut ist eine tiefgreifende Folge von Alkoholismus. Sie ist auch eine Folge von vielen anderen Suchtkrankheiten oder Problemen, mit denen Co-Abhängige leben müssen.

Selbst wenn wir nicht mit einem ernsten Problem oder einem schwerkranken Menschen zusammenleben, ist es völlig in Ordnung, Wut zu haben, wenn sie aufsteigt. Wut ist eine der vielen tiefgreifenden Folgen, die das Leben hervorruft. Sie ist eins unserer Gefühle. Und wir werden sie entweder fühlen, wenn sie kommt – oder sie unterdrükken.

»Ich vertraue Menschen nicht, die nie wütend werden. Menschen sind entweder wütend oder abgestumpft«, sagt meine Freundin Sharon George, die in der Psychiatrie tätig ist.

Wir haben das Recht, Wut zu haben. Wir haben das Recht, so wütend zu sein, wie wir wollen. Andere Menschen tun das auch. Aber wir tragen auch die Verantwortung – vor allem uns selbst gegenüber –, angemessen mit unserer Wut umzugehen.

Wir sind wieder bei dem bewährten Rat: Beschäftigen Sie sich mit Ihren Gefühlen. Wie werden wir mit einem so starken Gefühl wie Wut fertig? Wie hören wir auf damit, diese Wut zu haben? Wann geschieht das? Wohin verschwindet sie? Mit wem können wir darüber sprechen? Wer hört sich das alles an? Wahrscheinlich wollen nicht einmal wir selbst es hören. Schließlich ist der Mensch krank, auf den wir wütend sind. Sollten wir statt dessen nicht besser Mitleid haben und etwas Edles fühlen? Ist es wirklich erlaubt, auf eine kranke Person wütend zu sein?

Ja, wir haben das Recht, auf einen kranken Menschen wütend zu sein. Wir haben nicht um das Problem gebeten. Obwohl Mitleid ein hehres Gefühl ist, empfinden wir wahrscheinlich gar kein Mitleid, bevor wir nicht mit unserer Wut fertig geworden sind. Irgendwo zwischen mörderischer Wut und dem Zusammenbeißen der Zähne (weil wir die kranke Person bedauern) liegt ein Weg, unsere Gefühle von Wut zu überwinden – die alten und die neuen Gefühle. Aber ich glaube nicht, daß die Bewältigung unterdrückter Gefühle über Nacht geschieht. Das gelingt wohl nicht einmal in einem Monat oder in einem Jahr. Wie lange hat es gedauert, bis wir so wütend wurden? Mit einer großen Menge unterdrückter Wut fertig zu werden, braucht Zeit und Mühe. Mit neuer Wut fertig zu werden, braucht Übung.

Hier einige Vorschläge, wie Sie mit Wut umgehen können.

- *Verwerfen Sie alle Ihnen bekannten Märchen über Wut.* Erlauben Sie es sich, wütend zu sein, wenn Ihnen danach zumute ist. Erlauben Sie auch anderen, wütend zu sein.
- *Fühlen Sie das Gefühl.* Auch wenn es sich um Wut han-

delt, sind es nur Gefühle, die sich in Energie umwandeln. Wut ist nicht richtig oder falsch; sie verlangt keine Beurteilung. Wut muß nicht gerechtfertigt oder begründet werden. Wenn die Energie da ist, fühlen Sie sie. Fühlen Sie auch alle darunterliegenden Gefühle wie Trauer oder Angst.

- *Erkennen Sie die Gedanken an, die das Gefühl begleiten.* Empfehlenswert ist es, diese Gedanken laut auszusprechen.
- *Überprüfen Sie die Gedanken, die dieses Gefühl begleiten.* Prüfen Sie sie aufmerksam. Schauen Sie, ob sich Denkfehler eingeschlichen haben. Suchen Sie nach Mustern und wiederkehrenden Situationen. Sie werden viel über sich und Ihre Mitmenschen lernen. Genesende Alkoholiker entwickeln oft alte Gedankenmuster, die als alkoholisches Denken bekannt sind. Sie zeugen von dem Wunsch, wieder mit dem Trinken anzufangen.
- *Treffen Sie eine verantwortungsbewußte Entscheidung über Ihr Handeln, die gegebenenfalls getroffen werden muß.* Überlegen Sie, was Ihre Wut Ihnen sagt. Weist Ihre Wut auf ein Problem in Ihnen oder in Ihrer Umgebung hin, das der Aufmerksamkeit bedarf? Manchmal, wenn wir Gott um Hilfe bitten, damit wir nicht mehr wütend sind, versucht Er uns etwas zu sagen. Müssen Sie etwas ändern? Brauchen Sie etwas von jemand anderem? Viel Wut rührt aus ungestillten Bedürfnissen. Eine rasche Hilfe, sich von Wut zu befreien, besteht darin aufzuhören, den Menschen anzuschreien, auf den wir wütend sind, zu überlegen, was wir von ihm brauchen, und ihn darum zu bitten. Wenn der andere uns das nicht geben kann oder will, überlegen wir, was wir als nächstes für uns selbst tun können.
- *Lassen Sie sich nicht von der Wut beherrschen.* Wenn Sie merken, daß Sie von Ihren wütenden Gefühlen beherrscht werden, können Sie das beenden. Sie brauchen nicht weiter zu schreien. Mißverstehen Sie das nicht: Manchmal hilft Schreien; manchmal jedoch nicht. Es

ist besser, wenn wir entscheiden, statt die Wut für uns entscheiden zu lassen. Wir brauchen die Kontrolle über unsere Handlungsweise nicht zu verlieren. Es ist einfach Energie, kein magischer Fluch, der auf uns liegt. Lassen Sie los. Gehen Sie in ein anderes Zimmer. Verlassen Sie das Haus. Werden Sie ruhig. Überlegen Sie, was zu tun ist. Wir brauchen uns nicht von der Wut anderer Menschen beherrschen zu lassen. Ich höre Co-Abhängige häufig sagen: »Ich kann dies oder das nicht tun, weil er dann wütend wird.« Gefährden Sie Ihre Sicherheit nicht, aber streben Sie danach, sich von der Unterjochung durch Wut zu befreien – Ihrer Wut und der Wut anderer. Wir müssen nicht auf Wut reagieren. Sie ist nur emotionale Energie. Wir müssen nicht einmal reagieren, indem wir wütend werden, wenn wir es nicht wollen. Versuchen Sie es.

- *Sprechen Sie offen und ehrlich über Wut, wenn es möglich ist.* Aber sprechen Sie nicht mit einem Alkoholiker, wenn er betrunken ist. Wir können gute Entscheidungen treffen, wenn wir unsere Wut offen und angemessen zum Ausdruck bringen. Aber passen wir auf, wie wir an Menschen herantreten. Wut erzeugt Wut. Statt unsere Wut an dem Menschen auszulassen, können wir unsere Gefühle fühlen, unsere Gedanken denken, überlegen, was wir von diesem Menschen brauchen, und dann zu ihm zurückgehen und dieses Bedürfnis erklären, statt zu schreien.
- *Übernehmen Sie die Verantwortung für Ihre Wut.* Wir können sagen: »Ich werde wütend, wenn du das tust, weil ...« Nicht: »Du hast mich wütend gemacht.« Jedoch lasse ich den Menschen gern einen Freiraum bei der Kommunikation. Wir müssen die Worte nicht immer genauso wählen, als ob wir gerade aus einer Therapiegruppe kämen. Seien Sie Sie selbst. Aber verstehen Sie einfach, daß Sie für Ihre Wut verantwortlich sind – selbst wenn sie eine angemessene Reaktion auf das unangemessene Verhalten eines anderen ist.

- *Sprechen Sie mit Menschen, denen Sie vertrauen.* Über Wut zu sprechen, hilft die Atmosphäre bereinigen, wenn jemand zuhört und man wirklich akzeptiert wird. Es hilft uns, uns selbst zu akzeptieren. Vergessen wir nicht: Wir können erst dann vorwärts kommen, wenn wir akzeptieren, wo wir stehen. Und richtig: Es gibt Menschen, die uns helfen. Wir müssen vielleicht unser Haus verlassen, um sie zu finden oder ein Al-Anon Meeting besuchen, aber es gibt sie da draußen. Wenn wir Wut haben, die sich zu Empörung steigert, können wir mit einem Geistlichen darüber sprechen oder einen Vierten oder Fünften Schritt machen. Empörung verletzt uns mehr, als daß sie uns hilft.
- *Verbrennen Sie die Energie der Wut.* Reinigen Sie die Küche. Spielen Sie etwas. Treiben Sie Gymnastik. Gehen Sie tanzen. Schaufeln Sie Schnee. Mähen Sie den Rasen. Mieten Sie, falls nötig, eine Wohnung. Wut ist extrem stressig, und es hilft, diese Energie körperlich zu entladen.
- *Bestrafen Sie sich oder andere nicht, weil Sie wütend sind.* Lassen Sie sich nicht von anderen Menschen bestrafen oder mißhandeln, wenn diese wütend sind. Und verletzen Sie andere Menschen nicht, wenn Sie wütend sind. Suchen Sie professionelle Hilfe, wenn es zu Mißhandlungen gekommen ist.
- *Schreiben Sie Briefe, die Sie nicht abschicken.* Wenn wir uns wegen unserer Wut schuldig fühlen, hilft das wirklich. Beginnen Sie den Brief etwa so: »Wenn ich auf etwas Wut habe, soll es keiner erfahren, und es ist nicht falsch, so zu fühlen. Worüber ich wütend bin, ist folgendes ...« Wenn wir unsere Wut erst einmal zu Papier gebracht haben, überwinden wir das schlechte Gewissen und überlegen, wie wir damit fertig werden. Wenn wir unter Depressionen leiden, kann diese Übung ebenfalls helfen.
- *Beschäftigen Sie sich mit Schuld.* Lassen Sie unverdiente Schuldgefühle los. Lassen Sie ganz los. Schuld hilft

nicht. Gott wird uns für alles vergeben, was wir getan haben. Außerdem wette ich, daß Er nicht glaubt, wir hätten so viel Falsches getan, wie wir es glauben.

Wenn wir uns erst einmal mit unserer Wut beschäftigen, merken wir bald, daß wir sehr oft wütend sind. Das ist weit verbreitet. Wir sind wie Kinder mit einem neuen Spielzeug. Wir beschäftigen uns damit. Seien wir geduldig. Wir werden nicht gleich perfekt damit fertig. Das schafft niemand. Wir werden Fehler machen, aber wir werden auch daraus lernen. Uns wird gesagt, wir sollen nicht Rache nehmen, denn Vergeltung ist eine übliche Reaktion auf Wut. Wenn Sie übersteigert reagiert haben, dann werden Sie mit dem verdienten Schuldgefühl fertig, und machen Sie von da aus weiter. Streben Sie nach Fortschritt.

Wir müssen lieb zu uns sein, wenn wir ganze Fuhren an Wut unterdrückt haben. Das braucht Zeit. Vielleicht müssen wir jetzt so wütend sein. Wenn wir nicht mehr wütend sein müssen, werden wir auch aufhören so zu fühlen, wenn wir es wollen. Wenn wir glauben, in der Wut stekkenzubleiben, sollten wir professionelle Hilfe suchen.

Manche von uns glauben, wir dürften nie wütend werden; wenn wir unser Denken beherrschen und entsprechend gelassen sind, werden wir nie mit Wut reagieren oder darin schwelgen. Das stimmt wahrscheinlich; jedoch bevorzuge ich es, mich zu entspannen und zu sehen, was geschieht, statt selbst zu erstarren. Und wie meine Freundin bin ich Menschen gegenüber mißtrauisch, die lächeln und mir erzählen, daß sie nie wütend werden. Verstehen Sie das nicht falsch – ich rate nicht dazu, an Wut oder Ärger festzuhalten. Ich glaube nicht, daß Wut zum Brennpunkt unseres Lebens werden sollte, und wir sollten auch nicht nach Gründen für Zorn suchen, um uns selbst auf die Probe zu stellen. »Es ist nicht gut, ständig wütend zu sein«, sagt Beraterin Esther Olson. Es ist nicht gut, feindselig zu sein. Das Leben hat mehr als Wut zu bieten.

Aber es ist in Ordnung, Wut zu haben, wenn wir das brauchen.

Hausaufgabe

1. Was geschieht Ihrer Ansicht nach, wenn Ihre Wut aufsteigt?
2. Was halten Sie wirklich von Wut? Welche Vorstellungen über Wut haben Sie? Wenn Sie Ihre Meinung über Wut ändern müssen, so tun Sie das. Bekämpfen Sie alte Vorstellungen, wann immer diese Sie überfallen.
3. Wie werden die Menschen in Ihrer augenblicklichen familiären Situation mit Wut fertig? Wie wurden Ihre Mutter, Ihr Vater, Ihre Geschwister mit ihrer Wut fertig? Wie werden Sie mit Wut fertig?
4. Wenn Sie unterdrückte Wut haben, machen Sie sich Notizen darüber. Vielleicht sollten Sie ein neues Notizbuch kaufen, das Sie allein der Wut widmen.
5. Wenn Wut für Sie ein lästiges Gefühl ist, nehmen Sie Stift und Papier zur Hand und schreiben Sie etwas über Ihre Wut, sobald sie auftritt.

15
Ja, wir können denken

Denn Gott hat uns nicht den Geist der Furcht gegeben, sondern den Geist der Kraft, der Liebe und der Besonnenheit.

Zweiter Brief des Paulus an Timotheus, 1,7

»Was soll ich *Ihrer Meinung nach* tun?« fragte mich eine Klientin einmal, die mit ihrer Co-Abhängigkeit kämpfte. Die Frau sah sich vor eine wichtige Entscheidung hinsichtlich ihres Mannes und ihrer Kinder gestellt.

»Was denken *Sie*?« fragte ich zurück.

»Sie fragen mich?« fragte sie. »Im Lebensmittelgeschäft brauche ich fünfzehn Minuten, um mich zu entscheiden, ob ich das Waschmittel für 59 Cent oder das für 63 Cent kaufen will. Ich kann nicht die kleinsten Entscheidungen treffen. Wie können Sie dann von mir erwarten, daß ich eine große, wichtige Entscheidung wie diese treffe?«

Als Co-Abhängige vertrauen viele von uns nicht ihrem Verstand. Wir kennen den Schrecken der Entscheidungsunfähigkeit wirklich. Die kleinste Entscheidung – was wir in einem Restaurant bestellen oder welches Waschmittel wir kaufen sollen –, lähmt uns. Die größeren, bedeutsamen Entscheidungen, mit denen wir konfrontiert werden, etwa wie wir unsere Probleme lösen sollen, was wir mit unserem Leben anfangen sollen und mit wem wir leben sollen, übermannen uns.

Viele von uns geben einfach auf und weigern sich, darüber nachzudenken. Einige von uns erlauben anderen Menschen oder den Umständen, Entscheidungen für sie zu treffen.

Dies ist ein kurzes, aber ein wichtiges Kapitel. Das ganze Buch hindurch habe ich Sie ermutigt, über Dinge nachzudenken, zu überlegen, zu entscheiden, was Sie brauchen, zu entscheiden, was Sie wollen, und zu entscheiden, wie Ihre Probleme zu lösen sind. Einige von Ihnen werden überlegen, ob das überhaupt möglich ist. Zweck dieses Kapitels ist es, Ihnen zu sagen, daß Sie denken können, daß Sie überlegen können und daß Sie Entscheidungen treffen können – gute, gesunde Entscheidungen.

Aus den verschiedensten Gründen haben wir den Glauben an unsere Fähigkeit, zu denken und Dinge zu überdenken, verloren. Das Glauben von Lügen, der Selbstbetrug (Leugnen), Chaos, Streß, schwaches Selbstwertgefühl und ein Bauch voll unterdrückter Gefühle trüben unsere Denkfähigkeit. Wir sind verwirrt. Das bedeutet aber nicht, daß wir nicht denken können.

Überreaktion kann unsere geistigen Funktionen beeinträchtigen. Das Entscheidungsvermögen wird dadurch behindert, daß wir darüber nachdenken, was andere Menschen denken; daß wir uns sagen, wir müßten perfekt sein, und uns zur Eile drängen. Wir können unserer Meinung nach gar keine ›falsche‹ oder ›richtige‹ Entscheidung treffen, weil wir gar keine Alternative haben, und alles steht und fällt mit dieser Entscheidung. Wir müssen uns das nicht antun.

Uns selbst zu hassen, uns einzureden, wir träfen keine guten Entscheidungen, und dann jedesmal einen Haufen von ›... sollte‹ einzuwerfen, wenn wir uns zu entscheiden versuchen, hilft unserem Denkprozeß auch nicht weiter.

Nicht auf unsere Bedürfnisse und Wünsche zu hören und uns einzureden, unsere Wünsche seien unberechtigt, betrügt uns um die notwendigen Informationen, um gute Entscheidungen zu treffen. Vermutungen und ›Was wenn‹ helfen uns nicht. Wir müssen lernen, uns selbst zu lieben, zu vertrauen und zuzuhören.

Vielleicht haben wir unseren Verstand mißbraucht, um uns zu sorgen und zu quälen, und unser Verstand ist müde, mißbraucht und von angstvollen Gedanken erfüllt. Wir lernen, auch diese Verhaltensmuster zu beenden.

Vielleicht haben wir den Glauben an unsere Denkfähigkeit verloren, weil uns Menschen eingeredet haben, wir könnten nicht denken und gute Entscheidungen treffen. Unsere Eltern haben das vielleicht direkt oder indirekt getan, als wir Kinder waren. Sie haben uns vielleicht gesagt, wir seien dumm. Oder sie haben alle Entscheidungen für uns getroffen. Vielleicht haben sie alle unsere Entscheidungen kritisiert. Oder sie haben uns dadurch verwirrt, daß sie es ablehnten und sich weigerten, unsere Denkfähigkeit anzuerkennen, wenn wir auf Probleme aufmerksam machten.

Vielleicht hatten wir Schwierigkeiten mit Fächern in der Schule, als wir jung waren; statt das Notwendige zu tun, um die Schwierigkeiten zu lösen, gaben wir auf und sagten uns, wir könnten nicht denken und seien dumm.

Manche Männer haben die Intelligenz von Frauen abgewertet, aber das ist blanker Unsinn. Wir sind nicht dumm. Frauen können denken. Männer können denken. Kinder können denken.

Wir leben vielleicht mit Menschen zusammen, die uns direkt oder indirekt zu verstehen geben, daß wir nicht denken können. Einige von ihnen sagen uns vielleicht sogar, wir seien verrückt, aber das sagen Alkoholiker nun einmal zu Menschen, mit denen sie zusammenleben. Vielleicht fragen wir uns allmählich, ob wir verrückt sind. Aber glauben Sie das nicht eine Sekunde lang!

Wir können denken. Unser Verstand arbeitet gut. Wir können Dinge überlegen. Wir können Entscheidungen fällen. Wir können überlegen, was wir tun wollen und müssen und wann es Zeit ist, es zu tun. Und wir können Entscheidungen treffen, die unsere Selbstachtung stärken.

Wir sind sogar berechtigt, eine Meinung zu haben! Aber ja, und ob wir eine Meinung haben! Wir können praktisch und vernünftig denken. Wir haben sogar die Macht, uns und unsere Gedanken einzuschätzen, damit wir unser Denken korrigieren können, wenn es sich verrennt oder unrealistisch wird.

Wir können unsere Verhaltensweisen abschätzen. Wir können Entscheidungen darüber treffen, was wir wollen und brauchen. Wir können überlegen, was unsere Probleme sind und was wir tun müssen, um sie zu lösen. Wir können kleine und große Entscheidungen treffen. Wir mögen frustriert sein, wenn wir Entscheidungen zu treffen oder Probleme zu lösen versuchen. Aber das ist normal. Manchmal müssen wir frustriert sein, um auf andere Gedanken zu kommen. Das alles ist Teil der Entwicklung.

Denken Sie daran: Entscheidungen müssen nicht perfekt getroffen werden. Wir müssen nicht perfekt sein. Wir müssen nicht einmal annähernd perfekt sein. Wir können einfach sein, wie wir sind. Wir können sogar Fehler bei unseren Entscheidungen machen. Das macht überhaupt nichts! Es ist Teil des Lebens. Wir können aus unseren Fehlern lernen, oder wir können einfach eine andere Entscheidung treffen. Das folgende Zitat betrifft Entschlossenheit im Geschäftsleben, aber ich glaube, es gilt auch für andere Bereiche des Lebens.

»Wenn Sie eine Entscheidung treffen, sind Sie ein Held in der Firma. Wenn 30 Prozent Ihrer Entscheidungen richtig sind, sind Sie eine große Nummer.«

Wir können sogar unsere Meinung ändern. Und sie wieder ändern. Und dann noch einmal. Co-Abhängige sind unschlüssig. Als Co-Abhängige stecken wir mitten in einer bedrohlichen Situation. Wir werden viel vorwärts- und zurückgehen; wir werfen den Alkoholiker hinaus und nehmen ihn wieder auf. Wir verlassen ihn, kommen zurück, verlassen ihn erneut. So kommen wir dorthin, wohin wir gehen. Das ist in Ordnung. Gehen wir einen Schritt weiter – es ist normal und oft notwendig.

»Aber«, mag ein Co-Abhängiger widersprechen, »Sie kennen mich nicht. Manchmal habe ich schreckliche Gedanken. Manchmal habe ich unaussprechliche Phantasien.« Das haben wir alle, und es ist normal, besonders wenn wir mit einem Alkoholiker zusammenleben. In Gedanken haben wir schon hundertmal der Beerdigung unseres Ehemannes beigewohnt, der Alkoholiker ist. Unsere Gedanken sind der Schlüssel zu unseren Gefühlen. Unsere Gefühle sind die Schlüssel zu unseren Gedanken. Wir müssen sie nicht unterdrücken. Wir lassen die Gefühle und Gedanken kommen und überlegen uns dann, was wir für uns selbst tun müssen.

Die folgenden Vorschläge helfen uns, Vertrauen in unsere geistigen Fähigkeiten zu finden:

- *Bringen Sie Ruhe in Ihre Gedanken.* Lassen Sie los. Werden Sie ruhig. Wenn wir vor einer Entscheidung stehen, ob klein oder groß, müssen wir zuerst ruhig werden und dann entscheiden. Warten wir, bis unser Verstand gelassen geworden ist. Wenn wir an einem Tag absolut keine Entscheidung treffen können, dann ist es offensichtlich nicht an der Zeit, eine Entscheidung zu fällen. Wenn es soweit ist, werden wir dazu imstande sein. Und es gut machen.
- *Bitten Sie Gott, Ihnen zu helfen.* Ich bitte Ihn jeden Morgen, mir den richtigen Gedanken, das richtige Wort, die richtige Handlungsweise zu geben. Ich bitte Ihn, mir Seine Inspiration und Führung zu schicken. Ich bitte Ihn, mir zu helfen, meine Probleme zu lösen. Ich glaube, daß Er hilft. Ich weiß, daß Er es tut. Aber Er erwartet von mir, daß ich meinen Beitrag dazu leiste und denke. Einige Tage sind besser als andere.
- *Nähren Sie Ihren Verstand.* Geben Sie Ihrem Verstand Informationen. Beschaffen Sie die Informationen, die Sie für Probleme und Entscheidungen brauchen, ob es sich um das Problem Eßsucht, Alkoholismus oder Beziehung handelt oder wie man einen Computer kauft. Geben Sie Ihrem Verstand eine vernünftige Menge an Daten und lassen Sie ihn die Dinge sortieren. Sie werden zu guten Antworten und Lösungen kommen.
- *Denken Sie gesunde Gedanken.* Beschäftigen Sie sich mit Dingen, die Ihre Gedanken beflügeln und Ihnen zu einer positiven Einstellung verhelfen. Lesen Sie jeden Morgen in einem Meditationsbuch. Finden Sie etwas,

das Ihnen das Gefühl von ›Ich kann‹ vermittelt und kein Gefühl von ›Ich kann nicht‹.

- *Gebrauchen Sie Ihren Verstand.* Viele von uns machen sich solche Sorgen um eigene Probleme und die anderer Leute, daß sie aufhören, Zeitung zu lesen, Dokumentarberichte anzusehen, Bücher zu lesen und nichts Neues mehr lernen. Interessieren Sie sich für Ihre Umwelt. Lernen Sie etwas Neues. Nehmen Sie Unterricht.
- *Hören Sie auf damit, schlecht über Ihren Verstand zu reden.* Hören Sie auf, sich Dinge einzureden wie: ›Ich bin dumm‹, ›Ich kann keine richtigen Entscheidungen treffen‹, ›Ich bin wirklich nicht sehr klug‹, ›Ich konnte noch nie über Dinge nachdenken‹ oder ›Entscheidungen liegen mir nicht‹. Es ist genauso einfach, gute Dinge über sich zu sagen wie negative Dinge. Und Sie werden wahrscheinlich beginnen, positive Dinge zu glauben und feststellen, daß sie wahr sind. Ist das nicht aufregend?
- *Benutzen Sie Ihren Verstand.* Treffen Sie Entscheidungen. Formulieren Sie Meinungen. Drücken Sie sie aus. Schaffen Sie! Durchdenken Sie Dinge, aber sorgen und quälen Sie sich nicht dabei. Wir brauchen niemanden unsere Entscheidungen für uns treffen zu lassen, es sei denn, wir sind entmündigt. Und selbst wenn wir entmündigt sind, können wir noch denken und einige Entscheidungen treffen. Andere Menschen für uns Entscheidungen treffen zu lassen, bedeutet, daß wir gerettet werden, daß wir uns als Opfer fühlen. Wir sind keine Opfer. Außerdem ist es nicht unsere Angelegenheit, für andere Erwachsene Entscheidungen zu treffen. Wir können von unserem Denkvermögen Besitz ergreifen. Und wir können andere für ihr Denken Verantwortung tragen lassen. Wir werden mehr Vertrauen in uns selbst gewinnen, während wir anfangen, uns besser zu fühlen, und beginnen, kleine und große Entscheidungen zu treffen. Die Menschen um uns werden wachsen, da es auch ihnen gestattet ist, Entscheidungen zu treffen und Fehler zu machen.

Wir können uns mit unserem Verstand wohl fühlen, mit ihm vertraut werden. Er ist Teil von uns, und er funktioniert. Vertrauen wir ihm und unserer Denkfähigkeit.

Hausaufgabe

1. Wer trifft Ihre Entscheidungen für Sie? Wie fühlen Sie sich dabei?
2. Hat Ihnen jemand, der in Ihrem Leben wichtig ist, gesagt, Sie könnten nicht denken und keine richtigen Entscheidungen treffen? Wer?
3. Beginnen Sie damit, täglich etwas zu tun, das Ihren Verstand schult: Lesen Sie einen Zeitungsartikel, und bilden Sie sich eine Meinung. Später wollen Sie vielleicht wirklich etwas riskieren und jemandem Ihre Meinung zu dem Thema sagen. Vielleicht finden Sie sich in einer lebhaften Diskussion wieder.

16
Eigene Ziele setzen

> Glauben Sie, das Leben sei lebenswert,
> und Ihr Glaube wird Wirklichkeit.
> Fürchten Sie sich nicht vor dem Leben.
>
> *William James*

Der aufregendste Gedanke, den ich während meiner Nüchternheit und Genesung von der Co-Abhängigkeit entdeckt habe, ist der Zauber, der darin liegt, sich Ziele zu setzen. Dinge geschehen. Dinge verändern sich. Ich führe wichtige Projekte durch. Ich verändere mich. Ich lerne neue Menschen kennen. Ich suche interessante Orte auf. Ich durchstehe schwere Zeiten mit einem Minimum an Chaos. Probleme werden gelöst. Meine Bedürfnisse und Wünsche werden gestillt. Träume erfüllen sich.

Ich bin davon begeistert, mir Ziele zu setzen, und ich hoffe, daß ich etwas von meiner Begeisterung auf Sie übertragen kann. Nichts auf der Welt ist dem Erlebnis vergleichbar, dahin zu kommen, wohin man will, zu bekommen, was man möchte, ein Problem zu lösen oder etwas zu tun, was man schon immer tun wollte.

Viele Co-Abhängige kennen diese Freude nicht. Auch für mich ist sie neu. Ich habe viele Jahre meines Lebens damit zugebracht, mich nicht mit dem Nachdenken darüber aufzuhalten, was ich wollte und brauchte, wo ich hingehen und was ich tun wollte. Das Leben mußte ertragen werden. Ich glaubte nicht, daß ich Gutes verdient hätte. Ich glaubte nicht, daß sich die meisten guten Dinge in Reichweite befänden. Ich war an meinem Leben nicht sonderlich interessiert, außer als Anhängsel anderer Leute. Ich dachte nicht darüber nach, mein Leben zu leben; ich war zu sehr auf andere fixiert. Ich war viel zusehr damit beschäftigt, zu reagieren statt zu agieren. Ich will damit nicht behaupten, wir könnten alle Ereignisse in unserem Leben in den Griff bekommen. Das können wir nicht. Das letzte Sagen haben wir bei vielen Dingen nicht; das hat Gott. Aber wir können uns mit Gott zusammentun. Ich glaube, daß wir planen, Forderungen stellen und einen Prozeß in Bewegung setzen können.

»Wünschen ist *Macht*, wenn man es nutzbar macht«, schreibt David Schwartz in seinem Bestseller *Die Wunderwirkung großzügigen Denkens*. Sich den Wunsch zu versagen, das zu tun, was man am sehnlichsten tun möchte, ist der Weg hin zur Mittelmäßigkeit. »Erfolg erfordert Anstrengung von Herz und Seele, und man kann nur mit Herz und Seele an etwas herangehen, das man wirklich wünscht.«

Ziele geben uns auch eine Richtung und einen Sinn. Ich steige nicht in mein Auto, schalte die Zündung ein, fahre los und hoffe, irgendwohin zu kommen. Ich entscheide, wohin ich fahren will oder wohin ungefähr ich gern möchte, und steuere den Wagen dann in die entsprechende Richtung. So versuche ich auch mein Leben zu leben. Manchmal geschehen Dinge, und ich gelange aus verschiedenen Gründen nicht dorthin, wohin ich gelangen wollte. Wenn ich meine Meinung ändere oder Probleme dazwischenkommen, die außerhalb meiner Macht liegen, merke ich, daß ich etwas anderes tue als das, was ich geplant habe. Zeitabläufe und genaue Umstände verändern sich. Das ist in Ordnung. Gewöhnlich gelange ich an ein besseres Ziel oder an ein Ziel, das besser für mich ist. Das geschieht dann, wenn Annehmen, Vertrauen, Glaube und Loslassen ins Spiel kommen. Aber zumindest fahre ich nicht ziellos durchs Leben. Immer mehr von dem, was ich möchte, geschieht. Ich bin weniger um die Lösung meiner Probleme besorgt, weil ich meine Probleme zu Zielen gemacht habe. Und ich beginne darüber nachzudenken und abzuwägen, was ich will und brauche.

Ziele machen Spaß. Sie erzeugen Interesse und Begeisterung im Leben. Sie machen das Leben interessant und manchmal aufregend

»... Liefern Sie sich einem Wunsch aus, und gewinnen Sie Energie, geistigen Schwung und sogar bessere Gesundheit ... die Energie wächst, vervielfacht sich, wenn Sie sich ein gewünschtes Ziel setzen und beschließen, auf dieses Ziel hin zu arbeiten. Viele Menschen, Millionen, finden neue Energie, wenn sie sich ein Ziel setzen und alles geben, was sie haben, um dieses Ziel zu erreichen. Ziele heilen Langeweile. Ziele heilen sogar viele chronische Leiden.«

Es ist etwas Wunderbares, sich hinzusetzen und Ziele niederzuschreiben. Das setzt eine mächtige geistige, seelische und gefühlsmäßige Kraft in Bewegung. Wir werden uns der Dinge bewußt und tun das, was wir erreichen und vollbringen wollen. Dinge kommen auf uns zu. Dinge geschehen! Nachstehend ein weiterer Auszug aus *Die Wunderwirkung großzügigen Denkens* von David Schwartz.

»Untersuchen wir die Macht der Ziele ein wenig eingehender. Wenn Sie Ihren Wünschen stattgeben, wenn Sie von einem Ziel besessen sind, erhalten Sie die körperliche Kraft, Energie und Begeisterung, die Sie brauchen, um Ihr Ziel zu erreichen. Aber Sie empfangen noch etwas anderes, etwas ebenso Wertvolles. Sie erhalten die ›automatische Instrumentierung‹, die Sie brauchen, um geradewegs auf Ihr Ziel zuzugehen.

Das Erstaunlichste an einem tiefverankerten Ziel ist, daß es Sie auf dem Kurs hält, damit Sie Ihr Ziel erreichen. Das ist kein leeres Gerede. Was geschieht, ist dies: Wenn Sie sich Ihrem Ziel hingeben, arbeitet sich das Ziel in Ihr Unterbewußtsein vor. Ihr Unterbewußtsein ist immer im Gleichgewicht. Ihr Bewußtsein ist es nicht, es sei denn, es steht im Einklang damit, was Ihr Unterbewußtsein denkt. Ohne die volle Unterstützung des Unterbewußtseins ist ein Mensch zögernd, verwirrt, entscheidungsschwach. Jetzt aber, da Ihr Ziel von Ihrem Unterbewußtsein absorbiert

ist, reagieren Sie automatisch richtig. Das Bewußtsein ist für ein klares, direktes Denken frei.«
Was sind unsere Ziele? Was wollen wir in unserem Leben geschehen lassen – in dieser Woche, in diesem Monat, in diesem Jahr, in den nächsten fünf Jahren? Welche Probleme möchten wir lösen? Welche materiellen Dinge möchten wir besitzen? Welche Änderungen möchten wir in uns selbst bewirken? Was täten wir gern für eine berufliche Karriere? Was wollen wir erreichen?

Ich werde Ihnen keine Lehrbuchlektion präsentieren, wie Sie sich Ihre Ziele genau setzen sollen. Zielsetzung allein ist zu langweilig. Nachstehend sind einige Gedanken aufgeführt, die ich für wichtig halte. Suchen Sie einen Weg, der funktioniert.

- *Machen Sie alles zu einem Ziel.* Wenn Sie ein Problem haben, machen Sie die Lösung zu einem Ziel. Sie müssen die Lösung nicht kennen. Ihr Ziel ist es, das Problem zu lösen. Wollen Sie etwas? Ein Wasserbett, einen roten Pullover, ein neues Auto, längeres Haar, längere Fingernägel? Machen Sie es zu einem Ziel. Wollen Sie irgendwohin fahren – quer durch Europa, nach Südamerika, zu einem Zirkus? Wollen Sie eine liebevolle, gesunde Beziehung? Machen Sie es zu einem Ziel. Gibt es etwas, das Sie schon immer tun wollten – zur Schule gehen, für ein bestimmtes Unternehmen arbeiten, soundsoviel Geld im Jahr verdienen? Machen Sie es zu einem Ziel. Müssen Sie entscheiden, was Sie für Ihre berufliche Karriere tun können? Machen Sie die Entscheidung zu einem Ziel. Wollen Sie näher zu Gott, jeden Sonntag in die Kirche gehen oder jeden Tag die Bibel lesen? Machen Sie es zu einem Ziel. Wollen Sie etwas an sich selbst ändern – lernen, nein zu sagen, eine Entscheidung treffen, sich von Wut befreien? Machen Sie es zu einem Ziel. Wollen Sie Ihre Beziehungen zu bestimmten Menschen verbessern – zu Kindern, Freunden, zum Ehemann oder zu Verwandten? Machen Sie es zu einem Ziel. Wollen Sie neue Beziehungen aufbauen, Gewicht verlieren, zunehmen, aufhören, sich Sorgen zu machen, aufhören zu kontrollieren? Wollen Sie lernen, Spaß zu haben, Sex zu genießen, die Anerkennung eines bestimmten Menschen oder einer Institution finden, jemandem verzeihen? Ich glaube, daß Sie erfolgreich jeden Aspekt Ihres Lebens zu einem Ziel machen können. Wenn Sie etwas beunruhigt, machen Sie es zu einem Ziel. Wenn Sie erkennen, daß etwas verändert werden muß, machen Sie es zu einem Ziel. Wenn Sie etwas wollen, machen Sie es zu einem Ziel.

- *Unterlassen Sie das ›... sollte‹.* Wir haben genug von diesem ›... sollte‹, das unser Leben beherrscht; wir brauchen es nicht bei unseren Zielen. Machen wir es uns zum Ziel, uns von 75 Prozent des ›... sollte‹ zu befreien.
- *Setzen Sie sich keine Grenzen.* Streben Sie nach allem: nach allem, was Sie wollen und brauchen, nach allen Problemen, die Sie lösen wollen, allen Ihren Wünschen und selbst einigen Ihrer Schrullen. Keine Sorge! Was Sie nicht haben sollen, werden Sie auch nicht bekommen. Wenn wir etwas haben sollen, dann, so glaube ich, haben wir eine verbesserte Chance, es zu erreichen, wenn wir es zu einem Ziel machen.
- *Schreiben Sie Ihre Ziele nieder.* Es besteht eine außergewöhnliche Macht darin, Ziele niederzuschreiben, statt sie in unserem Verstand zu horten. Wir sorgen uns weniger, wir müssen weniger nachdenken, und wir konzentrieren und organisieren unsere Ziele. Das Aufzeichnen unserer Ziele hilft uns auch, unsere Energie zu lenken und in Kontakt mit unserer Höheren Macht zu sein. Wir müssen unsere Ziele nicht sauber oder perfekt niederschreiben oder besondere Worte oder ein bestimmtes System benutzen. Bannen Sie sie aufs Papier – alle.
- *Übergeben Sie Ihre niedergeschriebenen Ziele Gott.* Sagen Sie Gott, daß dies die Dinge sind, an denen Sie

interessiert sind, bitten Sie um Seine Hilfe und liefern Sie sich Ihm demütig aus. Es heißt: »Dein Wille geschehe.«

- *Lassen Sie los.* Halten Sie Ihre Ziele in der Nähe, wo Sie sie im Auge haben, wenn Sie sie brauchen, aber machen Sie sich keine Sorgen, und quälen Sie sich nicht mit dem Wie, Wann, Falls und Was wenn. Manche Leute schlagen vor, die Ziele täglich zu beobachten. Ich tue das nicht, außer wenn ich mir tägliche Ziele setze. Aber Sie können das so handhaben, wie Sie wollen. Wenn ich meine Ziele erst einmal zu Papier gebracht habe, versuche ich nicht, zu kontrollieren oder etwas zu erzwingen.
- *Tun Sie, was Sie tun können, aber eins nach dem anderen.* Tun Sie im Rahmen jedes 24-Stunden-Tages, was passend und angemessen scheint. Erfüllen Sie heute Gottes Willen. Tun Sie, wozu Sie inspiriert werden. Tun Sie, was Ihnen über den Weg läuft und getan werden muß. Tun Sie es in Ruhe und Glauben. Wunderbare Dinge können und werden auf diese Weise geschehen. Versuchen Sie es. Sie müssen Ihren Teil dazu beitragen. Aber ich glaube, Sie können und werden Ihr Bestes geben, indem Sie *immer nur eines* tun. Wenn es Zeit wird, etwas zu tun, werden Sie es wissen. Wenn es an der Zeit ist, daß etwas geschieht, dann wird es geschehen. Vertrauen Sie sich und Gott.
- *Setzen Sie regelmäßige Ziele, und zwar so, wie Sie sie brauchen.* Ich setze mir meine jährlichen Ziele zu Beginn eines jeden neuen Jahres. Das beweist mir, daß ich daran interessiert bin, mein Leben in diesem Jahr zu leben. Ich glaube nicht an gute Vorsätze; ich glaube an Ziele. Ich schreibe auch Ziele nieder, die mir im Verlauf eines Jahres einfallen. Wenn ich einem Problem gegenüberstehe, ein Bedürfnis entdecke, einen neuen Wunsch habe, mache ich das zu einem Ziel und ergänze meine Liste um diesen Punkt. Ich benutze Ziele auch, um Krisenzeiten durchzustehen, wenn ich mich unsicher fühle. Dann schreibe ich alles nieder, was ich auf täglicher,

wöchentlicher oder monatlicher Basis tun will und tun muß.

- *Überprüfen Sie die Ziele, die Sie erreichen.* Ja, Sie werden Ihre Ziele erreichen. Ihre Wünsche und Bedürfnisse werden erfüllt werden. Sie werden gewisse Dinge erreichen, die wichtig für Sie sind. Wenn dies geschieht, streichen Sie das Ziel, gratulieren Sie sich und danken Sie Gott. Sie werden Vertrauen in sich selbst gewinnen, in die Zielsetzung, in Gott und in den Lebensrhythmus. Wir selbst sorgen dafür, daß uns gute Dinge widerfahren. Manchmal erleben wir eine Enttäuschung, wenn wir ein Ziel erreicht haben (sofern es ein wichtiges Ziel war), das viel Energie erforderte, oder wenn wir ›magisches Denken‹ betrieben haben, um es zu erreichen (magisches Denken schließt solche Gedanken ein wie ›Ich werde immer glücklich leben, wenn dieses Problem erst einmal gelöst ist‹ oder ›Ich werde immer glücklich leben, wenn ich erst einmal das Wasserbett habe‹). Um eine Enttäuschung zu vermeiden, ist es wichtig, eine lange Liste von Zielen zu haben und nicht magisch zu denken. Ich habe noch nie ein Ziel erreicht oder ein Problem gelöst, das mir erlaubte, anschließend glücklicher zu leben. Das Leben geht weiter, und ich versuche, glücklich und in Frieden zu leben.

Wir werden vielleicht nie ohne eine Liste von Problemen sein, die wir in Ziele umwandeln müssen. Wir werden wahrscheinlich nie ohne Wünsche und Bedürfnisse sein. Aber dieser Prozeß des Zielsetzens hilft (abgesehen davon, daß er das Leben erfreulicher macht), einen gewissen Glauben an Ebbe und Flut und das grundsätzlich Gute im Leben zu entwickeln. Probleme tauchen auf. Probleme werden gelöst. Wünsche und Bedürfnisse steigen ins Bewußtsein. Wünsche und Bedürfnisse werden erfüllt. Träume werden geboren. Träume werden wahr. Dinge geschehen. Gute Dinge geschehen. Dann tauchen andere Probleme auf. Das ist in Ordnung.

- o *Haben Sie Geduld.* Vertrauen Sie auf Gottes Zeitplan. Streichen Sie keinen Punkt von der Liste, wenn er für uns noch wichtig ist, nur weil wir etwas an einem bestimmten Punkt nicht erreicht oder bekommen haben. Das elende ›... sollte‹ dringt in jeden Bereich unseres Lebens. Manchmal erstrecken sich meine Ziele über Jahre. Wenn ich meine jährliche Zielsetzung niederschreibe, schaue ich auf mein Blatt und denke: Oh, dieses Problem wird nie gelöst werden! Es steht seit Jahren auf meiner Liste. Oder: Dieser Traum wird nie wahr werden. Seit vier Jahren schreibe ich ihn auf. Oder: Diesen Charakterfehler an mir werde ich nie ändern können. Das ist nicht wahr. Es ist einfach noch nicht geschehen. Hier einige wunderbare Gedanken zum Thema Geduld, auf die ich in Dennis Wholeys Buch über Alkoholismus stieß: *The Courage to Change.*

»Ich erkannte allmählich, daß Warten eine Kunst ist, daß Warten Dinge zustande bringt. Warten kann sehr, sehr mächtig sein. Zeit ist eine wertvolle Sache. Wenn man zwei Jahre warten kann, erreicht man manchmal etwas, das man heute nicht erreichen kann, wie sehr man sich auch anstrengt, wieviel Geld man auch ausgibt, wie oft man mit dem Kopf gegen die Wand rennt ...«

Es geschieht etwas, wenn der richtige Zeitpunkt gekommen ist – wenn wir bereit sind, wenn Gott bereit ist, wenn die Welt bereit ist. Geben Sie auf. Lassen Sie los. Aber behalten Sie es auf Ihrer Liste.

Wir müssen uns selbst Ziele setzen. Fangen Sie heute an – wenn Sie mit diesem Kapitel fertig sind. Wenn Sie keine Ziele haben, dann machen Sie sich als erstes zum Ziel, Ziele zu haben. Wahrscheinlich werden Sie danach nicht immer glücklich leben, aber Sie können anfangen, glücklich zu leben.

Hausaufgabe

1. Schreiben Sie Ihre Ziele auf ein Blatt Papier. Überlegen Sie zumindest zehn Punkte wie Wünsche, zu lösende Probleme und Veränderungen in sich selbst. Schreiben Sie so viele Ziele auf, wie Ihnen einfallen.
2. Nehmen Sie Ihre Checkliste ›Eigenschaften der Co-Abhängigkeit‹ aus Kapitel vier zur Hand. Setzen Sie sich als Ziel, alle jene dieser Merkmale zu ändern, die ein Problem für Sie sind.

17
Kommunikation

> Wenn Sie tun, was richtig für Sie ist,
> dann reicht es,
> das einfach einmal zu sagen
> und sich dann zu weigern,
> weiter darüber zu reden.
>
> *Toby Rice Drews*

Lesen Sie die folgenden Gespräche durch. Vielleicht identifizieren Sie sich mit dem Dialog, der hervorgehoben ist, und den Interpretationen, die die Absichten und Gedankenmuster des Co-Abhängigen erklären.

Danielle will Stacy anrufen. Danielle möchte, daß Stacy am Wochenende auf Danielles drei Kinder aufpaßt, aber sie hat nicht die Absicht, Stacy direkt darum zu bitten; sie möchte sie dazu bringen, es von sich aus anzubieten. Achten Sie auf ihre Techniken.

Stacy: »Hallo!«

Danielle (murmelt): »Grüß dich!« Seufzt. Das Seufzen bedeutet: *Ich armes Ding. Ich bin ja so hilflos. Frag mich, was mir fehlt! Rette mich!*

Stacy (nach einer langen Pause): »Hallo, Danielle! Schön, daß du anrufst. Wie geht es dir?« Während der langen Pause denkt Stacy: *O nein! Nicht schon wieder!* Wieder Seufzen und Klagen. *Gütiger Himmel. Was will sie denn diesmal?*

Danielle (mit tiefem Seufzer): »Ich tue dasselbe wie immer. Probleme, weißt du.« Dabei denkt Danielle: *Komm schon, frag mich, was los ist!*

Stacy (wieder nach einer langen Pause): »Was ist denn los? Du klingst ja schrecklich.« Während der langen Pause denkt Stacy diesmal: *Ich werde sie nicht fragen, was ihr* fehlt. Ich lasse mich nicht reinlegen. Ich weigere mich zu fragen, was mit ihr los ist. Während Stacy dies denkt, ist sie wütend, dann fühlt sie sich schuldig (Rettungsgefühle), und schließlich rettet sie Danielle doch wieder, indem sie fragt, was los ist.

Danielle: »Weißt du, mein Mann hat gerade erfahren, daß er an diesem Wochenende beruflich nach auswärts muß, und er hat mir angeboten, mich mitzunehmen. Ich würde gern mit ihm fahren. Du weißt, ich komme sonst nie weg. Aber ich kenne niemanden, der auf die Kinder aufpaßt. Ich habe nur ungern nein gesagt, aber ich muß es ablehnen. Er fühlt sich gar nicht wohl. Ich hoffe, er ist nicht böse auf mich. Na ja, so sind die Dinge nun mal. Ach, ja!« Seufzt. Danielle trägt dick auf. Sie will, daß Stacy Mitleid mit ihr hat, sich schuldig fühlt und ihren Mann bedauert. Ihre Worte sind gut gewählt. Danielle hat ihrem Mann natürlich gesagt, daß sie mitfahren wird und daß Stacy auf die Kinder aufpaßt.

Stacy (nach langer Pause): »Nun, vielleicht kann ich dir helfen.« Während dieser Pause denkt Stacy: *O nein! Nein, nein, nein! Ich will nicht auf ihre Kinder aufpassen. Sie paßt nie auf meine auf. Ich will es nicht. Ich will nicht. Verdammt, daß sie mich immer überrumpelt! Verflixt! Aber wie kann ich nein sagen? Ich muß doch helfen. Etwas für andere tun. Und sie braucht mich so sehr. Ich möchte nicht, daß sie wütend auf mich ist. Und außerdem, wenn ich ihr nicht helfe, wer dann? Sie führt ein so bemitleidenswertes Leben. Aber es ist das letzte Mal. Das allerletzte Mal.* Die Gefühle sind Wut, Schuld, ›Heiligkeit‹ und dann wieder Wut. Beachten Sie, wie sie Danielle erniedrigt, indem sie sie als hilflos bezeichnet; beachten Sie ihr hochtrabendes Verantwortungsgefühl: *Ich bin der einzige Mensch auf der Welt, der ihr helfen kann.* Achten Sie auch darauf, wie sie ihre Antwort formuliert. Stacy hofft, Danielle werde ihre fehlende Begeisterung bemerken und sie retten, indem sie ihre Hilfe ablehnt.

Danielle: »Willst du wirklich zum Babysitten kommen?

Vielen Dank. Du bist toll. Ich hätte nie zu hoffen gewagt, daß du das für mich tust.« *Ha! Ich hab' erreicht, was ich wollte!*

Stacy: »Keine Ursache! Ich helfe doch gern.« *Ich will es nicht tun. Warum passiert mir das immer wieder?*

Im nächsten Gespräch möchte Robert, daß seine Frau Sally seinen Chef anruft und ihm sagt, daß Robert krank ist. Robert war am Abend zuvor bis drei Uhr früh auf Sauftour. Sein Alkoholismus verursacht zunehmend Probleme zu Hause und bei der Arbeit. Während des Gesprächs fühlt er sich krank, wütend, schuldig und verzweifelt. Sally empfindet genauso.

Robert: »Guten Morgen, Liebling. Wie geht's meinem Herzblatt heute?« *Gütiger Himmel, ich fühle mich entsetzlich! Ich kann nicht zur Arbeit. Sie ist wütend. Ich kann dem Chef nicht unter die Augen treten. Besser, ich seife sie ein, lasse sie für mich anrufen und lege mich wieder ins Bett. Noch besser, ich nehme erst mal 'nen Drink. Aber schnell!*

Sally (mit knapper, gequälter Stimme nach eisigem Starren, scheelem Blick und langem Schweigen): »Mir geht's gut.« Was Sally wirklich meint: *Ich bin verletzt. Ich bin wütend. Wie konntest du mir das antun? Du warst letzte Nacht wieder zum Trinken unterwegs. Du hast mir versprochen, es nicht mehr zu tun. Unser Leben geht kaputt, und dir ist es völlig egal. Schau nur in den Spiegel, wie du aussiehst!*

Robert: »Liebling, ich fühle mich so krank heute. Ich kriege wohl die Grippe. Ich kann nicht mal frühstücken. Ruf meinen Chef an, ja? Sag ihm, daß ich morgen wieder komme, wenn's mir besser geht. Könntest du das für deinen Schatz tun? Na, komm! Sei mein kleiner Liebling.« *Ich bin hilflos, und ich brauche dich. Kümmere dich um mich. Ich weiß, daß du böse auf mich bist, also versuche ich, etwas Bedauern von dir zu bekommen.*

Sally: »Ich halte es wirklich nicht für gut, deinen Chef

anzurufen. Er will immer mit dir sprechen, wenn du nicht kommst. Er hat immer Fragen, die ich nicht beantworten kann. Meinst du nicht, es wäre besser, wenn du anrufst? Du weißt schließlich, was du sagen willst.« *Ich habe es dick, seinen Chef anzurufen. Ich habe es dick, für ihn zu lügen. Aber wenn ich nein sage, wird er wütend. Ich versuche so zu tun, als sei ich noch hilfloser als er.*

Robert: »Was ist eigentlich mit dir los? Kannst du nicht mal das für mich tun? Bist du so egoistisch? Ich weiß, du bist wütend auf mich. Immer bist du wütend auf mich. Kein Wunder, daß ich bei einer solchen Frau trinken muß. In Ordnung. Ruf nicht an. Aber wenn ich meine Stellung verliere, ist es deine Schuld.« *Wie kann sie es wagen, mir zu widersprechen?* denkt er. Dann beschließt er, daß es an der Zeit ist, hart zu werden. Er wird sie dazu bringen, es zu tun. Er beschließt, ihr Schuld zuzuweisen und als Krönung auch noch Angst einzujagen. Er weiß, sie macht sich Sorgen, daß er seine Arbeit verliert. Gleichzeitig schafft er noch die Begründung für sein Trinken an diesem Tag.

Sally: »Schön. Ich werd's tun. Aber bitte mich nie wieder darum. Und wenn du noch einmal trinkst, verlasse ich dich.« Da Sally sich gefangen fühlt, ruft sie Roberts Chef an. Robert hat seine Strategie gut gewählt. Er hat sämtliche Schwachstellen Sallys getroffen. Sie fürchtet sich, als egoistisch bezeichnet zu werden, weil sie das schrecklich fände; sie fühlte sich schuldig, weil sie weiß, daß sie immer wütend ist; sie fühlt sich für Roberts Trinken verantwortlich; und sie fürchtet sich davor, daß er seine Arbeit verliert. Die Ankündigung, ihn zu verlassen, wenn er weitertrinkt, war eine leere Drohung; sie hat die Entscheidung nicht getroffen, Robert zu verlassen. Und wenn Robert sie das nächste Mal darum bittet, wird sie seinen Chef wieder anrufen. Nachdem Sally angerufen hat, gerät sie in Wut auf Robert und setzt ihm nach. Es endet damit, daß sie sich selbst bedauert und als Opfer fühlt. Ihr extremes Schuldgefühl bleibt, stärkt den Gedanken, daß mit ihren Gefühlen und Gedanken etwas nicht in Ordnung ist, weil

Robert so stark wirkt und sie sich so schwach und unsicher fühlt.

In der folgenden Unterhaltung spricht ein Berater mit einem Alkoholiker und dessen Frau in einer Familientherapiegruppe. Das Paar scheint ein perfektes Paar zu sein. Es ist nicht das erste Mal, daß sie die Gruppe besuchen, aber es ist das erste Mal, daß der Berater sich auf sie konzentriert.

Berater: »Steven und Joanne, ich freue mich, daß Sie beide heute abend hier sind. Wie geht es Ihnen?«

Steven: »Uns geht es prächtig. Einfach prächtig. Stimmt's nicht, Joanne?«

Joanne (lächelt): »Ja, alles ist bestens. (Nervöses Lachen.)

Berater: »Joanne, Sie lachen, aber ich spüre, daß etwas nicht stimmt. Sie sollen ja hier reden. Sie sollen hier über Ihre Gefühle und über Ihre Probleme sprechen. Dazu ist die Gruppe da. Was geht hinter Ihrem Lächeln vor?«

Joanne (ihr Lächeln zerbricht, und sie beginnt zu weinen): »Ich kann es nicht mehr ertragen. Ich kann es nicht mehr ertragen, daß er mich schlägt und bedroht. Ich habe seine Lügen satt. Ich habe seine Versprechungen satt, die er doch nie hält. Und ich bin es leid, schlecht behandelt zu werden.«

Nachdem wir einigen Co-Abhängigen ›zugehört‹ haben, lassen Sie uns nun über die Dialoge nachdenken. Viele von uns Co-Abhängigen können nur schwer ihre Meinung äußern. Wir wählen unsere Worte sorgfältig, um zu manipulieren, um Menschen zu bitten, um zu kontrollieren, um zu decken und um Schuld zu lindern. Unsere Kommunikation riecht nach unterdrückten Gefühlen, unterdrückten Gedanken, verheimlichten Motiven, schwachem Selbstwertgefühl und Scham. Wir lachen, wenn wir weinen wollen, wir sagen, es gehe uns gut, wenn es uns schlecht geht. Wir lassen zu, daß wir geschlagen und unterdrückt werden.

Wir reagieren zuweilen übertrieben. Wir rechtfertigen, vereinfachen, verleugnen und täuschen. Wir sind nicht konsequent. Wir drängen und drohen und weichen dann zurück. Manchmal lügen wir. Häufig sind wir feindselig. Wir entschuldigen uns viel und deuten nur an, was wir wünschen und brauchen.

Co-Abhängige handeln indirekt. Wir sagen nicht, was wir meinen, und wir meinen nicht, was wir sagen.

Wir tun dies nicht absichtlich. Wir tun es, weil wir gelernt haben, uns so mitzuteilen. Zu irgendeinem Zeitpunkt, entweder in unserer Kindheit oder in der erwachsenen Familie, haben wir gelernt, daß es falsch ist, über Probleme zu sprechen, Gefühle auszudrücken und Meinungen zu äußern. Wir haben gelernt, daß es falsch ist, offen zu sagen, was wir wünschen und brauchen, daß es falsch ist, nein zu sagen und dazu zu stehen. Ein Elternteil oder Ehepartner, der Alkoholiker war, hat uns diese Regeln beigebracht; wir waren nur zu willig, sie zu lernen und zu akzeptieren.

Wie John Powell im Titel seines ausgezeichneten Buches über Kommunikation fragt: *Why Am I Afraid to Tell You Who I Am?* Warum fürchten wir uns, Menschen zu sagen, wer wir sind? Jeder von uns muß diese Frage beantworten. Powell sagt, es liege daran, weil wir alles sind, was wir haben, und uns davor fürchten, nicht anerkannt zu werden. Einige von uns fürchten sich, weil sie nicht sicher sind, wer sie sind und was sie sagen wollen. Viele von uns fühlen sich von den ›Familiengesetzen‹ gehemmt und beherrscht, die ich zuvor angesprochen habe. Einige von uns mußten diesen Gesetzen folgen, um sich zu schützen, um zu überleben. Jedoch glaube ich, daß die meisten von uns sich fürchten, den anderen zu sagen, wer wir sind, weil sie glauben, daß es nicht richtig ist, so zu sein, was sie sind.

Viele von uns mögen und vertrauen sich nicht. Wir vertrauen unseren Gedanken nicht. Wir vertrauen unseren Gefühlen nicht. Wir glauben, unsere Meinungen seien falsch. Wir glauben, wir hätten nicht das Recht, nein zu sagen. Wir sind uns nicht sicher, was wir wollen und brauchen; wenn wir es wissen, fühlen wir uns schuldig, weil wir Wünsche und Bedürfnisse haben, für die wir uns nicht stark machen. Wir fühlen uns beschämt, weil wir Probleme haben. Viele von uns vertrauen nicht einmal ihrer Fähigkeit, Probleme genau zu erkennen, und weichen nur zu gern zurück, wenn ein anderer behauptet, das Problem existiere gar nicht.

Kommunikation ist nicht rätselhaft. Die Worte, die wir sprechen, spiegeln wider, wer wir sind: was wir denken, urteilen, fühlen, schätzen, achten, lieben, hassen, fürchten, wünschen, worauf wir hoffen, woran wir glauben und woran wir hängen. Wenn wir uns für lebensuntauglich halten, wird unsere Kommunikation das widerspiegeln: Wir werden andere so beurteilen, als wüßten sie einfach alles; wir sind wütend, verletzt, angstvoll, schuldig, bedürftig und glauben, von anderen Menschen beherrscht zu werden. Wir wünschen uns, andere zu beherrschen, legen Wert darauf, anderen um jeden Preis zu gefallen, und fürchten Zurückweisung und Verlassenwerden. Wir erhoffen alles, glauben aber, daß wir nichts verdienen und nichts bekommen – außer durch Manipulation anderer; und so sind wir verpflichtet, für die Gefühle und Verhaltensweisen anderer Menschen verantwortlich zu sein. Wir sind mit negativen Gedanken und Gefühlen angefüllt.

Kein Wunder, daß wir Kommunikationsprobleme haben!

Klar und offen zu reden, ist nicht schwer. Es ist tatsächlich sogar sehr einfach. Und es macht Spaß. Beginnen Sie damit, es in Ordnung zu finden, daß Sie so sind, wie Sie sind. Unsere Gefühle und Gedanken sind in Ordnung. Unsere Meinung zählt. Es ist in Ordnung, über unsere Probleme zu sprechen. Und es ist in Ordnung, nein zu sagen.

Wir können nein sagen – wann immer wir es wollen. Es ist einfach. Sagen Sie das jetzt gleich. Sagen Sie es zehnmal. Sehen Sie, wie einfach das war? Übrigens, andere Menschen können auch nein sagen. Es macht die Sache einfacher, wenn wir alle gleiche Rechte haben. Wann immer Ihre Antwort nein ist, beginnen Sie Ihre Antwort mit dem Wort *nein*, statt zu sagen: »Ich glaube nicht« oder: »Vielleicht« oder einen anderen unschlüssigen Satz.

Sagen, was wir meinen, und meinen, was wir sagen. Wenn wir nicht wissen, was wir meinen, schweigen wir und denken darüber nach. Wenn Ihre Antwort lautet: »Ich weiß es nicht«, dann sagen Sie: »Ich weiß es nicht.« Lernen Sie, kurz und bündig zu sein. Hören Sie auf auszuweichen. Kommen Sie auf den Punkt, und wenn das getan ist: Schluß.

Sprechen wir über unsere Probleme. Wir verraten niemanden, wenn wir preisgeben, wer wir sind und mit welcher Art von Problemen wir es zu tun haben. Alles, was wir tun, ist Heuchelei, wenn wir nicht sind, was wir sind. Teilen Sie Geheimnisse mit vertrauenswürdigen Freunden, die diese nicht gegen uns verwenden oder dazu beitragen, daß wir uns beschämt fühlen. Wir können richtige Entscheidungen darüber treffen, mit wem wir reden, wieviel wir ihnen sagen und wann die beste Zeit zum Reden ist. Üben Sie die Worte: »Ich fühle.« Lassen Sie andere diese Worte sagen und lernen Sie zuzuhören (nicht zu urteilen), wenn sie das tun.

Wir können sagen, was wir denken. Lernen Sie zu sagen: »Das denke ich.« Unsere Meinung kann sich von der Meinung anderer Leute unterscheiden. Es bedeutet nicht, daß unsere Meinung falsch ist. Wir müssen unsere Meinung nicht ändern und der andere auch nicht, es sei denn, einer von uns will es.

Wir können uns auch irren.

Wir können sagen, was wir erwarten, ohne zu verlangen, daß ein anderer sich entsprechend unseren Bedürfnissen ändert. Andere Leute können sagen, was sie erwarten, und auch wir müssen uns nicht entsprechend ihren Bedürfnissen ändern – wenn wir es nicht wollen.

Wir können unsere Wünsche und Bedürfnisse ausdrükken. Lernen Sie die Worte: »Das brauche ich von dir. Das möchte ich von dir.«

Wir können die Wahrheit sagen. Über unser Denken, Fühlen und Wollen zu lügen, ist nicht höflich – es ist Lüge.

Wir brauchen uns durch die Worte anderer Menschen nicht beherrschen zu lassen; wir müssen nicht versuchen, sie mit unseren Worten oder besonderen Anstrengungen zu kontrollieren. Wir müssen uns nicht manipulieren, Schuld zuweisen, nötigen oder zu etwas zwingen lassen. Wir können unseren Mund öffnen und uns um uns selbst kümmern! Lernen Sie zu sagen: »Ich liebe dich, aber ich liebe mich auch. Das muß ich für mich tun.«

Wir können lernen, wie Earnie Larsen sagt, Unsinn nicht zu beachten. Wir können uns weigern, über die Krankheit von jemandem zu sprechen, ob es nun Alkoholismus oder eine andere Suchtkrankheit ist. Wenn es keinen Sinn macht, macht es keinen Sinn. Wir müssen unsere Zeit nicht damit vergeuden, einen Sinn darin zu suchen oder zu versuchen, den anderen davon zu überzeugen, daß das, was er sagte, keinen Sinn macht. Lernen Sie zu sagen: »Darüber will ich nicht diskutieren.«

Wir können zuversichtlich sein und uns selbst verteidigen, ohne verletzend oder aggressiv zu werden. Lernen Sie zu sagen: »Bis hierher und nicht weiter. Das dulde ich nicht.« Und das muß Ihr Ernst sein.

Wir können Mitleid und Sorge zeigen, ohne zu retten. Lernen Sie zu sagen: »Klingt, als hättest du ein Problem. Was brauchst du von mir?« Lernen Sie zu sagen: »Tut mir leid, daß du ein Problem hast.« Und dann lassen Sie's. Wir müssen das nicht regeln.

Wir können auch unsere Gefühle und Probleme diskutieren, ohne zu erwarten, daß uns Menschen retten. Wir können dafür sorgen, daß man uns zuhört. Das ist ohnehin wahrscheinlich alles, was wir uns wünschen.

Eine verbreitete Klage, die ich von Co-Abhängigen höre, ist die: »Niemand nimmt mich ernst!« Nehmen Sie sich selbst ernst. Begleiten Sie das mit einem angemessenen Sinn für Humor, und Sie brauchen sich nicht darüber den

Kopf zu zerbrechen, was ein anderer Ihnen gegenüber tut oder läßt.

Lernen Sie, darauf zu hören, was Leute sagen und was sie nicht sagen. Lernen Sie, sich selbst zuzuhören, dem Tonfall, den Sie benutzen, den Worten, die Sie wählen, der Art, wie Sie sich ausdrücken, und den Gedanken, die Ihnen durch den Kopf gehen.

Sprechen ist ein Werkzeug und eine Freude. Wir sprechen, um uns auszudrücken. Wir sprechen, damit man uns zuhört. Sprechen befähigt uns, uns selbst zu verstehen, und hilft uns, andere Menschen zu verstehen. Manchmal sprechen wir, um Nähe oder Vertrautheit zu erlangen. Vielleicht haben wir nicht immer Weltbewegendes zu sagen, aber wir wollen Kontakt mit Menschen. Wir wollen die Kluft überbrücken. Wir wollen teilen und nahe sein. Manchmal sprechen wir, um Spaß zu haben – um zu spielen, zu genießen, zu necken und zu unterhalten. Es gibt Zeiten, in denen wir sprechen, um für uns zu sorgen – um klarzumachen, daß wir uns nicht schlagen oder mißhandeln lassen, daß wir uns selbst lieben und daß wir Entscheidungen zu unserem Besten getroffen haben. Und manchmal reden wir nur einfach so.

Wir müssen Verantwortung für unsere Kommunikation übernehmen. Unsere Worte müssen hohe Selbstachtung und Achtung vor anderen widerspiegeln. Seien Sie ehrlich. Seien Sie direkt. Seien Sie offen. Seien Sie sanft und liebevoll, wenn es angemessen ist. Seien Sie fest, wenn die Situation Entschlossenheit verlangt. Vor allem aber seien Sie, wer Sie sind, und sagen Sie, was Sie sagen müssen.

Sagen Sie die Wahrheit – so wie Sie sie empfinden, fühlen und erkennen –, und sie wird Sie befreien.

Hausaufgabe

1. Lesen Sie: ›*Die Herausforderung – Al-Anon stellt sich dem Alkoholismus*‹. (ISBN 3-924824-57-6).

18

In einem Zwölf-Schritte-Programm arbeiten

»Wie funktionieren die Zwölf Schritte?«
»Einfach prima, danke.«

Anonymes Zitat der Anonymen Alkoholiker und Al-Anon

Ich verabscheue die Krankheit Alkoholismus. Medikamentenabhängigkeit und andere Suchtkrankheiten können Menschen zerstören – schöne, intelligente, fühlende, kreative, liebende, sorgende Menschen, die es nicht verdient haben, zerstört zu werden. Die Krankheit tötet Liebe und Träume, verletzt Kinder und reißt Familien auseinander. Alkoholismus läßt in seinem Kielwasser zertretene, gebrochene, zerstörte Opfer zurück. Manchmal verursacht der vorzeitige Tod eines Trinkers weniger Schmerz, als wenn die elende Krankheit fortschreitet und er am Leben bleibt. Es ist eine schreckliche, hinterhältige, täuschende, fortschreitende und tödliche Krankheit.

Ich liebe Zwölf-Schritte-Programme über alles. Ich habe großen Respekt vor ihnen allen: Anonyme Alkoholiker für Menschen, die den Wunsch haben, mit dem Trinken aufzuhören; Al-Anon für Menschen, die durch das Trinken eines anderen beeinträchtigt sind; Alateen für Teenager, die durch das Trinken eines Angehörigen beeinträchtigt sind; Al-Atots für Kinder, auf die das Trinken eines anderen schädlich einwirkt; und Narcotics Anonymous für Menschen, die drogensüchtig und medikamentenabhängig sind.

Andere Zwölf-Schritte-Programme, die ich respektiere, sind: Nar-Anon für Menschen, die durch die Drogenabhängigkeit anderer beeinträchtigt sind; Overeaters Anonymous für Menschen, die eßsüchtig sind; O-Anon für Menschen, die durch die Eßsucht anderer beeinträchtigt werden; Families Anonymous für Menschen, die sich Sorgen über Medikamenten(miß)brauch und/oder verwandte Probleme bei einem Verwandten oder Freund machen; Erwachsene Kinder von Alkoholikern für erwachsene Kinder von Alkoholikern; Emotions Anonymous für Menschen, die den Wunsch haben, emotional gesund zu werden.

Andere Zwölf-Schritte-Programme sind: Sex Addicts Anonymous für Menschen mit süchtigem Sexualverhalten (auch Sexaholiker); Co-SA für Menschen, die vom Sexualverhalten anderer Personen betroffen sind; Anonyme Spieler für Menschen, die mit dem Spielen aufhören wollen; Gam-Anon für Menschen, die von der Spielsucht anderer Menschen betroffen sind; Parents Anonymous für Eltern, die ihre Kinder mißbrauchen oder vernachlässigen oder sich davor fürchten, es zu tun, und für Erwachsene, die wegen früheren oder derzeitigen Mißbrauchs auf diese Probleme stoßen. Es mag noch andere Programme geben, die ich entweder übersehen habe oder die erst nach dem Schreiben dieses Buches entstanden sind.

Zwölf-Schritte-Programme sind nicht allein Selbsthilfegruppen für Menschen, die an Suchtkrankheiten oder deren Begleitumständen leiden. Die Programme lehren Menschen, wie man lebt – friedlich, glücklich, erfolgreich. Sie bringen Frieden. Sie fördern die Genesung. Sie schenken ihren Mitgliedern Leben – häufig ein reicheres und gesünderes Leben, als es diese Menschen kannten, bevor sie ihre Probleme entwickelten. Die Zwölf Schritte sind eine Lebensweise.

In diesem Kapitel werde ich mich auf die Programme für Co-Abhängige konzentrieren. Als Co-Abhängige bezeichnen wir Menschen, die durch das Suchtverhalten eines anderen in Mitleidenschaft gezogen wurden. Ich werde speziell auf das Al-Anon-Programm Bezug nehmen, weil dies ein Programm ist, in dem ich ›arbeite‹ (ich werde auf diesen Jargonbegriff ›in einem Programm arbeiten‹ später eingehen). Mit ein wenig Phantasie Ihrerseits kann die gegebene Information jedoch auf jedes der Zwölf-Schritte-Programme angewendet werden.

Die Zwölf Schritte*)

Die Zwölf Schritte sind das Herz der Zwölf-Schritte-Programme.

Die Schritte in ihrer Grundform passen zu verschiedenen Programmen; doch alle Programme haben ihre Schritte von denen der Anonymen Alkoholiker übernommen.

Die Auslegung im Anschluß an den Wortlaut des Al-Anon-Zwölf-Schritte-Programms sind meine persönliche Meinung und keiner diesbezüglichen Literatur entnommen. Die Programme haben auch sogenannte Traditionen, die die getreue Überlieferung der Programme garantieren, um sicherzustellen, daß sie weiterhin wirksam bleiben. Die Elfte Tradition im Al-Anon-Programm besagt: »Unser Vorgehen in der Öffentlichkeitsarbeit stützt sich mehr auf Anziehung als auf Werbung ...« Verstehen Sie bitte, daß ich weder für dieses noch für ein anderes Programm werbe. Ich sage nur, was ich denke, und schätze die Zwölf Schritte einfach sehr hoch ein.

1. *Wir haben zugegeben, daß wir Alkohol gegenüber machtlos sind und unser Leben nicht mehr meistern konnten.* Dies ist ein wichtiger Schritt. Er muß zuerst gemacht werden. Darum heißt er der Erste Schritt. Viele von uns kämpfen, bis sie kapitulieren können, egal wovor: Der Alkoholismus oder ein Eßproblem eines geliebten Menschen bringen uns zum Beispiel an die Schwelle der Kapitulation. Mein Leugnen, mein Feilschen, meine Kontrollversuche, mein Retten, meine

---

*) Copyright © by Al-Anon Family Group Headquarters, Inc., New York; mit freundlicher Genehmigung der Al-Anon Familiengruppen, Essen.

Wut, meine Trauer, meine Angst haben mich so weit gebracht. Nicht einmal, sondern zweimal in meinem Leben habe ich versucht, das Unmögliche zu tun. Ich versuchte, den Alkohol zu kontrollieren. In den Tagen, als ich selbst trank und abhängig war, kämpfte ich mit dem Alkohol. Ich zog wieder gegen den Alkohol zu Felde, als Menschen, die ich liebte, ihn tranken und mißbrauchten. Beide Male unterlag ich. Wann werde ich lernen aufzuhören, gegen Löwen zu kämpfen? Beide Male erlangte der Alkohol Macht über mich – einmal direkt, durch mein eigenes Trinken; beim zweiten Mal indirekt durch den Gebrauch des Suchtmittels von seiten eines anderen Menschen. Aber es ist unwichtig, wie der Alkohol Macht gewann. Er hatte sie. Meine Gedanken, Gefühle, Verhaltensweisen – mein Leben – wurden durch den Alkohol und seine Auswirkungen auf andere Menschen bestimmt und geleitet. Menschen beherrschten mich, aber diese Menschen wurden vom Alkohol beherrscht. Nachdem ich das erst einmal kapiert hatte, war es nicht schwer zu sehen, wer der Stärkere war. Es war die Flasche. Nachdem ich das erst einmal erkannt hatte, sah ich leichter ein, daß mein Leben nicht mehr zu meistern war. So war es in der Tat. Seelisch, gefühlsmäßig, geistig und in meinem Verhalten hatte ich die Kontrolle verloren. Meine Beziehungen zu Menschen waren nicht zu meistern. Mein Beruf war nicht zu meistern. Ich konnte nicht einmal mein Haus sauberhalten.

Wenn dieser Schritt nach Kapitulation klingt, dann liegt das daran, weil es auch genauso ist. Wir kapitulieren vor der Wahrheit. Wir sind dem Alkohol gegenüber machtlos. Wir sind machtlos gegen die Krankheit Alkoholismus. Wir sind machtlos gegen das Trinken eines anderen Menschen und die Auswirkungen des Alkohols auf sein Leben. Wir sind machtlos gegenüber anderen Menschen – was sie tun, sagen, denken, fühlen oder nicht tun, nicht sagen, nicht denken oder nicht fühlen.

Wir haben versucht, das Unmögliche zu erreichen. Irgendwann sehen wir das ein, treffen eine sachliche Entscheidung und hören auf zu versuchen, was wir ohnehin nicht schaffen, so sehr wir uns auch bemühen. Irgendwann richten wir den Blick auf uns selbst – darauf, wie sehr wir beeinträchtigt sind, auf unsere Wunden, auf unseren Schmerz. Das klingt hoffnungslos und feige, ist es aber nicht. Wir akzeptieren das, was ist. Wir können Dinge nicht ändern, die wir nicht kontrollieren können, und der Versuch macht uns verrückt. Dieser Schritt ist aufrichtig demütig. Er ist auch die Brücke zum Zweiten Schritt. Denn mit unserem Eingeständnis der Machtlosigkeit gegenüber dem, worüber wir wirklich keine Macht haben, erhalten wir unsere Kraft zurück – die eigene Kraft, um uns selbst und unser Leben zu ändern. Wenn wir aufhören, das Unmögliche tun zu wollen, können wir das Mögliche tun.

2. *Wir kamen zu dem Glauben, daß eine Macht – größer als wir selbst – uns unsere geistige Gesundheit wiedergeben kann.* Während der Erste Schritt uns verzweifeln ließ, bringt dieser Schritt Hoffnung. Ich habe keine Minute lang daran gezweifelt, daß ich verrückt war, nachdem ich erst einmal aufgehört hatte, mich mit den verrückten Menschen um mich herum zu vergleichen. Die Art, wie ich gelebt hatte, war wahnsinnig; die Art, wie ich mein Leben nicht gelebt hatte, war wahnsinnig. Ich mußte einfach daran glauben, daß ich gesund werden könnte. Ich mußte glauben, daß der Schmerz, den ich empfand, irgendwie gelindert werden könnte. Menschen zuzuhören, mit ihnen zu sprechen und sie zu sehen, die ebenso verwirrt waren wie ich, und zu erfahren, daß sie Frieden in Lebenssituationen gefunden hatten, die schlimmer als meine Lebenssituation gewesen waren, halfen mir, daran zu glauben. Es gibt keinen Ersatz für das Sichtbarmachen. Wie jemand einmal sagte: Sehen heißt Glauben.

Ja, dies ist ein spirituelles Programm. Dank Gottes

Hilfe sind wir unseren eigenen Plänen nicht allein überlassen. Dies ist kein Do-it-yourself-Programm. Dies ist kein Do-it-yourself-Buch. Tun Sie es nur für sich selbst. Wir sind gläubige Wesen. Wir brauchen ein spirituelles Programm. Dieses Programm erfüllt unsere spirituellen Bedürfnisse. Wir sprechen hier nicht über Religion; ich habe das Wort *spirituell* benutzt. Wir wählen und einigen uns mit einer Macht, die größer ist als wir selbst.

3. *Wir faßten den Entschluß, unseren Willen und unser Leben der Sorge Gottes – wie wir Ihn verstanden – anzuvertrauen.* Ich hatte meinen Willen und mein Leben dem Alkohol und anderen Drogen anvertraut; ich hatte meinen Willen und mein Leben anderen Menschen anvertraut (gewöhnlich Alkoholikern); ich verbrachte viele Jahre lang mit dem Versuch, dem Ablauf der Dinge meine eigenen Pläne aufzuzwingen. Es war an der Zeit, mich der Kontrolle von allem und jedem zu entziehen (einschließlich meiner eigenen Kontrolle) und mich in die Hände eines außerordentlich liebenden Gottes zu begeben. »Nimm es!« bat ich Ihn. »Nimm alles – wer ich bin, was geschehen ist, wohin ich gehen soll und wie ich dorthin gelange.« Ich sagte es einmal. Ich sage es jeden Tag. Manchmal sage ich es jede halbe Stunde. Dieser Schritt bedeutet nicht, daß wir uns zu einem Häufchen von ›... sollte‹ und ›... müßte‹ machen und uns in Sack und Asche hüllen. Auf keinen Fall bedeutet es eine Fortsetzung des Märtyrertums. Das Aufregende an diesem Schritt ist seine Bedeutung, daß es einen Sinn und einen Plan gibt, einen großen, absolut wundervollen, erfreulichen und lohnenden Plan, der unsere Bedürfnisse, Wünsche, Träume, Fähigkeiten, Talente und Gefühle berücksichtigt – für unser aller Leben. Das waren gute Neuigkeiten für mich. Ich glaubte, ich sei ein Irrtum der Schöpfung. Ich glaubte, daß für mein Leben nichts Bedeutsames geplant sei. Ich schwankte wie ein Rohr im Wind und versuchte das Beste aus der Tatsache zu machen, hier zu

sein, als ich dies lernte: Wir sind hier, um zu leben, solange wir leben, und jeder von uns hat ein Leben zu leben.

4. *Wir machten gewissenhaft und furchtlos Inventur in unserem Inneren.* Wir wenden unseren Blick von den anderen Menschen ab und betrachten uns selbst. Wir stellen fest, mit wem wir es zu tun haben, wie sehr wir in Mitleidenschaft gezogen worden sind, was wir tun, was unsere Charakterzüge sind, und wir schreiben auf ein Blatt Papier, was wir feststellen. Wir betrachten uns furchtlos, ohne uns zu hassen oder uns bestrafen zu wollen, sondern voller Liebe, Ehrlichkeit und Sorge um uns selbst. Wir erkennen sogar: Uns selbst zu hassen, uns selbst nicht genügend zu lieben, ist ein echtes Problem für uns gewesen. Wir decken alle anderen Probleme bis zu deren Wurzeln auf und stellen fest, wo wir wirklich schuldig geworden sind. Wir suchen auch nach unseren guten Seiten. Wir prüfen unseren Schmerz und unsere Wut. Wir prüfen uns selbst und die Rolle, die wir in unserem Leben gespielt haben. Dieser Schritt gibt uns auch die Gelegenheit, die Maßstäbe zu prüfen, an denen wir uns messen, und uns für diejenigen zu entscheiden, die uns angemessen erscheinen, und den Rest zu vergessen. Wir sind jetzt auf dem Weg, unsere wahre Schuld abzuladen, unsere eingebildete Schuld loszuwerden, unser Äußeres zu akzeptieren und den Weg zum Wachsen und zur Veränderung einzuschlagen.
5. *Wir gestanden Gott, uns selbst und einem anderen Menschen die genaue Art unserer Verfehlungen ein.* Eine Beichte ist gut für die Seele. Es gibt nichts Vergleichbares. Wir müssen uns nicht länger verstecken. Wir erzählen unsere schlimmsten, beschämendsten Geheimnisse einem vertrauenswürdigen Menschen, der Erfahrung darin hat, beim Fünften Schritt zuzuhören. Wir erzählen einem anderen Menschen, wie verletzt und wie wütend wir waren. Ein anderer hört zu. Ein anderer zeigt Zuneigung. Uns wird verziehen. Wunden

beginnen zu heilen. Wir vergeben. Dieser Schritt ist befreiend.

6. *Wir wurden vorbehaltlos bereit, unsere Charakterfehler von Gott beseitigen zu lassen.* Wir erkennen, daß manche Dinge, die wir getan haben, um uns selbst zu schützen, uns und wahrscheinlich auch andere verletzt haben. Wir sind bereit, etwas zu wagen und diese überholten Verhaltensweisen und Angewohnheiten abzulegen. Wir werden willens, uns zu ändern und beim Prozeß der Veränderung mitzuarbeiten. Diesen und den nächsten Schritt nutze ich täglich, um mich von Unvollkommenheiten zu befreien, die mir auffallen. Ich betrachte mein schwaches Selbstwertgefühl als Unvollkommenheit und wende diesen Schritt auch dafür an.
7. *Demütig baten wir Ihn, uns von unseren Mängeln zu befreien.* Nach meiner Erfahrung scheint das Wort *demütig* hier der Schlüssel zu sein.
8. *Wir machten eine Liste aller Personen, denen wir Unrecht zugefügt hatten, und nahmen uns vor, es an ihnen allen wiedergutzumachen.* Uns etwas vorzunehmen, ist hier die entscheidende Aussage, obwohl ich vermute, daß es unmittelbar mit der Demut zusammenhängt. Vergessen Sie nicht, sich selbst auf diese Liste zu setzen. Merken Sie sich, was Jael Greenleaf schreibt: »Der Achte Schritt heißt nicht: ›Wir machten eine Liste aller Personen, denen wir Schaden zugefügt hatten, und nahmen uns vor, uns deshalb schuldig zu fühlen.‹« Dies ist unsere Chance festzustellen, wo wir wirklich schuldig wurden. Dies ist ein entscheidender Schritt zu einer Möglichkeit, die uns unser ganzes Leben lang zur Verfügung steht, so daß wir uns nicht länger schuldig fühlen müssen.
9. *Wenn immer möglich, bemühten wir uns aufrichtig um direkte Wiedergutmachung an ihnen, ausgenommen, es würde ihnen oder anderen Schaden daraus entstehen.* Das ist ein einfacher Schritt in einem einfachen Programm. Manchmal helfen uns die einfachsten Dinge, uns wohl zu fühlen.

10. *Wir fuhren fort, persönliche Inventur zu machen, und wenn wir unrecht hatten, gaben wir es sofort zu.* Wir halten den Blick auf uns gerichtet. Wir bewerten fortwährend und regelmäßig unser Verhalten. Wir überlegen, was uns an uns gefällt, was wir richtig und gut gemacht haben. Dann beglückwünschen wir uns entweder selbst und fühlen uns gut dabei und danken Gott oder tun dies alles zusammen. Wir überlegen, was von unserem Tun uns nicht gefallen hat, und überlegen dann, wie wir das akzeptieren und damit umgehen, ohne uns selbst dafür zu hassen. Hier kommt der schwierige Teil: Wenn *wir* unrecht hatten, dann sagen wir es auch. Wenn wir den Achten und Neunten Schritt durchgearbeitet und alle unsere Schuldgefühle abgeladen haben, dann wissen wir, wann wir sagen müssen: »Ich habe unrecht« und »Es tut mir leid.« Wir werden spüren, wann es sich um echte Schuld handelt, und imstande sein, sie zu erkennen. Wenn wir jedoch weiterhin Schuldgefühle mitschleppen, wird es schwer sein zu unterscheiden, wann wir wirklich unrecht tun, weil wir uns die ganze Zeit über schuldig fühlen und keinen Unterschied spüren. Es ist nur eine weitere Schaufel Schuld, die auf einen bereits großen Haufen geworfen wird. Die Moral hierbei: Laden wir Schuld ab. Ist Schuld da, kümmern wir uns sofort darum.
11. *Durch Gebet und Meditation suchten wir unseren bewußten Kontakt mit Gott – wie wir ihn verstanden – zu verbessern. Wir baten Ihn nur, uns Seinen Willen für uns wissen zu lassen und uns die Kraft zu geben, den auszuführen.* Dieser Schritt, täglich und immer wenn nötig ausgeführt, wird uns erfolgreich durch unser ganzes Leben führen. Dieser Schritt erfordert, daß wir den Unterschied zwischen *Grübeln* und *Meditieren* lernen. Er verlangt auch von uns die Entscheidung, ob wir glauben, daß Gott gütig ist. Wir müssen entscheiden, ob wir glauben, daß Gott ›weiß, wo wir

wohnen‹, wie es eine Freundin ausdrückt. Werden Sie ruhig. Lassen Sie los. Beten Sie. Meditieren Sie. Fragen Sie Ihn, was Sie tun sollen. Bitten Sie, daß Ihnen die Kraft gegeben wird, das dann auch zu tun. Lassen Sie anschließend davon ab, und sehen Sie, was geschieht. Gewöhnlich ermöglicht uns Sein Wille, in der richtigen Weise und vernünftig mit dem Leben fertig zu werden. Manchmal erleben wir Überraschungen. Lernen wir, dieser Höheren Macht zu vertrauen, der wir die Obhut über unser Leben übergeben haben. Entwickeln wir ein Gefühl dafür, wie Er mit uns arbeitet. Lernen wir, uns selbst zu vertrauen. Er arbeitet durch uns.

12. *Nachdem wir durch diese Schritte ein inneres Erwachen erlebt hatten, versuchten wir, diese Botschaft an andere weiterzugeben – und uns in allen unseren Angelegenheiten nach diesen Grundsätzen zu richten.* Wir werden seelisch erwachen. Wir werden lernen, uns spirituell um uns zu kümmern – nicht religiös, obwohl dies sicherlich auch ein Teil des Lebens ist. Dieses Programm wird uns befähigen, uns selbst und andere Menschen zu lieben, statt zu retten und gerettet zu werden. Die Botschaft weiterzugeben, bedeutet nicht, daß wir Evangelisten werden; es bedeutet, daß unser Leben hell geworden ist. Wir werden lernen zu leuchten. Wenn wir dieses Programm in allen Bereichen unseres Lebens anwenden, wird es in allen Lebensbereichen funktionieren.

Im Programm arbeiten

Da wir jetzt mit den Schritten vertraut sind, lassen Sie uns darüber sprechen, was ›im Programm arbeiten‹ und ›in den Schritten arbeiten‹ bedeutet. Auf der ganzen Welt treffen sich Menschen ›anonym‹ an vielen unterschiedlichen Orten – in Kirchen, Häusern und in Heimen. Sie treffen sich einmal täglich, zweimal in der Woche oder auch an sieben Abenden in der Woche. Sie melden sich nicht vorher an oder tragen sich in keine Liste ein. Sie finden einfach heraus, wo sich eine bestimmte Gruppe trifft, die sich auf das Problem konzentriert, mit dem sie Schwierigkeiten haben. Bei dem Meeting müssen sie weder ihren Nachnamen preisgeben noch angeben, wo sie oder ihr Ehepartner arbeiten; sie müssen nichts sagen, wenn sie das nicht wollen. Sie müssen kein Geld bezahlen, obwohl sie eine beliebige Spende als Beitrag für Kaffee und Mietkosten für den Versammlungsraum geben können – wenn sie es wollen. Sie müssen nichts unterschreiben. Sie müssen keine Karte ausfüllen. Sie müssen auf keine Fragen antworten. Sie gehen einfach hin und setzen sich. Dies nennt man zu einem Meeting gehen. Es ist ein wesentlicher Teil des Arbeitens im Programm.

Schön bei den Meetings ist, daß Menschen so sein können, wie sie sind. Sie brauchen nicht so zu tun, als ob sie kein Problem hätten, weil jeder dasselbe Problem hat. Wenn sie das Problem nicht hätten, wären sie nicht da.

Die Art der Meetings ist bei jeder Gruppe anders. Manche Gruppen sitzen um einen Tisch herum, und wer will, spricht über seine Gefühle oder Probleme. Einige Meetings sind sogenannte Sprecher-Meetings, bei denen einer vorn sitzt und über einen Schritt oder eine Erfahrung spricht. Einige Gruppen haben die Schritte auch zum Thema, und die Leute sitzen einfach im Kreis auf ihren Stühlen, und jeder einzelne hat die Gelegenheit, etwas zu dem Schritt zu sagen, über den an diesem Tag gesprochen wird. Es gibt viele Arten von Meetings, aber gewöhnlich haben die Meetings etwas mit den Schritten, den Traditionen oder solchen Themen zu tun, die in Zusammenhang mit dem Problem stehen. Bei den Meetings lernt man die Schritte kennen und hört, was sie für andere bedeuten. Man hört auch Schlagworte, treffende kleine Sätze, die bei Al-Anon und AA Slogans genannt werden, zum Beispiel: Loslassen, Gott überlassen; Nimm's leicht; Ein Tag nach dem anderen. Diese Sätze wurden zu Slogans, weil sie wahr sind. Und selbst wenn Menschen es leid sind, sie zu sagen und zu hören, wiederholen und hören sie sie doch immer wieder, einfach weil sie so wahr sind. Die Slogans tragen dazu bei, daß man sich besser fühlt. Wenn das Meeting vorbei ist, bleiben die Anwesenden gewöhnlich noch beieinander stehen und plaudern, oder sie gehen in ein Restaurant und trinken ein Mineralwasser oder einen Kaffee. Mit den Schritten und den Slogans vertraut zu werden, den Erfahrungen der anderen zuzuhören, persönliche Erfahrung einzubringen und Zusammengehörigkeit zu erleben – das alles gehört zum Arbeiten im Programm.

Bei den Meetings werden Bücher und andere Literatur zum Selbstkostenpreis verkauft. Diese Bücher behandeln die Probleme, die jeder in der Gruppe hat. Manche Gruppen verkaufen Meditationsbücher mit Erfahrungen und Nachdenkenswertem für jeden Tag. Das Lesen der Literatur und der täglichen Meditationsbücher gehören zum Arbeiten im Programm. Durch die Literatur haben die Meetingsbesucher etwas, was sie mit nach Hause nehmen und tun können. Sie werden erinnert, was sie im Meeting gehört haben, und manchmal lernen sie etwas Neues.

Während ihrer täglichen Arbeit denken sie über die Schritte und Slogans nach. Sie überlegen, wie die Schritte und Slogans sich bei ihnen anwenden lassen, was sie fühlen, was sie denken und was gerade jetzt in ihrem Leben vorgeht. Sie tun das regelmäßig und vor allem dann, wenn ein Problem auftaucht. Manchmal rufen sie jemanden an, den sie in einem Meeting kennengelernt haben, und besprechen ein Problem mit diesem oder erzählen dem oder der Betreffenden, wie es ihnen an diesem Tag geht. Manchmal tun sie die Dinge, die ein Schritt ihnen empfiehlt, wie zum Beispiel eine schriftliche Inventur zu machen, eine Liste der Personen aufzustellen, denen sie Schaden zugefügt haben, oder etwas wiedergutzumachen. Wenn sie über diese Zwölf Schritte genügend nachdenken und in ihnen arbeiten, wird das Programm schließlich zur Gewohnheit – zu einer Einstellung, wie man denkt, sich verhält und mit Situationen fertig wird –, genau wie die

Charakterzüge der Meetingsbesucher allmählich zu einer Einstellung werden. Wenn diese Einstellung zur Gewohnheit geworden ist, wird das Programm zu einer Lebensweise. Dies wird als Arbeiten in den Schritten und Arbeiten im Programm bezeichnet.

Mehr ist nicht zu tun, um im Programm zu arbeiten. Zwölf-Schritte-Programme sind einfach und grundlegend. Man schwebt nicht in höheren Sphären und beschäftigt sich mit komplizierten Dingen – man bleibt bei den Grundlagen. Zwölf-Schritte-Programme funktionieren, weil sie einfach und grundlegend sind.

Ich bin ganz begeistert von so einfachen Dingen wie zu einem Meeting zu gehen und in den Schritten zu arbeiten. Ich kann versuchen, es zu erklären, aber Worte vermitteln nur einen Bruchteil dieses wichtigen Gedankens. Etwas geschieht, wenn wir zu diesen Meetings gehen und in einem Programm arbeiten. Gelassenheit und Genesung setzen ein. Wir verändern uns und fühlen uns besser. Die Schritte sind etwas, woran wir arbeiten, aber sie arbeiten auch an uns. Diesen Meetings wohnt ein Zauber inne.

Wir müssen nie etwas tun, wozu wir nicht in der Lage sind, was wir wirklich als kränkend empfinden oder nicht tun wollen. Wenn es Zeit ist, eine gewisse Sache zu tun oder zu ändern, dann werden wir wissen, daß die Zeit gekommen ist, und wir werden es tun. Dann ist es berechtigt und angemessen. Unser Leben beginnt auch anderweitig zu funktionieren. Genesung – Wachsen – wird zu einem natürlichen Prozeß. Die Zwölf Schritte werden wirksam und sind eine Formel für den natürlichen Genesungsprozeß des Menschen. Beim Lesen geben die Schritte nicht viel her und wirken gewiß nicht beeindruckend genug, um darüber so begeistert zu sein wie ich, aber wenn wir in ihnen arbeiten, geschieht etwas. Eine Kraft wird wirksam. Wir verstehen das erst, wenn es uns widerfährt.

Die beste Beschreibung der Zwölf Schritte, die ich gehört habe, war die Geschichte von dem ›unsichtbaren Boot‹, die ein Mann erzählte, dem ich unlängst in einem

Meeting begegnete. Er sprach über die AA, aber seine Geschichte paßt auch zu den Al-Anon und anderen Gruppen. Ich habe einige seiner Worte geändert, damit sein Gedanke zu Al-Anon paßt, und hier ist die Zusammenfassung seiner Geschichte:

Stellen wir uns vor, wir stehen an der Küste. Ein Stück weit weg liegt eine Insel, die Gelassenheit heißt, auf der es Friede, Glück und Freiheit von der Verzweiflung des Alkoholismus und anderer Probleme gibt. Wir möchten auf diese Insel gelangen, aber wir müssen das Wasser überqueren – diese Leere zwischen uns und unserem Ziel.

Wir haben zwei Möglichkeiten. Im Wasser liegt ein Ozeandampfer, ein Kreuzschiff, das elegant und behaglich aussieht. Es heißt Behandlung, Therapie. Am Strand daneben sitzt eine Gruppe merkwürdiger Menschen. Sie scheinen ein Boot zu rudern, aber wir sehen kein Boot und auch keine Ruderblätter. Wir sehen nur diese fröhlichen Menschen, die am Strand sitzen und ein unsichtbares Boot mit unsichtbaren Rudern lenken. Das unsichtbare Boot heißt Al-Anon (oder AA oder ein beliebiges anderes Zwölf-Schritte-Programm). Der Ozeandampfer tutet, fordert uns auf, zur Behandlungs- und Therapiekreuzfahrt an Bord zu kommen. Wir erkennen die Menschen an Bord; sie wirken glücklich und winken uns zu. Und dann sind da noch diese verrückten Leute, die uns einladen, zu ihnen in ihr unsichtbares Boot zu steigen. Sollen wir uns für den Ozeandampfer oder für das unsichtbare Boot entscheiden? Natürlich besteigen wir den Ozeandampfer, das Luxusschiff. Da wissen wir mit Sicherheit, daß wir auf die Insel des Glücks zusteuern. Aber dann hält der Ozeandampfer auf halber Strecke inne, wendet und fährt zurück zur Küste, von wo wir aufgebrochen sind. Dann befiehlt der Kapitän allen, von Bord zu gehen. Wir fragen: »Warum?« Und er sagt: »Unsere Kreuzfahrt geht nur bis hierher. Wenn Sie auf die Insel gelangen wollen, müssen Sie das unsichtbare Boot (namens ›Al-Anon‹) nehmen.«

Wir schütteln den Kopf und nähern uns den Menschen

mit dem unsichtbaren Boot. »Steigt ein!« rufen sie. »Wir können kein Boot sehen, in das wir einsteigen können!« rufen wir zurück. »Steigt trotzdem ein!« sagen sie. Also steigen wir ein, und bald sagen sie: »Nehmt ein Ruderblatt und fangt an zu rudern (arbeitet in den Schritten).« »Wir sehen kein Ruder!« rufen wir zurück. »Nehmt es trotzdem und rudert!« beharren sie. So ergreifen wir die unsichtbaren Ruder und beginnen zu rudern, und bald schon können wir das Boot sehen. Und bevor es uns klar wird, sehen wir auch die Ruder. Inzwischen sind wir so glücklich, in dem Boot mit den verrückten Menschen zu rudern, daß es uns ganz egal ist, ob wir je auf die Insel gelangen.«

Das ist der Zauber der Zwölf-Schritte-Programme – sie funktionieren. Ich will damit nicht sagen oder behaupten, daß eine Behandlung oder Therapie nicht hilfreich ist. Das ist sie oftmals. Für viele von uns ist eine Behandlung oder eine Therapie das richtige, um erst einmal *aufzubrechen*. Aber diese Fahrt endet, und wenn wir eine Suchtkrankheit haben oder jemanden mit einer Suchtkrankheit lieben, dann werden wir entdecken, daß wir das unsichtbare Boot mit den verrückten Menschen besteigen müssen.

Am Ende dieses Kapitels habe ich Tests angefügt, mit denen sich feststellen läßt, ob wir Kandidaten für Al-Anon, Alateen oder O-Anon sind. Ich habe auch weitere Fragen der Erwachsenen Kinder von Alkoholikern (ACOA) beigefügt. Verstehen Sie bitte, daß die Anon- und ACOA-Gruppen nicht für Menschen sind, die ein Trinkproblem haben; sie sind für Menschen, die durch das Problem eines anderen in Mitleidenschaft gezogen wurden. Das wird von vielen Leuten häufig mißverstanden. Auch viele Medikamentenabhängige, die sich den AA anschließen, haben häufig das Bedürfnis, auch zu den Al-Anon oder ACOA zu gehen, um mit ihrer Co-Abhängigkeit fertig zu werden. Wenn Sie glauben, Sie könnten ein Kandidat für eines der Zwölf-Schritte-Programme sein, dann suchen Sie sich eine Gruppe und gehen Sie zu den Meetings. Das wird Ihnen helfen, sich besser zu fühlen.

Ich weiß, daß es schwer ist, zu einem Meeting zu gehen oder sich einer Gruppe von Fremden zu stellen und das persönliche Problem vor allen aufzudecken. Ich weiß, daß viele von uns wahrscheinlich nicht verstehen, wie der Besuch von Meetings überhaupt helfen soll – vor allem, wenn *der Partner* das Problem hat. Aber es wird helfen. Ich war so wütend, als ich anfangs zu den Al-Anon-Meetings ging. Ich arbeitete bereits in einem Programm für meinen Alkoholismus. Ich wollte oder brauchte nicht noch ein Programm oder noch ein Problem in meinem Leben, um daran zu arbeiten. Außerdem meinte ich, bereits genug in meinem Leben getan zu haben, um Alkoholikern zu helfen. Warum sollte ich zu einem Meeting gehen müssen? Die Alkoholiker waren es, die Hilfe brauchten. Bei meinem ersten Meeting kam eine fröhliche kleine Frau auf mich zu, sprach ein paar Minuten lang mit mir, lächelte und sagte: »Sie sind aber glücklich dran. Sie sind eine doppelte Gewinnerin. Sie dürfen in beiden Programmen arbeiten!« Ich hätte sie am liebsten erwürgt. Heute stimme ich ihr zu. Ich bin glücklich. Ich bin eine doppelte Gewinnerin.

Manche von uns haben einen Widerwillen dagegen, zu den Meetings zu gehen, weil sie meinen, sie hätten in ihrem Leben für *andere Menschen* bereits genug getan. Nun, da haben sie recht. Genau das haben sie wahrscheinlich getan. Darum ist es ja so wichtig, zu den Meetings zu gehen. Sie gehen um ihrer selbst willen dorthin.

Andere gehen vielleicht nur hin, um jemandem zu helfen, und sind enttäuscht, bei den Meetings zu hören, daß sie an sich selbst arbeiten sollen. Auch das ist in Ordnung. Gesundheit erzeugt Gesundheit. Wenn wir beginnen, an uns selbst zu arbeiten, kann unsere Gesundheit sich auf andere Menschen übertragen, auf dieselbe Weise, wie sich ihre Krankheit auf uns übertragen hat.

Einige von uns sind vielleicht zu scheu, um hinzugehen. Bei meinen ersten Meetings konnte ich nur dasitzen und weinen, und ich fühlte mich schrecklich hilflos. Aber es waren heilsame Tränen. Meine Tränen waren Tränen der

Genesung. Ich mußte dasitzen und weinen. Als ich damit aufhörte und mich umschaute, sah ich, daß andere Menschen auch weinten. Al-Anon ist ein sicherer Ort, wohin ich gehen kann, um zu sein, was ich bin. Die Menschen dort verstehen mich. Und das werden auch Sie erleben.

Das waren einige der üblichen Einwände gegen den Besuch von Meetings. Es mag noch andere geben, aber wenn Sie sich angesprochen fühlen, gehen Sie auf jeden Fall hin! Die Zwölf Schritte sind ein Geschenk Gottes für Menschen mit Suchtkrankheiten und für Menschen, die Suchtkranke lieben. Wenn Sie am Ende sind und auf Menschen und Dinge völlig verdreht reagieren, dann gehen Sie! Wenn Ihnen die erste Gruppe nicht gefällt, besuchen Sie ein anderes Meeting. Jede Gruppe hat ihre eigene Atmosphäre. Gehen Sie weiterhin zu verschiedenen Gruppen, bis Sie eine finden, in der Sie sich wohl fühlen. Wenn Sie früher einmal regelmäßig zu Meetings gingen, aber damit aufgehört haben, gehen Sie wieder hin. Wenn Sie erst einmal hingehen, gehen Sie auch für den Rest Ihres Lebens hin. Alkoholismus ist eine lebenslange Krankheit, die eine Behandlung erfordert, die ein Leben lang dauert. Unsere Co-Abhängigkeit wird zur Gewohnheit und kann für den Rest unseres Lebens zu einem Charakterzug werden.

Gehen Sie so lange, bis Sie Dankbarkeit empfinden, hingehen zu dürfen. Wie jemand es einmal beschrieb: »Ist es nicht schön, daß es diese Meetings gibt und ich dabeisein darf? Niemand will mich sonst haben, wenn ich so ausflippen werde. Die Menschen hier lächeln, schütteln mir die Hand und sagen: ›Schön, daß du da bist. Komm wieder!‹«

Gehen Sie hin, bis Sie das Boot und die Ruder sehen und glücklich sind, bis der Zauber auf Sie einwirkt. Keine Sorge – wenn Sie lange genug hingehen, wird der Zauber wirken.

Hausaufgabe

1. Machen Sie die Tests oder lesen Sie die Liste der typischen Merkmale auf den folgenden Seiten durch.

2. Wenn Sie ein Kandidat für eines der in diesem Kapitel erwähnten Programme sind, schauen Sie ins Telefonbuch oder rufen Sie eine karitative Dienststelle in Ihrer Gemeinde an. Finden Sie heraus, wo und wann Meetings stattfinden, und gehen Sie hin.

Ist Al-Anon etwas für Sie?

Millionen Menschen sind durch das unmäßige Trinken eines ihnen Nahestehenden beeinflußt. Die folgenden zwanzig Fragen sollen Ihnen helfen zu entscheiden, ob Sie Al-Anon brauchen oder nicht:

1.	Machen Sie sich Sorgen darüber, wieviel ein anderer trinkt?	Ja	Nein
2.	Haben Sie Geldprobleme wegen des Trinkens eines anderen?	Ja	Nein
3.	Erzählen Sie Lügen, um das Trinken eines anderen zu decken?	Ja	Nein
4.	Haben Sie das Gefühl, daß Trinken jemandem, den Sie lieben, wichtiger ist, als Sie es sind?	Ja	Nein
5.	Glauben Sie, daß das Verhalten des Trinkenden durch seinen Umgang verursacht wird?	Ja	Nein
6.	Nehmen Sie wegen des Trinkenden die Mahlzeiten häufig verspätet ein?	Ja	Nein
7.	Drohen Sie ihm zum Beispiel mit den Worten: »Wenn du mit dem Trinken nicht aufhörst, verlasse ich dich«?	Ja	Nein
8.	Wenn Sie den Trinkenden zur Begrüßung küssen, versuchen Sie dann, seinen Atem zu riechen?	Ja	Nein
9.	Haben Sie Angst, jemanden aufzuregen, weil Sie fürchten, es könnte ein Saufgelage auslösen?	Ja	Nein

10. Sind Sie durch das Verhalten des Trinkenden verletzt oder in Verlegenheit gebracht worden? Ja Nein
11. Wird gewöhnlich jeder Urlaub durch Trinken verdorben? Ja Nein
12. Haben Sie schon einmal überlegt, die Polizei wegen des Trinkverhaltens anzurufen? Ja Nein
13. Suchen Sie manchmal nach versteckten Flaschen? Ja Nein
14. Glauben Sie, wenn der Trinker Sie lieben würde, würde er mit dem Trinken aufhören, wenn Sie ihn darum bitten? Ja Nein
15. Haben Sie gesellschaftliche Einladungen aus Scham oder Angst abgelehnt? Ja Nein
16. Haben Sie manchmal Schuldgefühle, wenn Sie den Trinkenden kontrollieren? Ja Nein
17. Glauben Sie, daß Ihre Probleme gelöst wären, wenn der Trinkende mit dem Trinken aufhören würde? Ja Nein
18. Haben Sie je gedroht, sich etwas anzutun, um den Trinkenden zu erschrecken und ihn dazu zu bringen, daß er sagt: »Es tut mir leid« oder »Ich liebe dich«? Ja Nein
19. Haben Sie jemals andere Menschen ungerecht behandelt (Kinder, Angestellte, Eltern, Mitarbeiter), weil Sie auf jemand böse waren, der zuviel trinkt? Ja Nein
20. Haben Sie das Gefühl, daß niemand Ihre Gefühle versteht? Ja Nein

Wenn Sie drei oder mehr dieser Fragen mit Ja beantwortet haben, können Al-Anon oder Alateen Ihnen helfen. Schauen Sie ins Telefonbuch, um mit Al-Anon oder Alateen Kontakt aufzunehmen, oder wenden Sie sich an die im Anhang aufgeführte zentrale Dienststelle.

Sind Sie co-abhängig von einem Eß- oder Magersüchtigen?

Verwenden Sie diesen Fragebogen aus *Fat is a Family Affair*, um das Ausmaß Ihrer Abhängigkeit zu einem Magersüchtigen oder Eßsüchtigen abzuschätzen.

Zwingen Sie jemanden zu Diäten?

Drohen Sie, jemanden wegen seines Gewichtsproblems zu verlassen?

Überprüfen Sie die Diät?

Machen Sie Versprechungen für abgenommene oder zugenommene Pfunde?

Verstecken Sie Lebensmittel vor einem Eßsüchtigen?

Machen Sie sich unaufhörlich Sorgen um einen Magersüchtigen?

Nehmen Sie übermäßig Rücksicht, um den Eß- oder Magersüchtigen nicht aufzuregen?

Werfen Sie Lebensmittel weg, damit der Eßsüchtige sie nicht findet?

Haben Sie die unberechenbaren, oft heftigen Stimmungsumschwünge entschuldigt, die Folge von Freßorgien sind?

Ändern Sie Ihre Freizeitgewohnheiten, um den Eßsüchtigen nicht in Versuchung zu bringen?

Manipulieren Sie die Haushaltskasse, um die Kosten für Lebensmittel und Kleidung zu kontrollieren?

Kaufen Sie die ›richtigen‹ Lebensmittel ein, und bestehen Sie darauf, daß sie gegessen werden?

Bestehen Sie auf Gymnastik, Fitneßprogrammen und Wunderkuren?

Haben Sie Gefühlsausbrüche, wenn Sie den Eßsüchtigen bei einer Freßorgie erwischen?

Sind Sie ständig enttäuscht, wenn Sie einen Rückfall erleben?

Schämen Sie sich wegen des äußeren Erscheinungsbildes des Eß- oder Magersüchtigen?

Trösten Sie den Eßsüchtigen oder Magersüchtigen unaufrichtig, wenn er sich schämt?

Führen Sie Tests über Willenskraft durch, um den Eß- oder Magersüchtigen zu verspotten?

Haben Sie Ihre Erwartungshaltung hinsichtlich dessen gesenkt, was Sie gern mögen?

Schwankt Ihr Gewicht im umgekehrten Verhältnis zu dem Ihres Partners (Ihres nach oben, seines nach unten)?

Vernachlässigen Sie Ihr Äußeres?

Haben Sie oft Schmerzen, Angst oder Sorge wegen Ihrer Gesundheit?

Trinken Sie viel, oder nehmen Sie Schlaftabletten oder Beruhigungsmittel?

Bestechen Sie den Eß- oder Magersüchtigen mit Lebensmitteln?

Sprechen Sie über den Eßsüchtigen mit ihm oder anderen?

Haben Sie das Gefühl, das Leben wäre schön, wenn der Eß- oder Magersüchtige eine vernünftige Figur hätte?

Sind Sie dankbar dafür, daß Sie nicht ›so schlimm‹ dran sind?

Gibt die Eßstörung des anderen Ihnen Anlaß wegzulaufen?

Gibt die Eßstörung des anderen Ihnen die Entschuldigung, zu bleiben?

Hinterlegen Sie ›hilfreiche‹ Literatur im ganzen Haus?

Lesen Sie Diätbücher, obwohl Sie kein Gewichtsproblem haben?

Glauben Sie, bis auf den Eß- oder Magersüchtigen das vollkommene Zuhause zu haben?

Nehmen Sie Tabletten, um schlafen zu können und den Sorgen zu entfliehen?

Haben Sie während Ihrer eigenen Therapie viel Zeit damit verbracht, über den Eß- oder Magersüchtigen zu reden?

Entwicklung zur Co-Abhängigkeit

Auch diese Übersicht stammt aus *Fat is A Family Affair*. Benutzen Sie sie als Checkliste, um Ihre eigene Entwicklung zu beobachten.

Frühes Stadium

_________ Oft in gestörter Familie geboren, hat gelernt, sich um andere zu ›kümmern‹: der Maßstab für Selbstwertgefühl.

_________ Will den Eßgestörten ›heilen‹, weil ihm die Heilung der Eltern nicht gelungen ist.

_________ Findet einen Eßgestörten, der ›bedürftig‹ ist, und kontrolliert ihn.

_________ Beginnt eigene Wahrnehmungsfähigkeit anzuzweifeln und will das Essen kontrollieren, um Entschlossenheit zu zeigen.

_________ Sozialleben beeinträchtigt. Isoliert sich selbst von der Gesellschaft, um dem Eßgestörten zu ›helfen‹.

Besessenheit

_________ Äußert Bitten und Drohungen im Zusammenhang mit dem Eßverhalten.

_________ Beurteilt selbst und sucht nach Gründen für das Essen/Hungern.

_________ Versteckt Lebensmittel.

_________ Versucht das Essen zu kontrollieren, Lebensmittel zu verstecken, spricht leere Drohungen aus, nörgelt und schimpft.

_________ Zeigt Ärger und Enttäuschung hinsichtlich der Versprechungen des Eßgestörten.

Geheimes Leben

_________ Beobachtet und vertuscht.

________ Übernimmt Verantwortung für den Eßgestörten.

________ Übernimmt Schlüsselrolle bei der Kommunikation, unterbindet Kontakt zwischen dem Eßgestörten und anderen.

________ Bringt Enttäuschung übertrieben zum Ausdruck.

Kontrollverlust

________ Macht heftige Anstrengungen, um das Essen zu kontrollieren. Kämpft mit dem Fett-/Magersüchtigen.

________ Läßt sich selbst körperlich und geistig gehen.

________ Hat außereheliche Affären oder leidet an Arbeitswut, ist besessen von Interessen außerhalb der Familie.

________ Wird autoritär, besitzergreifend. Wirkt meistens wütend, spricht nicht über das Leben zu Hause.

________ Mißbraucht Drogen und hat Krankheiten wie: Magengeschwüre, Hautausschlag, Migräne, Depression, Fettleibigkeit, Benutzung von Tranquillizern.

________ Verliert häufig die Beherrschung.

________ Wird krank und ist es müde, krank und müde zu sein.

Erwachsene Kinder von Alkoholikern

Sind Sie das erwachsene Kind eines Alkoholikers? Die folgenden vierzehn Fragen werden Ihnen helfen, Ihr Leben und Ihre Persönlichkeit zu ergründen.

1. Fühle ich mich oft isoliert, und fürchte ich mich vor Menschen, besonders vor autoritären?
2. Habe ich an mir festgestellt, daß ich Zustimmung suche und dabei meine eigene Identität verloren habe?

3. Fürchte ich mich übermäßig vor wütenden Menschen und persönlicher Kritik?
4. Fühle ich mich oft als Opfer in persönlichen und beruflichen Beziehungen?
5. Habe ich manchmal das Empfinden, ein überentwickeltes Verantwortungsgefühl zu haben, das es mir erleichtert, mich um andere statt um mich zu kümmern?
6. Fällt es mir schwer, meine eigenen Fehler und die Verantwortung mir selbst gegenüber zu sehen?
7. Bekomme ich Schuldgefühle, wenn ich mich behaupte, statt anderen nachzugeben?
8. Bin ich unternehmungssüchtig?
9. Verwechsle ich Liebe mit Mitleid, und neige ich dazu, Menschen zu lieben, die ich bemitleiden und retten kann?
10. Fällt es mir schwer, zu fühlen oder Gefühle auszudrükken, einschließlich solcher Gefühle wie Freude oder Glück?
11. Meine ich, daß ich mich selbst zu streng beurteile?
12. Habe ich ein schwaches Selbstachtungsgefühl?
13. Fühle ich mich in meiner Beziehung oft verlassen?
14. Neige ich dazu, zu reagieren statt zu agieren?

Die Zwölf Schritte der Anonymen Alkoholiker*)

1. Wir gaben zu, daß wir dem Alkohol gegenüber machtlos sind und unser Leben nicht mehr meistern konnten.
2. Wir kamen zu dem Glauben, daß eine Macht, größer als wir selbst, uns unsere geistige Gesundheit wiedergeben kann.
3. Wir faßten den Entschluß, unseren Willen und unser Leben der Sorge Gottes – wie wir Ihn verstanden – anzuvertrauen.

---

*) Copyright © by AA World Service Inc., New York; Abdruck mit freundlicher Genehmigung der Anonymen Alkoholiker Deutscher Sprache

4. Wir machten eine gründliche und furchtlose Inventur in unserem Inneren.
5. Wir gaben Gott, uns selbst und einem anderen Menschen gegenüber unverhüllt unsere Fehler zu.
6. Wir waren völlig bereit, all diese Charakterfehler von Gott beseitigen zu lassen.
7. Demütig baten wir Ihn, unsere Mängel von uns zu nehmen.
8. Wir machten eine Liste aller Personen, denen wir Schaden zugefügt hatten, und wurden willig, ihn bei allen wiedergutzumachen.
9. Wir machten bei diesen Menschen alles wieder gut – wo immer es möglich war –, es sei denn, wir hätten dadurch sie oder andere verletzt.
10. Wir setzten die Inventur bei uns fort, und wenn wir unrecht hatten, gaben wir es sofort zu.
11. Wir suchten durch Gebet und Besinnung die bewußte Verbindung zu Gott – wie wir Ihn verstanden – zu vertiefen. Wir baten Ihn nur, uns Seinen Willen erkennbar werden zu lassen und uns die Kraft zu geben, ihn auszuführen.
12. Nachdem wir durch diese Schritte ein seelisches Erwachen erlebt hatten, versuchten wir, diese Botschaft an Alkoholiker weiterzugeben und unser tägliches Leben nach diesen Grundsätzen auszurichten.

19
Dies und das

> Wenn der schöne Prinz vorbeikommt,
> werde ich wahrscheinlich
> unten im Brunnen sitzen
> und Frösche küssen.

Dieses Kapitel enthält verschiedene Gedanken über Co-Abhängigkeit und Selbstfürsorge.

Drama-Süchtige

Viele Co-Abhängige kann man auch als drama- oder krisensüchtig bezeichnen. Eigenartigerweise können Probleme zu einer Sucht werden. Wenn wir lange genug mit genügend Elend, Krisen und Aufregung leben, werden Angst, Furcht und die Stimulation, die durch Probleme verursacht werden, leicht zu einer tröstenden emotionalen Erfahrung. In ihrem ausgezeichneten Buch *Getting Them Sober, Volume II* bezeichnet Toby Rice Drews dieses Gefühl als ›genußvolles Leiden‹. Nach einer Weile sind wir so daran gewöhnt, unsere Gefühle in Probleme und Krisen verwickeln zu lassen, daß wir uns mit Problemen, die uns nichts angehen, beschäftigen und darin steckenbleiben. Wir schaffen womöglich sogar selbst Unannehmlichkeiten oder vergrößern vorhandene, um uns Stimulation zu verschaffen. Dies tritt vor allem dann ein, wenn wir unser eigenes Leben und unsere Gefühle stark vernachlässigt haben. Wenn wir in einem Problem stecken, spüren wir, daß wir leben. Wenn das Problem gelöst ist, könnten wir uns leer und leblos fühlen. Wir haben nichts zu tun. In einer Krise zu sein, wird angenehm, und es bewahrt uns vor unserer eintönigen Existenz. Es ist wie der Hang zu billigen Romanen, nur daß die täglichen Dramen in unserem Leben und dem Leben unserer Freunde und Familie stattfinden. »Wird Ginny John verlassen?« »Können wir Hermanns Arbeit retten?« und »Wie wird Henrietta diese Katastrophe überleben?«

Nachdem wir losgelassen und begonnen haben, uns um unsere eigenen Angelegenheiten zu kümmern, und unser Leben schließlich gelassen geworden ist, sehnen sich manche Co-Abhängige nach etwas von der alten Aufregung. Zuweilen finden wir unsere neue Lebensweise langweilig. Wir sind so sehr an Tumult und Aufregung gewöhnt, daß uns Ruhe anfangs beunruhigt. Wir werden uns daran gewöhnen. Während wir unser eigenes Leben leben, uns Ziele setzen und Dinge tun lernen, die uns interessieren, wird uns die Ruhe angenehm werden – angenehmer als das Chaos. Wir werden ein genußvolles Leiden weder brauchen noch suchen.

Wir müssen erkennen, wann wir wieder so weit sind, genußvoll leiden zu wollen. Wir müssen verstehen, daß wir uns nicht selbst Probleme zu machen brauchen oder in die Probleme anderer verwickelt werden müssen. Suchen Sie kreative Wege, um Ihr Bedürfnis nach Dramen zu stillen. Suchen Sie sich erfreuliche Tätigkeiten. Aber halten Sie das genußvolle Leiden aus Ihrem Leben fern.

Erwartungen

Erwartungen sind ein endloses Thema. Die meisten von uns haben Erwartungen. Wir unterhalten auf einer bestimmten Bewußtseinsebene gewisse Vorstellungen darüber, wie Dinge sich zu ergeben haben oder wie Menschen sich nach unserem Willen verhalten sollen. Aber es ist besser, auf Erwartungen zu verzichten, damit wir loslassen können. Es ist besser, unsere Erwartungen gegenüber anderen loszulassen und nicht mehr zu versuchen, das Ergebnis von Ereignissen zu kontrollieren, da dies Probleme verursacht und für gewöhnlich ohnehin unmöglich ist. Was tun wir also mit unseren Erwartungen?

Manche Menschen streben danach, auf jede Erwartung zu verzichten und von Augenblick zu Augenblick zu leben. Das ist bewundernswert. Der wichtige Gedanke hier ist meiner Meinung nach, die Verantwortung für die eigenen Erwartungen zu übernehmen. Schauen wir sie uns an. Prüfen wir sie. Reden wir darüber. Wenn die Erwartungen sich auf andere Menschen beziehen, sprechen Sie mit den betreffenden Menschen. Prüfen Sie, ob sie realistisch sind. So ist zum Beispiel die Erwartung zwecklos, gesundes Verhalten von gestörten Menschen zu erwarten; bei gleichen Voraussetzungen andere Ergebnisse zu erwarten, ist laut Earnie Larsen unsinnig. Also lassen Sie es sein. Sehen Sie zu, wie alles sich ergibt. Lassen Sie geschehen – ohne zu erzwingen. Wenn wir ständig enttäuscht sind, könnte daraus ein Problem werden – entweder bei uns, bei anderen Menschen oder in einer Situation.

Es ist in Ordnung, Erwartungen zu haben. Zuweilen sind sie die richtigen Hinweise darauf, was wir wünschen, brauchen, hoffen und fürchten. Wir haben ein Recht, schöne Dinge und angemessenes Verhalten zu erwarten. Wir werden wahrscheinlich mehr davon bekommen, wenn wir es konsequent erwarten. Wenn wir Erwartungen haben, werden wir auch erkennen, wann sie nicht erfüllt werden. Aber wir müssen verstehen, daß dies nur Erwartungen sind; sie gehören zu uns, und wir beherrschen sie nicht immer. Wir können dafür sorgen, daß unsere Erwartungen realistisch und angemessen sind und daß sie die Realität nicht beeinträchtigen oder die schönen Dinge verderben.

Furcht vor Nähe

Die meisten Menschen brauchen und wollen Liebe. Die meisten Menschen wollen und müssen Menschen nahe sein. Aber die Angst ist eine ebenso starke Kraft, und sie wetteifert mit unserem Liebesbedürfnis. Genauer gesagt: diese Kraft ist die Furcht vor Nähe.

Viele von uns fühlen sich sicherer, wenn sie allein sind oder Beziehungen haben, in die sie ohne Gefühle eingebunden sind, statt gefühlsmäßig verwundbar zu sein, Nähe zuzulassen und zu lieben. Ich verstehe das. Trotz der breiten Palette von Bedürfnissen und Wünschen, die unerfüllt bleiben, wenn wir nicht lieben, kann man sich sicherer fühlen, wenn man nicht liebt. Wir riskieren die Unsicherheit und Verwundbarkeit der Nähe nicht. Wir riskieren den Schmerz der Liebe nicht, und bei vielen von uns hat Liebe großes Leid verursacht. Wir riskieren es nicht, uns in Beziehungen einzulassen, die nicht funktionieren. Wir riskieren es nicht, so zu sein, wie wir sind, da dies Aufrichtigkeit der Gefühle und die Möglichkeit der Ablehnung bedeuten könnte. Wenn wir den Menschen nicht nahestehen, wissen wir wenigstens, was wir zu erwarten haben: nichts. Das Leugnen von Liebesgefühlen schützt uns vor der Angst, die durch Liebe erzeugt wird. Liebe und Nähe bringen oft ein Gefühl von Kontrollverlust mit sich. Liebe und Nähe wecken unsere tiefsten Ängste davor, zu sehen, wer wir sind und ob es in Ordnung ist, wir selbst zu sein, und wer andere sind und ob auch das in Ordnung ist. Liebe und Nähe – mit Menschen verstrickt zu sein –, sind die größten Risiken, die ein Mann oder eine Frau auf sich nimmt. Sie verlangen Ehrlichkeit, Spontaneität, Sensibilität, Vertrauen, Verantwortung, Selbstachtung und das Akzeptieren anderer. Liebe bringt Freude und Wärme, aber sie verlangt von uns auch, willens zu sein, gelegentlich Schmerz und Ablehnung zu fühlen.

Viele von uns haben gelernt, vor Nähe zu fliehen, statt die damit verbundenen Risiken einzugehen. Wir fliehen vor Liebe oder verhindern Nähe auf vielerlei Weise. Wir stoßen Leute von uns oder verletzen sie, damit sie nicht unsere Nähe suchen. In Gedanken tun wir lächerliche Dinge, um uns auszureden, daß wir Nähe brauchen. Wir suchen bei jedem Fehler; wir lehnen Menschen ab, bevor sie ihrerseits die Gelegenheit haben, uns abzulehnen. Wir tragen Masken und geben vor, etwas anderes zu sein, als wir sind. Wir verteilen unsere Energien und Gefühle auf so viele Beziehungen, daß wir niemandem zu nahe kommen und für niemanden verwundbar sind – eine Technik, die als ›die Milch verwässern‹ bezeichnet wird. Wir finden uns in unnatürliche Beziehungen hinein, in denen Nähe weder erwartet noch gegeben wird. Wir spielen Theater, statt natürlich zu sein. Wir ziehen uns in unseren bestehenden Beziehungen emotional zurück. Zuweilen vermeiden wir Nähe, indem wir uns ganz einfach weigern, ehrlich und offen zu sein. Einige von uns sitzen da, von Furcht gelähmt, unfähig, Beziehungen anzubahnen oder Nähe in bestehenden Beziehungen zu genießen. Einige von uns laufen davon; sie entfernen sich körperlich aus jeder Situation, in der Liebe, Verwundbarkeit und Risiken bestehen oder entstehen könnten. Wie eine Freundin sagt: »Wir alle haben einen gepackten Koffer im Schrank.«

Wir laufen aus vielen Gründen vor Nähe davon. Manche von uns, besonders jene, die in einer Familie großgeworden sind, in der es Alkoholiker gab, haben vielleicht nie gelernt, wie man Beziehungen entwickelt und wie man sich nahe ist, wenn eine Beziehung erst einmal beginnt. Nähe war nicht sicher, wurde in der Familie nicht gelehrt oder nicht erlaubt. Für viele Menschen wurden die Sorgen um andere und Medikamenteneinnahme ein Ersatz für Nähe.

Einige von uns ließen Nähe ein- oder zweimal zu und wurden dann verletzt. Sie haben irgendwann einmal beschlossen, daß es besser und sicherer sei, niemandem nahezustehen und keine Verletzung mehr zu riskieren.

Einige von uns haben gelernt, aus Beziehungen zu fliehen, die nicht gut für sie sind. Aber für manche von uns mag das Davonlaufen oder das Meiden von Nähe und Innigkeit zu einer Gewohnheit geworden sein, zu einer zerstörerischen Gewohnheit, die sie daran hindert, die Liebe und Nähe zu empfangen, die sie tatsächlich wollen und brauchen. Manche von uns mögen sich selbst täuschen, so daß sie sich nicht einmal bewußt sind, daß sie davonlaufen oder wovor sie davonlaufen. Sie laufen vielleicht sogar davon, wenn es gar nicht nötig ist.

Nähe kann Angst erzeugen und den Verstand lahmlegen, aber es muß nicht so sein. Und das ist ganz einfach. Es ist sogar ein gutes Gefühl, wenn wir uns entspannen und es geschehen lassen.

Es ist in Ordnung, sich vor Nähe und Liebe zu fürchten, aber es ist auch in Ordnung, Liebe und Nähe zu gestatten. Es ist in Ordnung, Liebe zu geben und zu empfangen. Wir können entscheiden, wen wir lieben wollen und wann wir das tun. Es ist in Ordnung, wenn wir bei anderen Menschen so sind, wie wir sind. Nehmen wir das Risiko auf uns. Wir können uns selbst vertrauen. Wir können die Unbeholfenheit und Spannung durchstehen, die zu Beginn einer Beziehung auftreten. Wir können Menschen finden, denen wir vertrauen können. Wir können uns öffnen, aufrichtig werden und sein, wer wir sind. Wir können sogar damit fertig werden, Schmerz zu empfinden und von Zeit zu Zeit zurückgewiesen zu werden. Wir können lieben, ohne uns selbst zu verlieren oder unsere Grenzen aufzugeben. Wir können lieben und gleichzeitig einen klaren Kopf behalten. Wir können unseren Koffer wieder auspacken.

Fragen wir uns selbst: Verhindern wir Nähe in unseren bestehenden Beziehungen? Wie tun wir das? Ist es notwendig? Warum? Kennen wir jemanden, dem wir nahe sein wollen – jemanden, dem wir getrost nahe sein können? Warum gehen wir nicht auf diesen Menschen zu, um ihm nahezukommen? Würden wir gern neue Beziehungen entwickeln? Wie könnten wir das tun? Brauchen und wünschen wir mehr Nähe in unseren Beziehungen, begnügen uns aber mit weniger? Warum?

Finanzielle Verantwortung

Manche Co-Abhängige werden von anderen Menschen finanziell abhängig. Manchmal durch Absprache; beispielsweise bleibt eine Frau zu Hause und erzieht die Kinder, während der Mann arbeitet und das Geld beschafft. Manchmal geschieht es ohne Absprache. Manche Co-Abhängige fühlen sich so sehr als Opfer, daß sie schließlich glauben, sie könnten finanziell nicht für sich selbst sorgen. Viele Co-Abhängige trugen irgendwann einmal die finanzielle Verantwortung, aber als der Alkoholismus oder ein anderes Problem bei einem geliebten Menschen fortschritt, waren sie einfach zu verstört, um weiterzuarbeiten. Einige von uns gaben einfach auf: »Wenn du dich nicht um das Geld kümmerst, dann tue ich's auch nicht.«

Manchmal werden Co-Abhängige für andere Menschen finanziell verantwortlich gemacht. Ich habe häufig co-abhängige Frauen mit zwei oder sogar drei Jobs erlebt, während ihre Männer keinen Pfennig mit nach Hause brachten – doch diese Männer wurden weiter verpflegt, saßen vor dem Fernseher und wohnten mietfrei.

Keine der beiden Möglichkeiten ist empfehlenswert. Jeder Mensch ist finanziell und in jeder anderen Hinsicht für sich selbst verantwortlich. Das bedeutet nicht, daß Hausfrauen bezahlte Arbeit annehmen müssen, um finanzielle Verantwortung zu tragen. Hausarbeit ist eine tapfere und bewundernswerte Tätigkeit. Wenn Mann oder Frau sich zu dieser Arbeit entschlossen haben, ist das sein oder ihr Anteil am Verdienst. Finanziell verantwortlich zu sein, bedeutet auch nicht, daß alles gleich aufgeteilt sein muß. Finanzielle Verantwortung für sich selbst zu übernehmen, ist ein Verhalten. Es bedeutet, genau zu überlegen, welche Verpflichtungen es gibt, und sich dann um diese Verpflichtung zu kümmern. Es bedeutet auch, daß wir anderen Menschen zugestehen – sogar darauf bestehen –, finanziell für sich selbst verantwortlich zu sein. Das schließt ein, mit allen Bereichen der Finanzen vertraut zu werden und zu entscheiden, wer welche Aufgabe übernimmt. Welche Rechnungen müssen bezahlt werden? Wann? Wann sind Steuern fällig? Wie lange muß wieviel Geld reichen? Welchen Anteil hat jeder daran? Leisten wir mehr oder weniger als unseren angemessenen Anteil? Wenn wir nicht gezwungen sind, einer bezahlten Arbeit nachzugehen, begreifen wir dann zumindest, daß wir eines Tages vielleicht arbeiten müssen? Fühlen wir uns finanziell für uns verantwortlich? Oder erschreckt uns das? Übernehmen die Menschen um uns herum die angemessene finanzielle Verantwortung für sich selbst, oder tun wir das für sie?

Sich um Geld zu kümmern, ist ein Teil des Lebens. Geld verdienen, Rechnungen bezahlen und finanzielle Verantwortung zu tragen, ist ein Teil davon, sich um sich selbst zu kümmern. Viele Co-Abhängige, die eine Arbeit aufgegeben haben, um einen Ehepartner zu kontrollieren oder die ihr Leben anderweitig auf einen anderen konzentriert und die eigene berufliche Karriere vernachlässigt haben, entdecken, daß selbst eine niedrig bezahlte Teilzeitarbeit Wunder für das Selbstwertgefühl vollbringt. Wir haben vergessen, daß wir Geld wert sind und daß andere tatsächlich für unsere Fähigkeiten bezahlen. Viele von uns Co-Abhängigen, die von einem Partner finanziell abhängig waren, schätzen auch die Freiheit, ihr eigenes Geld zu haben. Das nennt man ein gutes Gefühl. Daran sollten wir denken, wenn wir unser neues Leben beginnen.

Finanziell von jemand abhängig zu sein, kann seelische Abhängigkeit auslösen. Seelische Abhängigkeit von jemand kann finanzielle Abhängigkeit auslösen. Finanziell für uns selbst verantwortlich zu werden – wie immer wir das vollbringen –, hilft, Unabhängigkeit zu schaffen.

Verzeihen

Suchtkrankheiten wie Alkoholismus verdrehen und verzerren viele gute Verhaltensweisen einschließlich der wichtigen Übung des Verzeihens. Wir verzeihen wiederholt denselben Menschen. Wir hören Versprechungen, wir glauben Lügen, und wir versuchen immer wieder zu verzeihen. Einige von uns haben einen Punkt erreicht, an dem sie nicht mehr verzeihen können. Einige von uns wollen nicht mehr verzeihen, weil Verzeihen sie für künftigen Schmerz verwundbar machte und sie glauben, weiteres Leid nicht ertragen zu können. Verzeihen wendet sich gegen sie und wird zu einer schmerzvollen Erfahrung. Manche von uns mögen aufrichtig den Versuch machen, zu verzeihen; einige von uns glauben, sie hätten verziehen, aber der Schmerz und die Wut wollen einfach nicht verschwinden.

Manche von uns können mit den Ereignissen gar nicht Schritt halten, um zu verzeihen; die Katastrophen erfolgen so schnell, daß sie kaum wissen, was passiert. Bevor sie den Schmerz registrieren und sagen können: »Ich verzeihe«, ist ihnen schon wieder etwas Scheußliches passiert.

Dann fühlen wir uns schuldig, weil uns jemand fragt: »Warum kannst du nicht einfach verzeihen und vergessen?« Menschen, die über Alkoholismus und andere Suchtkrankheiten wenig wissen, fragen das häufig. Für viele von uns ist das Problem, daß wir nicht vergessen können. Verzeihen und Vergessen nähren das System des Leugnens und Verdrängens. Wir müssen darüber nachdenken, uns erinnern, verstehen und kluge Entscheidungen darüber treffen, was wir verzeihen können, was nicht der Rede wert ist und was ein Problem bleibt. Und jemandem zu verzeihen, bedeutet nicht, daß wir uns von diesem Menschen weiterhin verletzen lassen müssen. Ein Alkoholiker braucht keine Vergebung; er braucht Behandlung. Wir müssen zurücktreten, damit er uns nicht weiter auf die Füße treten kann.

Ich will damit nicht vorschlagen, ein gnadenloses Verhalten anzunehmen. Wir alle brauchen die Vergebung. Groll und Ärger verletzen uns; sie helfen dem anderen Menschen auch nicht. Verzeihen ist wundervoll. Es reinigt die Luft. Es reinigt von Schuld. Es bringt Frieden und Harmonie. Verzeihen erkennt und akzeptiert die Menschlichkeit, die uns verbindet und sagt: Es ist in Ordnung. Ich liebe dich trotzdem. Aber ich glaube, daß wir Co-Abhängigen uns selbst gegenüber sanft und liebevoll sein und uns verzeihen müssen, bevor wir erwarten können, anderen zu verzeihen. Und ich glaube, daß Co-Abhängige darüber nachdenken müssen, wie, warum und wann sie vergeben.

Vergebung ist auch eng mit dem Prozeß des Annehmens oder des Leidens verknüpft. Wir können jemandem nicht etwas verzeihen, wenn wir nicht akzeptiert haben, was dieser uns angetan hat. Es nutzt wenig, einem Alkoholiker ein Saufgelage zu verzeihen, wenn wir seine Krankheit noch nicht akzeptiert haben. Ironischerweise trägt die Verzeihung, die wir einem Alkoholiker oft am ›Morgen danach‹ zuteil werden lassen, zur Verlängerung seiner Sucht bei.

Vergebung kommt zur rechten Zeit, nämlich dann, wenn es soweit ist, wenn wir danach streben, für uns selbst zu sorgen. Lassen wir nicht zu, daß andere Menschen diesen Grundsatz gegen uns verwenden und daß andere bei uns Schuldgefühle verursachen mit ihrer Erwartung, wir müßten ihnen verzeihen, wenn wir entweder noch nicht dazu bereit sind oder glauben, daß Verzeihen nicht die angemessene Lösung ist. Wir können nur dann verzeihen, wenn wir eine richtige Entscheidung getroffen haben, wenn unser Selbstwertgefühl stimmt und wenn wir das Problem kennen, an dem wir arbeiten. Mißbrauchen Sie die Vergebung nicht als Ausrede, daß Sie sich selbst verletzen; mißbrauchen Sie sie nicht dazu, um anderen Menschen zu helfen, sich weiter zu verletzen. Wir können in unserem Programm arbeiten, unser eigenes Leben leben und den Vierten und Fünften Schritt vollziehen. Wenn wir uns um uns selbst kümmern, werden wir verstehen, was wir zu verzeihen haben und wann die richtige Zeit dafür ist.

Wenn wir schon dabei sind: Vergessen wir nicht, uns selbst zu verzeihen.

Das Frosch-Syndrom

In Co-Abhängigen-Gruppen kursiert eine Anekdote. Sie geht so: »Kennst du die Geschichte von der Frau, die einen Frosch küßte? Sie hoffte, er werde sich in einen Prinzen verwandeln. Das tat er nicht. Sie verwandelte sich auch in einen Frosch.«

Viele Co-Abhängige küssen gern Frösche. Wir sehen soviel Gutes in ihnen. Manche von uns werden geradezu magisch von Fröschen angezogen, nachdem sie genügend von ihnen geküßt haben. Alkoholiker und Menschen mit anderen Suchtkrankheiten sind anziehende Menschen. Sie strahlen Kraft, Energie und Charme aus. Sie versprechen die ganze Welt. Macht nichts, daß sie Schmerz, Leid und Ärger geben. Die Worte, die sie sagen, klingen so schön.

Wenn wir mit unseren Co-Abhängigen-Eigenschaften nicht fertig werden, ist es wahrscheinlich, daß wir weiter von Fröschen angezogen werden und sie küssen. Selbst wenn wir mit unseren Eigenschaften umgehen können, wenden wir uns noch immer Fröschen zu, aber wir können lernen, nicht mit ihnen in den Teich zu springen.

Freude

Freude geht mit Co-Abhängigkeit nicht Hand in Hand. Es ist schwer, Freude zu empfinden, wenn wir uns selbst hassen. Es ist schwer, sich des Lebens zu erfreuen, wenn kein Geld für Lebensmittel da ist, weil der Alkoholiker alles vertrunken hat. Es ist fast unmöglich, sich zu freuen, wenn wir krank vor Sorge sind, von Schuldgefühlen und Verzweiflung übervoll, uns und andere streng kontrollieren oder uns Gedanken machen, was andere von uns denken. Doch die meisten Leute denken gar nicht über uns nach; sie machen sich um sich selbst Sorgen und um das, was *wir* von ihnen halten.

Als Co-Abhängige müssen wir lernen, zu spielen und uns selbst Freude zu machen. Dafür zu sorgen und uns zu erlauben, Spaß zu haben, gehört dazu, wenn wir uns um uns kümmern wollen. Es hilft uns, gesund zu bleiben. Es hilft uns, besser zu arbeiten. Es gibt dem Leben ein Gleichgewicht. Wir verdienen es, Freude zu spüren. Freude ist ein normaler Teil des Lebens. Freude bedeutet, sich Zeit zu nehmen, um zu feiern, daß man lebt.

Wir können Freude in unseren Tagesablauf einplanen. Wir können erkennen lernen, wann wir Freude brauchen und was uns Genuß bereitet. Wenn wir das nicht schaffen, müssen wir ›Freude lernen‹ sofort zu unserem Ziel machen. Beginnen Sie, Dinge nur für sich zu tun. Zuerst mag das schwierig sein, doch nach einer Weile wird es besser werden. Es wird Freude daraus. Wir sollten uns erlauben, das Leben zu genießen. Wenn Sie etwas wollen und es sich leisten können, kaufen Sie es. Wenn Sie etwas tun wollen, das harmlos ist, tun Sie es.

Wenn Sie tatsächlich einmal etwas tun, was Freude macht, dann suchen Sie nicht nach einem Grund, sich wieder schlecht zu fühlen. Lassen Sie los und genießen Sie das Leben. Sie werden schon herausfinden, was Ihnen Freude bereitet, und das sollen Sie dann auch wirklich genießen. Sie können lernen, sich zu entspannen und alltägliche Dinge zu genießen, nicht nur die Freizeitunternehmungen. Märtyrertum kann uns bei unserer neuen Fähigkeit, uns wohl zu fühlen, noch lange stören, auch nachdem der Alkoholiker längst nicht mehr dazu beiträgt, daß wir uns elend fühlen. Leiden kann zur Angewohnheit werden, aber man kann sich auch angewöhnen, das Leben zu genießen und gut zu sich selbst zu sein. Versuchen Sie es.

Abgrenzen

Co-Abhängige, so sagt man, haben Abgrenzungsprobleme. Dem stimme ich zu. Die meisten von uns haben keine Grenzen. Grenzen besagen: So weit gehe ich. Bis hierher bin ich für dich zugänglich, aber nicht weiter. Nur bis hierher lasse ich dich heran.

Wir begannen unsere Beziehungen mit solchen Abgrenzungen. Wir hatten gewisse Erwartungen und Vorstellungen, was wir von anderen tolerierten und was nicht. Alkoholismus und andere Suchtkrankheiten halten sich an keine Abgrenzung. Diese Krankheiten stoßen nicht nur an unsere Grenzen, sie schreiten kühn darüber hinweg. Jedesmal wenn die Krankheit an unsere Grenze stößt oder sie überschreitet, weichen wir zurück. Wir ziehen unsere Grenzen zurück und geben der Krankheit mehr Raum zur Entfaltung. Und während die Krankheit weiterdrängt, geben wir weiter nach, bis wir Dinge tolerieren, die wir nie tolerieren wollten, und Dinge tun, die wir nie tun wollten. Später kehrt sich dieser Prozeß ›gewachsener Toleranz‹ gegenüber unangemessenem Verhalten vielleicht um: Wir werden den meisten menschlichen Verhaltensweisen gegenüber völlig intolerant. Anfangs werden wir Entschuldigungen für das unangemessene Verhalten eines anderen finden; am Ende gibt es keine Entschuldigung mehr.

Viele von uns dulden nicht nur ungesunde und unangemessene Verhaltensweisen – wir gehen sogar einen Schritt weiter: Wir überzeugen uns selbst davon, daß diese Verhaltensweisen normal sind und daß wir sie verdient haben. Wir werden mit verbaler Mißhandlung und respektloser Behandlung vielleicht so vertraut, daß wir es nicht einmal mehr merken, wenn dies geschieht. Doch tief im Innern weiß das ein wichtiger Teil von uns. Unser Ich weiß es und wird es uns sagen, wenn wir hinhören. Manchmal kann das Leben mit kleinen Problemen, wie etwa mit einem nichttrinkenden Alkoholiker, der kein Genesungsprogramm mitmacht, schwerer für unser Ich sein als dramatische Probleme. Wir spüren, daß etwas nicht stimmt. Wir fühlen uns durcheinander, aber wir verstehen nicht, warum, weil wir das Problem nicht erkennen.

Co-Abhängige brauchen Grenzen. Wir müssen uns Grenzen dafür setzen, was wir für und mit Menschen tun. Wir müssen Grenzen dafür setzen, was wir andere für und mit uns tun lassen. Die Menschen, mit denen wir verbunden sind, müssen wissen, daß wir Grenzen haben. Das wird ihnen und uns helfen. Womit ich nicht vorschlagen will, daß wir Tyrannen werden sollen. Ich rate auch von völliger Unbeweglichkeit ab, aber wir können unsere Grenzen erkennen. Während wir wachsen und uns verändern, wollen wir vielleicht auch unsere Grenzen ändern. Hier sind einige Abgrenzungsvorschläge, die für genesende Co-Abhängige hilfreich sind:

- Ich erlaube niemandem, mich körperlich oder mit Worten zu mißhandeln.
- Ich will wissentlich weder Lügen glauben noch unterstützen.
- Ich lasse keinen Medikamentenmißbrauch in meinem Hause zu.
- Ich erlaube kein kriminelles Verhalten in meinem Hause.
- Ich rette andere nicht vor den Konsequenzen ihres Alkoholmißbrauches oder anderem verantwortungslosen Verhalten.
- Ich finanziere den Alkoholismus eines anderen oder sonstiges verantwortungsloses Verhalten nicht.
- Ich lüge nicht, um dich oder mich vor deinem Alkoholismus zu schützen.
- Ich mißbrauche mein Zuhause nicht als Entgiftungsstation für genesende Alkoholiker.
- Wenn du verrückt spielen willst, ist das deine Sache, aber du kannst das nicht vor mir tun. Entweder gehst du, oder ich gehe.
- Du kannst dir deinen Spaß, deinen Tag, dein Leben verderben, aber ich lasse mir nicht von dir meinen Spaß, meinen Tag und mein Leben verderben.

Manchmal ist es erforderlich, eine Grenze zu ziehen, die sich auf eine Beziehung bezieht, wie etwa: »Ich werde Mary Lous Kinder nicht mehr hüten, weil ich es nicht will und weil sie mich in dieser Beziehung ausnutzt.«

Ziehen Sie Grenzen, aber vergewissern Sie sich, daß es Ihre Grenzen sind. Die Dinge, die wir leid sind und die uns bedrohen, geben uns Hinweise auf Grenzen, die wir ziehen sollen. Sie können auch Hinweise auf Veränderungen sein, die wir in uns selbst vornehmen müssen. Meinen wir, was wir sagen, und sagen wir, was wir meinen. Andere Leute mögen wütend auf uns werden, weil wir Grenzen ziehen; sie können uns nicht mehr benutzen. Vielleicht versuchen sie, uns Schuldgefühle zu vermitteln, damit wir unsere Grenzen beseitigen und zu dem alten System zurückkehren, uns von ihnen benutzen oder mißbrauchen zu lassen. Fühlen Sie sich nicht schuldig, und weichen Sie nicht zurück. Sie können innerhalb Ihrer Grenzen bleiben und sie verstärken. Seien Sie hartnäckig. Jede Grenze, die Sie gezogen haben, wird wahrscheinlich mehr als einmal – zumindest versuchsweise – überschritten werden. Das tun andere, um zu sehen, ob wir es ernst meinen, vor allem dann, wenn wir in der Vergangenheit nicht meinten, was wir sagten. Als Co-Abhängige haben wir viele leere Drohungen ausgestoßen. Wir haben unsere Glaubwürdigkeit verloren und uns dann gewundert, warum Leute uns nicht ernst nehmen. Sagen Sie den Leuten einmal ganz ruhig und friedlich, was Ihre Grenzen sind. Beachten wir unsere Toleranzgrenze, damit das Pendel nicht zu sehr zum anderen Extrem ausschwingt.

Manche Co-Abhängige – vor allem nach einer langen Beziehung zu einem Alkoholiker – können sich vielleicht genauso schwer bei ihren Kindern abgrenzen und durchsetzen. Abgrenzen verlangt Zeit und Nachdenken; auf Abgrenzung zu bestehen, verlangt Energie und Konsequenz.

Aber Abgrenzen ist jedes bißchen Zeit, Energie und Nachdenken wert, die erforderlich sind, Grenzen zu ziehen und dabei zu bleiben. Schließlich gewinnen wir immer mehr Zeit und Energie.

Was sind unsere Grenzen? Welche Grenzen müssen wir ziehen?

Körperliche Gesundheit

Manchmal, im späten Stadium der Co-Abhängigkeit, vernachlässigen Co-Abhängige ihre Gesundheit und ihr Äußeres. Es ist in Ordnung, wenn wir so gut wie möglich aussehen! Wir können zum Beispiel zum Friseur gehen und das Haar schneiden lassen. Das ist ein ganz normaler Teil des Lebens. Wir können uns auf eine Art kleiden, die uns hilft, daß wir uns wohl fühlen. Schauen Sie in den Spiegel; wenn uns nicht gefällt, was wir sehen, ändern wir es eben. Wenn wir es nicht ändern können, dann können wir zumindest aufhören, uns zu hassen, und uns so annehmen.

Verzichten Sie nicht auf Gymnastik. Wenn Sie krank sind, gehen Sie zu einem Arzt. Wenn Sie Übergewicht haben, überlegen Sie, was zu tun ist, um das zu ändern. Je weniger Sie sich um Ihren Körper kümmern, desto elender werden Sie sich fühlen. Manchmal helfen kleine Dinge, daß wir uns besser fühlen. Setzen Sie sich mit Ihrem Körper auseinander. Hören Sie auf ihn. Geben Sie ihm, was er braucht. Sich um uns selbst kümmern bedeutet, daß wir uns um unseren Körper und unser Äußeres kümmern. Machen Sie beides zu einer täglichen Praxis.

Sich um unser Gefühlsleben zu kümmern, hängt auch mit unserem Körper zusammen. Je mehr wir uns um unser Gefühlsleben kümmern – je mehr unsere Bedürfnisse erfüllt werden –, desto gesünder werden wir. Wenn wir uns lange genug weigern, uns um uns zu kümmern, rebelliert unser Körper, wird krank und zwingt unsere Mitmenschen, uns die Pflege zu geben, die wir brauchen. Es ist einfacher, wenn wir uns um uns selbst kümmern, bevor wir krank werden.

Professionelle Hilfe

Wir müssen professionelle Hilfe suchen, wenn

- wir deprimiert sind und Selbstmordgedanken haben;
- wir eingreifen und dem Alkoholiker oder einem anderen gestörten Menschen Einhalt gebieten wollen;
- wir das Opfer körperlicher oder sexueller Mißhandlungen geworden sind;
- wir andere körperlich oder sexuell mißbraucht haben;

- wir unsere Probleme allein nicht lösen können;
- wir aus irgendeinem anderen Grunde glauben, daß professionelle Hilfe uns nützen kann.

Denken wir daran, daß wir unserem Gefühl vertrauen können, wenn wir zu einem Arzt gehen. Wenn wir uns bei der aufgesuchten Institution oder bei dem Fachmann, mit dem wir arbeiten, nicht wohl fühlen, wenn wir mit der Richtung, die die Beratung nimmt, nicht übereinstimmen oder wenn wir in irgendeiner Weise der Hilfe nicht trauen, die wir erhalten (oder nicht erhalten), dann sollten wir eine andere Stelle aufsuchen. Ein Widerstand gegen eine Veränderung ist normal, aber es könnte sein, daß der Fachmann, mit dem wir arbeiten, für uns nicht der richtige ist. Nicht alle Berater können gut mit Co-Abhängigkeit, Suchtkrankheiten oder Medikamentenabhängigkeit umgehen.

Eine Frau suchte Hilfe bei einem privaten Therapeuten, weil ihre Tochter medikamentenabhängig war und ihre Verhaltensstörungen ihre Familie zerrissen. Der Therapeut ließ die ganze Familie zur Beratung kommen und widmete dann den größten Teil der Sitzung dem Versuch, die Eltern davon zu überzeugen, daß ihr Zigarettenrauchen der Grund für das Mißverhalten der Tochter sei. Der Therapeut hatte ein Vorurteil gegenüber dem Rauchen. Das Ziel der Therapie schwenkte vom ›Verhalten der Tochter‹ zu ›Mama und Papa müssen mit dem Rauchen aufhören‹. Die Eltern waren ein wenig bestürzt und fühlten sich bei diesem Therapieverlauf nicht wohl, aber sie brauchten verzweifelt Hilfe. Und sie nahmen an, daß der Therapeut mehr als sie wußte. Nachdem sie drei Monate und fünfzig Dollar pro Woche mit diesem Unsinn vergeudet hatten, erkannten die Eltern schließlich, daß das alles nur eine Menge Geld kostete. Ich will damit nicht sagen, daß es nicht gut sei, mit Rauchen aufzuhören – aber es war nicht das Problem, für das die Familie Hilfe suchte.

Wenn wir Hilfe suchen und sie uns ungeeignet erscheint, suchen wir anderswo Hilfe. Wenn wir uns ernsthaft um etwas bemühen, und es klappt nicht, versuchen wir etwas anderes. Wir brauchen unsere Kraft, zu denken, zu fühlen und gute Entscheidungen zu treffen, niemandem zuliebe aufzugeben – einschließlich den Personen, die einen Doktortitel vor ihrem Namen haben.

Wir können uns die bestmögliche Hilfe selbst beschaffen.

Streicheln

Streicheln ist ein wichtiger Bestandteil der Transaktionsanalyse, einer Therapieform, die seit Jahren erfolgreich angewandt wird. Die meisten von uns brauchen und haben zumindest ein paar Beziehungen. Wenn wir mit diesen Menschen zusammen sind, dann erzeugen wir entweder warme, liebevolle Gefühle; oder keine Gefühle; oder kalte, feindselige Gefühle. Wir können ehrlich, zärtlich, verständnisvoll mit ihnen reden, und sie reden ebenso mit uns. Wir können lügen, und sie können uns ebenfalls anlügen. Wir können über unwichtiges, aufgesetztes Zeug sprechen, und andere können das gleiche tun. Oder wir können häßliche Dinge sagen, und sie antworten auf die gleiche Weise. Die meisten von uns verhalten sich von Zeit zu Zeit in irgendeiner Weise ähnlich.

Das Wesentliche ist, sich um gute Beziehungen zu bemühen. Wenn Sie keine Mitmenschen haben, zu denen Sie ehrlich, zärtlich, liebevoll und verständnisvoll sein können, suchen Sie sich welche. Wenn Menschen Gemeinheiten zu Ihnen sagen und Sie dazu bringen, es ihnen heimzuzahlen, dann hören Sie eben damit auf, und versuchen Sie, diese Menschen zu bewegen, auch damit aufzuhören, diese Gemeinheiten zu Ihnen zu sagen. Wenn Sie sie nicht dazu bewegen können, sich zu ändern, suchen Sie sich andere Gesprächspartner. Wir müssen gut behandelt werden. Es hilft uns zu wachsen, und es ist ein gutes Gefühl.

Streben Sie auch nach guter körperlicher Behandlung. Wir dürfen nie zulassen, daß Menschen uns verletzen. Und auch wir müssen Menschen nicht verletzen. Umarmen wir sie statt dessen. Oder, wenn eine Umarmung nicht angemessen ist, berühren wir sie auf sanfte, liebevolle Weise, die positive Energie vermittelt. Wer glaubt, eine Umarmung sei Zeitvergeudung oder unnötiges Getue sentimentaler Menschen, sollte den folgenden Auszug aus *Fat Is a Family Affair* lesen und noch einmal darüber nachdenken:

»... Zu Beginn der siebziger Jahre erforschte die Medizin einen Mechanismus im Nervensystem, der eine morphiumähnliche Wirkung verursacht und hilft, Schmerz zu mildern und Trauma und Schock zu bewältigen.

Diese morphiumähnlichen Substanzen werden Endorphine genannt und ausgeschieden, um zu betäuben und allgemeines Wohlbefinden zu fördern. Forscher weisen darauf hin, daß Eßsüchtige und Alkoholiker weniger Endorphine produzieren als normale Menschen ... Wenn man weniger Endorphine produziert, fühlt man sich oft gereizt. Das Essen von Zucker verstärkt die Endorphinproduktion, deshalb schwindet die Gereiztheit, wenn man ißt ...

Wenn man magersüchtig ist, erzielt man dasselbe Wohlgefühl durch die Euphorie des Hungerns. Dieses überschwengliche Gefühl resultiert aus der Euphorie, durch Leid über sich selbst hinauszuwachsen, ähnlich wie bei der Euphorie, die ein Läufer erlebt ... es gibt eine Alternative zu gesteigerter Endorphinproduktion ... Es ist die Umarmung. Richtig, die Umarmung. Wenn man sich an einen Mitmenschen wendet und die Arme um den anderen legt, löst dies ein Fließen der Endorphine aus, und Ecken und Kanten werden durch die Wärme eines liebenden Freundes geglättet. Ihr Hund ist keine seelenlose Marionette, wenn er hochspringt, um an der Brust gekrault oder am Kopf getätschelt zu werden. Er hebt seinen Endorphinspiegel an und sorgt für sein Wohlbefinden.«

Co-Abhängige haben häufig Schwierigkeiten, Komplimente – Streicheleinheiten – anzunehmen. Wir können damit aufhören, uns gegen die Tatsache zu wehren, daß wir gute Menschen mit guten Eigenschaften sind. Wenn uns jemand etwas Gutes über uns sagt, können wir das akzeptieren, es sei denn, unser Instinkt sagt uns, daß der andere unlautere Motive hat. Selbst wenn er versucht, uns zu manipulieren, nehmen wir das Kompliment an und weigern uns einfach, manipuliert zu werden. Lassen wir es bis ins Herz dringen und uns von Wärme erfüllen. Wir verdienen Komplimente. Wir brauchen sie. Wir brauchen sie alle. Sie helfen uns bei unserer Arbeit, daran zu glauben, daß wir gute Menschen sind. Das Schöne daran ist: Je besser wir von uns selbst denken, desto besser werden wir.

Wir können auch Komplimente machen und positive Energie verbreiten. Wir können mitteilen, was wir an anderen mögen, und sagen, was wir an ihnen schätzen. Tun wir es ehrlich und von Herzen.

Wir können lernen zu erkennen, wann wir jemand anderen streicheln müssen. Lernen wir zu erkennen, wann wir unter Menschen sein und uns selbst streicheln lassen müssen. Suchen Sie sich Freunde, die Ihnen das geben können. Manchmal befreunden sich Co-Abhängige mit Menschen, von denen sie als Opfer betrachtet werden, als hilflose Menschen, die sich nicht um sich selbst kümmern können. Diese Freunde geben Wohlwollen, was wahrscheinlich besser ist als nichts, aber es ist nicht dasselbe wie Streicheleinheiten. Wirkliche Liebe heißt: Du hast Probleme. Ich mag dich und höre dir zu, aber ich will und kann sie nicht für dich lösen. Wirkliche Freundschaft heißt: Ich schätze dich so hoch ein, daß ich dich überlegen lasse, wie du deine Probleme selbst lösen kannst. Ich weiß, daß du es schaffst.

Vertrauen

Co-Abhängige sind sich häufig nicht sicher, wem oder wann sie vertrauen sollen. »Harvey ist seit zwei Wochen wegen Alkoholismus in Behandlung. Er hat mich 129mal belogen. Jetzt ist er böse auf mich, weil ich gesagt habe, daß ich ihm nicht vertraue. Was soll ich tun?«

Ich habe wiederholt Variationen dieser Geschichte von Co-Abhängigen gehört. Meine Antwort lautet üblicherweise: »Es besteht ein Unterschied zwischen Vertrauen und Dummheit. Natürlich vertrauen Sie Harvey nicht. Hören Sie auf, sich zwingen zu wollen, jemandem zu vertrauen, dem Sie nicht vertrauen.«

Das ganze Buch hindurch habe ich diesen Satz wiederholt, und ich führe ihn wieder an: Wir können uns selbst vertrauen. Wir können uns selbst vertrauen, um richtige Entscheidungen darüber zu treffen, wem wir vertrauen. Viele von uns haben falsche Entscheidungen bezüglich ihres Vertrauens gefällt. Es ist nicht klug, einem Alkoholiker zu vertrauen, der sagt, er werde nie wieder trinken, wenn dieser Alkoholiker wegen seiner Krankheit Alkoholismus nicht behandelt worden ist. Es ist nicht einmal dann klug, einem Alkoholiker zu vertrauen, daß er nicht wieder trinkt, wenn er oder sie behandelt worden ist – es gibt keine Garantie für menschliches Verhalten. Aber wir können Menschen trauen, daß sie das sind, was sie sind. Wir können lernen, Menschen klar zu sehen.

Überlegen Sie, ob die Worte von Menschen zu ihrer Verhaltensweise passen. Ist das, was sie *sagen*, identisch mit dem, was sie *tun*? Wie eine Frau es ausdrückt: »Er sieht wirklich gut aus, aber er benimmt sich nicht besser.«

Wenn wir uns selbst und die Botschaften beachten, die wir von der Welt empfangen, werden wir wissen, *wem* wir vertrauen können, *wann* wir vertrauen können und *warum* wir vertrauen. Wir entdecken vielleicht, daß wir schon immer gewußt haben, wem wir vertrauen sollten – wir haben einfach nicht auf uns selbst gehört.

Sex

In einem Satz erzählt eine Co-Abhängige mir, daß ihre Ehe zerbricht. Im nächsten Satz fragt sie mich, ob es normal ist, Sexualprobleme zu haben, wenn die Dinge so schlecht stehen.

Ja, es ist normal, Sexualprobleme zu haben. Viele Menschen haben Sexualprobleme. Viele Co-Abhängige haben Sexualprobleme. Alkoholismus und die Gesamtheit der

Suchtkrankheiten beeinträchtigen alle Intimbereiche. Manchmal ist der körperliche Ausdruck von Liebe der letzte und endgültige Verlust, den wir erleiden – der Schlag, der uns verrät, daß das Problem nicht verschwindet, egal wie lange wir die Augen schließen.

Manchmal hat der Alkoholiker das Problem. Er wird impotent, oder sie verliert ihr sexuelles Verlangen. Dies kann sowohl vor als auch nach der Genesung geschehen. Häufig ist es der Co-Abhängige, der Sexualprobleme hat. Es gibt viele Schwierigkeiten, auf die man im Schlafzimmer stößt. Wir sind unfähig, zum Orgasmus zu kommen, fürchten Kontrollverlust oder haben kein Vertrauen in unseren Partner. Wir ziehen uns gefühlsmäßig von unserem Partner zurück, sind nicht willens, verwundbar zu sein, oder haben einfach kein Verlangen nach unserem Partner. Wir können Abneigung gegen unseren Partner empfinden, oder unsere Bedürfnisse werden nicht gestillt, weil wir nicht um die Befriedigung unserer Bedürfnisse bitten. Die Beziehung wird im Schlafzimmer wahrscheinlich nicht viel besser als in der Küche sein. Wenn wir uns in der Küche mögen, werden wir uns wahrscheinlich auch im Schlafzimmer mögen. Wenn wir wütend und verletzt sind, bevor wir uns lieben, werden wir wahrscheinlich wütend und verletzt sein, nachdem wir miteinander geschlafen haben. Wenn wir eine Beziehung nicht haben wollen, wollen wir auch keinen Sex mit dem Partner. Die sexuelle Beziehung spiegelt das Klima unserer Beziehungen wider.

Sexuelle Probleme kommen meist schleichend. Für eine Weile kann Sex noch die Rettung einer gestörten Beziehung sein. Sex kann ein Weg sein, um sich nach einem Streit zu versöhnen. Reden scheint die Luft zu reinigen, und Sex macht alles viel besser. Ab einem gewissen Zeitpunkt jedoch reinigt Reden die Luft vielleicht nicht mehr. Reden trübt sie nur noch mehr, und Sex macht es auch nicht mehr besser, statt dessen alles noch schlimmer.

Für manche wird Sex zu einem mechanischen Akt, der etwa dieselbe Befriedigung wie Zähneputzen verschafft.

Für andere wird es zu einem Akt der Erniedrigung und Herabsetzung: wieder eine Hausarbeit, wieder eine Pflicht, wieder etwas, was wir tun sollen, aber nicht wollen. Sex wird ein weiterer Bereich, der nicht klappt, in dem wir uns schuldig fühlen und über den wir uns schämen, über den wir uns etwas vorzulügen versuchen. Wir haben einen weiteren Bereich in unserem Leben, der uns zu der Frage bringt: Was stimmt nicht mit mir?

Ich bin keine Sexualtherapeutin. Ich habe weder Rezepte noch technischen Rat – nur meinen gesunden Menschenverstand. Ich glaube, uns um uns selbst kümmern bedeutet, daß wir uns im Schlafzimmer an dieselben Grundsätze halten wie in allen anderen Bereichen unseres Lebens. Zuerst müssen wir aufhören, uns Vorwürfe zu machen und uns zu hassen.

Wenn wir das erst einmal begriffen haben, sind wir ehrlich zu uns selbst. Wir hören auf, wegzulaufen, uns zu verstecken und zu leugnen. Wir fragen uns sanft, was wir fühlen und denken, und vertrauen dann auf unsere Antworten. Wir hören uns aufmerksam zu. Wir mißhandeln und bestrafen uns nicht selbst. Wir erkennen, daß unser Problem eine normale Reaktion auf das System ist, in dem wir gelebt haben. Natürlich haben wir ein Problem – es ist ein ganz normaler Teil dieses Prozesses. Es wäre unnormal, keinen Widerwillen zu empfinden, sich nicht zurückzuziehen, keinen Vertrauensmangel oder andere negative Gefühle zu haben. Es gibt überhaupt nichts, was mit uns nicht stimmt.

Nachdem wir diese Dinge geklärt haben, sind wir ehrlich zu unserem Partner. Wir sagen ihm, was wir denken und fühlen und was wir von ihm brauchen. Wir erörtern die Möglichkeiten, wägen ab und schließen ein Abkommen oder einen Kompromiß, wenn es angebracht ist. Wenn wir unsere Probleme selbst nicht lösen können, suchen wir professionelle Hilfe.

Hier und da mögen wir Trost in außerehelichen Affären gesucht haben. Wir müssen uns selbst verzeihen und überlegen, was wir für uns selbst brauchen. Machen wir den

Vierten und Fünften Schritt; sprechen wir mit einem Geistlichen. Versuchen wir zu verstehen, daß unsere Handlungsweise eine ganz normale Reaktion auf die Probleme ist, mit denen wir gelebt haben.

Andere wieder mögen versucht haben, vor ihren Problemen wegzulaufen, indem sie eine Reihe unbefriedigender sexueller Beziehungen hatten. Das geschieht im Stadium des Leugnens häufig, wenn sich zwanghaftes Verhalten einstellt. Wir müssen damit nicht weitermachen. Wir können unseren Problemen ins Auge sehen und sie auf andere Weise lösen. Wir können uns selbst verzeihen und damit aufhören, uns selbst zu verletzen.

Manche von uns suchen vielleicht Liebe und landen bei Sex. Begreifen wir, was wir brauchen, und überlegen wir, wie wir unsere Bedürfnisse am besten befriedigen.

Andere dagegen müssen sich vielleicht danach fragen, was sie brauchen. Oder sie müssen lernen, nein zu sagen. Einige von uns versuchen vielleicht, Liebe in eine tote Beziehung zu bringen, indem sie sexuelles Vergnügen erzwingen. Diese Technik wird nicht funktionieren. Sex ist nicht Liebe; es ist Sex. Es bringt die Liebe nicht zum Blühen, wenn nicht von Anfang an Liebe da war. Sex kann nur die Liebe ausdrücken, die bereits existiert.

Manch einer hat vielleicht aufgegeben und ist zu dem Schluß gekommen, daß Sex nicht wichtig ist. Zufällig glaube ich, daß Sex wichtig ist. Es ist nicht das Wichtigste im Leben, aber es ist ein wichtiger Teil des Lebens.

Sex ist eine mächtige Kraft, eine große Quelle für Innigkeit und für Freude. Wir können uns um uns selbst kümmern, damit unser Sexualleben so funktioniert, wie wir es gerne hätten. Wir sind verantwortlich für unser sexuelles Verhalten – für unser Vergnügen oder unseren Mangel an Freude im Bett. Wir können uns selbst fragen: Was sagt uns unser Sexleben über unsere Beziehung?

20
Lernen, wieder zu leben und zu lieben

Zumindest renne ich nicht mehr herum und suche verzweifelt meinen eigenen Tod.

– *Eine Al-Anon*

Ursprünglich hatte ich vor, das Material dieses Kapitels in zwei Kapitel aufzuteilen: Lernen, wieder zu leben, und lernen, wieder zu lieben. Ich kam jedoch zu dem Schluß, daß Lieben und Leben getrennt anzusprechen, nicht gut wäre. Das Problem für viele Co-Abhängige ist es, zu lernen, beides gleichzeitig zu tun.

Earnie Larsen und anderen zufolge sind die beiden innigsten Wünsche, die die meisten Menschen haben: zu lieben und geliebt zu werden und daran zu glauben, daß man liebenswert ist, und zu wissen, daß ein anderer das ebenfalls glaubt. Ich habe diesen Satz auch in einfacher Formulierung gehört, wobei ein Punkt hinzugefügt wurde: Um glücklich zu sein, brauchen wir jemanden, den wir lieben, brauchen wir etwas, was wir tun, und etwas, worüber wir uns freuen.

Ich will keine Haarspalterei betreiben, ob dieses Verlangen Bedürfnisse und Wünsche sind. Ich halte sie einfach für wichtig. Ob wir uns nun dieser Wünsche bewußt waren oder nicht – wahrscheinlich waren sie die treibenden Kräfte in unserem Leben. Die meisten von uns haben auf irgendeiner Bewußtseinsebene versucht, ihre Bedürfnisse zu stillen. Um sich zu schützen, haben wir unsere Bedürfnisse blockiert oder abgeschottet. Sie sind noch da, gleichgültig ob wir sie zur Kenntnis nehmen oder sie unterdrükken. Uns selbst und unsere Bedürfnisse zu verstehen, ist eine gewaltige Information. Was wir als Co-Abhängige tun lernen müssen, ist, diese Bedürfnisse und Wünsche auf eine Weise zu erfüllen, die uns selbst und andere Menschen nicht verletzt, auf eine Weise, die größtmögliche Freude am Leben bringt.

Für viele von uns bedeutet das, daß wir viele Dinge anders tun müssen, weil die Wege, die wir einschlugen, um unsere Bedürfnisse zu stillen, nicht zum Erfolg führten. Wir haben über einige Grundsätze gesprochen, die uns dabei helfen: das Loslassen, die Annäherung an Menschen, ohne retten zu wollen, der Verzicht auf Kontrolle des Objekts unserer Beachtung, die Offenheit, die Beachtung von uns selbst, das Erarbeiten eines Zwölf-Schritte-Programms und die Unabhängigkeit. Ich glaube, die Liebe wird anders sein, während wir gesünder werden. Ich glaube, Liebe wird besser, vielleicht besser denn je zuvor sein, wenn wir sie zulassen und wenn wir einfach darauf bestehen.

Ich glaube nicht, daß Liebe uns so sehr verletzen muß, wie es in der Vergangenheit der Fall war. Ich glaube nicht, daß wir zulassen müssen, daß die Liebe uns so verletzen muß, wie sie es getan hat. Wir müssen uns sicher nicht von ihr zerstören lassen. Wie eine Frau es so treffend formulierte: »Ich bin es leid, dem Schmerz ergeben zu sein. Ich bin es leid, dem Dulden ergeben zu sein. Ich bin es leid, daß Männer ihre unerledigten Dinge in meinem Leben zu Ende führen.« Es ist nicht Gottes Wille, daß wir im Elend verharren und in kläglichen Beziehungen verhaftet bleiben. Das ist etwas, was wir uns selbst angetan haben. Wir brauchen nicht in Beziehungen zu bleiben, die uns Schmerz und Kummer verursachen. Wir sind frei, uns um uns selbst zu kümmern.

Wir können lernen, den Unterschied zwischen funktionierenden und nichtfunktionierenden Beziehungen zu erkennen. Wir können lernen, zerstörerische Beziehungen aufzugeben und die guten zu genießen. Wir können neue Verhaltensweisen lernen, die helfen, daß unsere guten Beziehungen besser funktionieren.

Ich glaube, daß Gott bestimmten Menschen erlaubt, in unser Leben zu treten. Aber ich glaube auch, daß wir verantwortlich für unsere Wahl und unsere Verhaltensweisen sind, um diese Beziehungen zu beginnen, zu erhalten und – falls erforderlich – abzubrechen. Wir mögen Liebe wünschen und brauchen, aber wir brauchen keine zerstörerische Liebe. Und wenn wir das glauben, kommt unsere Botschaft auch klar an.

Ich glaube, unser Berufsleben kann anders und besser sein. Wir können lernen, für uns und unsere Bedürfnisse im Beruf zu sorgen. Und wenn wir nicht so verstrickt in andere Menschen und ihre Angelegenheiten sind, wenn wir glauben, daß wir wichtig sind, dann sind wir frei, uns eigene Ziele zu stecken und unsere Träume zu verwirklichen. Wir sind auch frei, ein Bild von unserem eigenen Leben zu erfassen. Das ist aufregend, weil uns Gutes geschehen kann, geschieht und geschehen wird, wenn wir zulassen, daß diese Dinge geschehen, und wenn wir offen dafür sind und glauben, daß wir diese Dinge verdienen. Die guten Dinge werden wahrscheinlich nicht ohne Anstrengung und Schmerz erfolgen, aber zumindest werden wir für etwas kämpfen, das erstrebenswert ist, statt einfach nur zu leiden.

Es ist in Ordnung, Erfolg zu haben, gute Dinge und eine liebevolle, funktionierende Beziehung zu haben. Diese Dinge werden nicht leicht oder von selbst kommen. Wir müssen auf dem Weg dorthin vielleicht kämpfen und uns abmühen und wollen die Köpfe am liebsten in den Sand stecken. Das ist in Ordnung. So fühlt es sich nun einmal an, wenn man wächst. Wenn wir es als zu angenehm, zu natürlich oder zu leicht empfinden, wachsen wir nicht und verändern nichts. Wir tun dieselben Dinge, die wir immer getan haben, und darum scheint es so angenehm zu sein.

Wieder lieben und leben lernen, bedeutet ein Gleichgewicht zu finden: lieben zu lernen und zugleich unser eigenes Leben zu leben; lieben zu lernen, ohne mit dem Objekt unserer Leidenschaft gefühlsmäßig verstrickt zu sein; und lieben zu lernen, ohne die Liebe zu uns selbst zu verlieren. Wir müssen lernen, zu leben, zu lieben und uns zu freuen, ohne daß eins das andere behindert.

Genesung wird zum größten Teil dadurch bewirkt, daß

wir in allen unseren Lebensbereichen Gleichgewicht suchen und erhalten. Wir müssen auf die Skala achten, damit der Zeiger nicht zu sehr nach einer Seite ausschlägt, wenn wir unsere Verpflichtungen uns selbst gegenüber und gegenüber anderen messen. Wir müssen unsere gefühlsmäßigen Bedürfnisse mit unseren körperlichen, geistigen und seelischen Bedürfnissen ausgleichen. Wir müssen ausgleichen zwischen Geben und Nehmen; wir müssen die Trennlinie ziehen zwischen ›loslassen‹ und ›unseren Teil tun‹. Wir müssen ein Gleichgewicht finden zwischen dem Lösen von Problemen und dem Lernen, mit ungelösten Problemen zu leben. Ein Großteil unseres Schmerzes rührt daher, daß wir mit ungelösten Problemen leben müssen und daß nicht alles so glückt, wie wir es erhofft und erwartet haben. Wir müssen den goldenen Mittelweg finden: unsere Erwartungen loslassen und uns gleichzeitig daran erinnern, daß wir wichtig sind, daß wir wertvolle Menschen sind, die es verdienen, ein ausgefülltes Leben zu führen.

Anfangen

Häufig werde ich gefragt: Wo soll ich anfangen? Wie fange ich an? Wie bekomme ich mein Gleichgewicht?

Ich habe in diesem Buch viele Vorschläge und Gedanken erörtert, und einige von uns mögen sich überfordert fühlen.

Für einige von uns scheint es unmöglich zu sein, ihr Gleichgewicht zu gewinnen. Sie haben das Gefühl, als lägen sie flach auf dem Boden eines dunklen Kellers und könnten nicht hinauskriechen. Sie können. Anonyme Alkoholiker und Al-Anon bieten eine einfache dreiteilige Formel dafür an. Sie heißt Ehrlichkeit, Offenheit und Wille, es zu versuchen. Ich habe geschrieben, daß Veränderung mit Erkennen und Annehmen beginnt. Der dritte Schritt bei der Änderung menschlichen Verhaltens ist positives Tun. Für uns bedeutet das, Dinge anders zu tun. Werden wir ehrlich, bleiben wir offen, und versuchen wir, Dinge anders zu tun, und wir werden uns ändern.

Wählen Sie eine Verhaltensweise aus, an der Sie arbeiten wollen, und wenn Sie Ihr Ziel erreicht haben, wenden Sie sich einem anderen Ziel zu. Ich habe einmal gehört, daß wir eine Handlung einundzwanzigmal wiederholen müssen, bis sie zur Gewohnheit wird. Das ist eine Faustregel, die wir uns merken sollten. Die Checkliste in Kapitel 4 gibt uns Hinweise darauf, wo wir beginnen sollen. Die Hausaufgaben am Ende vieler Kapitel geben Ihnen vielleicht Anregungen. Überlegen Sie, wo Sie anfangen wollen, und beginnen Sie dort. Fangen Sie da an, wo Sie sind. Wenn uns nicht einfällt, wo wir anfangen können, beginnen wir damit, Al-Anon-Meetings oder eine andere passende Gruppe zu besuchen. Wenn wir im Keller sind, fangen wir an, hinaufzusteigen. Wir werden laufen lernen; wir werden unser Gleichgewicht finden.

Aller Anfang ist schwer, bereitet aber auch Spaß. Als ich meine Genesung von der Co-Abhängigkeit in Angriff nahm, fühlte ich mich hoffnungslos in mir und meinen Beziehungen gefangen. Depression schien mich an mein Bett zu fesseln. Eines Morgens, als ich unglücklich darüber war, zu leben und erwacht zu sein, schleppte ich mich ins Badezimmer. Mein Sohn bestand darauf, daß ich ihm in einen anderen Teil des Hauses folgte. Ich entdeckte ein loderndes Feuer, das mein Schlafzimmer verwüstete. Es hatte auf die Vorhänge, die Decke und den Teppich übergegriffen. Wie in der Vergangenheit glaubte ich, selbst damit fertig werden zu können; ich glaubte, das Feuer sei nicht so katastrophal; also nahm ich einen Feuerlöscher und richtete ihn auf die Flammen. Zu wenig, zu spät. Das Feuer wütete weiter, und wir verließen fluchtartig das Haus.

Mein Haus war völlig ausgebrannt, als die Feuerwehr schließlich eintraf. Es war zwei Wochen vor Weihnachten, und meine Familie und ich mußten in ein kleines Apartment ziehen. Fast unsere gesamte Bekleidung hatten wir verloren und fast alles, was das Leben angenehm macht. Ich erreichte den Höhepunkt meiner Verzweiflung und Angst. Ich hatte schon so viel verloren, mich selbst eingeschlossen. Mein Heim war mein Nest gewesen, meine bleibende Quelle für emotionale Sicherheit, und jetzt hatte ich auch dies verloren. Ich hatte alles verloren.

Während die Wochen vergingen, verlangte das Leben wieder einiges von mir. Versicherungsanträge, Verhandlungen, Reinigung und Wiederaufbaupläne erforderten meine Aufmerksamkeit. Ich fühlte mich ängstlich und unsicher, aber mir blieb keine andere Wahl. Ich mußte denken. Ich blieb beschäftigt. Ich hatte bestimmte Dinge zu tun. Als der Wiederaufbau erst einmal begonnen war, mußte ich sogar noch mehr tun. Ich hatte zu entscheiden, wie Tausende von Dollars auszugeben waren. Ich arbeitete Hand in Hand mit den Handwerkern, tat alles, um zu helfen, die Kosten zu senken und das Vorhaben zu beschleunigen. Das schloß körperliche Betätigung ein, etwas, das es in meinem Leben nicht mehr gab. Je beschäftigter ich wurde, desto besser fühlte ich mich. Ich begann meinen Entscheidungen zu vertrauen. Ich arbeitete mir eine Menge Angst und Wut ab. Als meine Familie und ich schließlich in unser Haus zurückzogen, war mein Gleichgewicht wiederhergestellt. Ich hatte begonnen, mein eigenes Leben zu leben. Es war ein gutes Gefühl!

Der wichtige Gedanke hier ist, anzufangen. Entzünden Sie ein Feuer in sich selbst!

Weiterwachsen

Haben wir erst einmal damit begonnen, wird das Weiterwachsen ein natürlicher Prozeß, wenn wir stetig weitergehen. Manchmal machen wir ein paar Schritte rückwärts. Auch das ist in Ordnung. Manchmal ist das notwendig. Manchmal ist es Teil des Vorwärtsgehens.

Einige von uns sehen sich vor schwere Entscheidungen gestellt. Entscheidungen über das Beenden von Beziehungen, die jämmerlich und zerstörerisch sind. Earnie Larsen zufolge soll man eine Beziehung begraben, wenn sie tot ist. Wir können uns Zeit nehmen, an uns arbeiten, und wir werden die richtige Entscheidung treffen, wenn der rechte Zeitpunkt gekommen ist.

Manche von uns werden vielleicht versuchen, angeschlagene, aber noch vorhandene Beziehungen zu reparieren. Seien Sie geduldig. Liebe und Vertrauen sind zerbrechliche lebendige Gefühle. Sie regenerieren sich nicht automatisch auf Befehl, wenn sie angeschlagen worden sind. Liebe und Vertrauen kommen nicht automatisch wieder, wenn der andere nüchtern ist oder irgendein Problem gelöst hat. Liebe und Vertrauen brauchen Zeit, um heilen zu können. Manchmal heilen sie; manchmal tun sie es nicht.

Andere wiederum leben ohne einen bestimmten Menschen, den sie lieben. Das kann schwer sein, aber es ist keine unerträgliche Situation. Wir wollen und brauchen jemanden zum Lieben, aber ich glaube, daß es hilft, wenn wir uns selbst genug lieben. Es ist in Ordnung, in einer Beziehung zu leben, aber es ist auch in Ordnung, in keiner Beziehung zu leben. Suchen Sie Freunde, die Sie lieben können, von denen Sie geliebt werden und die glauben, Sie seien es auch wert. Lieben Sie sich selbst in dem Wissen, daß Sie liebenswert sind. Nutzen Sie die Zeit des Alleinseins als Atempause. Lassen Sie los. Lernen Sie die Lektionen, die wir lernen müssen. Wachsen Sie. Entwickeln Sie sich. Arbeiten Sie an sich, und wenn die Liebe kommt, gipfelt das in einem erfüllten und interessanten Leben. Liebe sollte nicht die Sorge unseres ganzen Lebens sein oder eine Flucht vor einem unerfreulichen Leben. Streben Sie Ziele an. Freuen Sie sich. Vertrauen Sie Gott und Seinem Zeitplan. Er kümmert sich um uns und weiß um alle unsere Bedürfnisse und Wünsche.

Wie immer unsere Situation sein mag, wir können langsam vorangehen. Unser Herz führt uns den richtigen Weg, wenn unser Kopf nein sagt. Unser Kopf möchte uns dahin führen, wohin unser Herz nicht folgen will. Manchmal kann uns die Liebe zu Fröschen dorthin führen, wo weder unser Herz noch unser Kopf sein möchten. Das ist in Ordnung. Es gibt keine Vorschriften, wen wir lieben sollen, zu wem wir eine Beziehung haben sollen und zu wem nicht. Wir können lieben, wen immer wir wollen, wenn wir es nur wollen. Aber tun Sie es langsam, und nehmen Sie sich die Zeit, es auf eine Weise zu tun, die Sie nicht verletzt. Achten Sie darauf, was geschieht. Lieben Sie aus Ihrer Kraft, nicht aus Ihrer Schwäche. Treffen Sie jeden Tag gute Entscheidungen darüber, was Sie tun müssen, um für sich zu sorgen. Unsere Höhere Macht und wir selbst überlegen gemeinsam, was zu tun ist. Ich hoffe, wir werden Menschen finden, deren Liebe wir genießen können – Menschen, die es genießen, uns zu lieben und uns zum Wachsen anzuregen. Ich hoffe, wir finden eine erfüllende Arbeit, die uns zum Wachsen herausfordert.

Ein Wort der Vorsicht. Von Zeit zu Zeit können wir unser Gleichgewicht verlieren. Wir fangen vielleicht an zu rennen, rutschen und springen, und dann liegen wir ganz plötzlich mit der Nase auf dem Boden. Alle diese alten verrückten Gefühle stürmen wieder auf uns ein. Haben Sie keine Angst. Das ist normal. Verhalten, Denkweise und Gefühle von Co-Abhängigen werden zu Gewohnheiten. Diese gewohnheitsmäßigen Gefühle und Gedanken treten gelegentlich an die Oberfläche. Veränderung (sogar positive Veränderung), gewisse Umstände, die an die Krankheit Alkoholismus erinnern, und Streß können Co-Abhängigkeit hervorrufen. Manchmal kommt die Verrücktheit unaufgefordert zurück. Durchschauen Sie das. Schämen Sie sich nicht, und verstecken Sie sich nicht. Wir können uns wieder aufrichten. Das stehen wir durch. Tun Sie einfach die Dinge, von denen Sie wissen, daß Sie sie tun müssen. Es wird besser werden. Hören Sie keinesfalls auf, sich um sich zu kümmern, was immer geschieht.

Unser Gleichgewicht zu finden und es zu behalten, wenn wir es erst einmal gefunden haben – das allein ist Genesung. Wenn das unerreichbar klingt, seien Sie unbesorgt. Wir können es schaffen. Wir können lernen, wieder zu leben. Wir können lernen, wieder zu lieben. Wir können sogar lernen, dabei gleichzeitig Freude zu empfinden.

Epilog

Ich bin kein Lehrer, ich bin ein Erwecker.

Robert Frost

Schon viele Jahre, bevor ich schließlich damit begann, wollte ich dieses Buch schreiben.

Ursprünglich wollte ich ein Buch über Co-Abhängigkeit schreiben, weil ich, als ich so sehr unter meiner Co-Abhängigkeit litt, kein Buch fand, das mir erklärte, was mit mir geschah. Ich wollte ein Buch für andere verletzte Menschen schreiben, in dem Co-Abhängigkeit erklärt würde, ein Buch, das ihnen helfen sollte, zu verstehen und ihren Schmerz zu lindern.

Mein Motiv löste sich in Luft auf, als ich der Sache nachging. Andere Leute schrieben ihrerseits über Co-Abhängigkeit. Zudem war doch einiges an Literatur erhältlich; ich hatte es nur vorher nicht gefunden.

Später änderte sich mein Motiv. Ich wollte mit meinem Buch nicht nur anderen Menschen den Schmerz erleichtern; ich wollte mich damit von meinem Leiden loskaufen. Es war ein Handel, den ich auf meinem langen Weg zum Eingeständnis zu machen versuchte: Wenn ich ein Buch darüber schreibe, dann wird dieser Teil meines Lebens mir nicht gar so vertan vorkommen.

Auch dieses Motiv entfiel. Bevor ich das Buch schrieb, akzeptierte ich, was mit mir geschehen war. Es war in Ordnung, egal ob ich darüber schrieb oder nicht. Ich erkannte auch, daß ich mehr gewonnen als verloren hatte. Durch meine Erfahrung mit Co-Abhängigkeit fand ich mich selbst. Alles aus unserer Vergangenheit hat uns für diesen Augenblick vorbereitet und hierhergebracht; das Heute bereitet uns auf das Morgen vor. Und alles fügt sich zum Guten. Nichts ist vergeudet.

Als ich mich schließlich hinsetzte, um das Buch zu schreiben, war mein Motiv ungefähr dasselbe wie ursprünglich. Ich wollte etwas schreiben, das co-abhängigen Menschen helfen sollte, und ich glaubte, ein paar lohnende Gedanken zu haben, die ich weitergeben könnte. Jedoch ist dieses Buch nur eine Meinung, und meine Gedanken und Ideen sind eben nur Gedanken und Ideen. Um diesen Punkt zu verdeutlichen, lassen Sie mich Garrison Keillor zitieren. Er sprach über Romane, aber diese Feststellung paßt auch ebensogut zu Sachbüchern, zu Selbsthilfebüchern:

»Es ist schwer, die Wahrheit zu sagen, besonders dann ... wenn wir uns der Wahrheit nicht absolut sicher sind. Man sucht nach der Wahrheit und stellt nur ein paar Wegweiser auf.«

Ich hoffe, dieses Buch hat Ihnen ein wenig Wahrheit vermittelt. Ich hoffe, ich habe dazu beigetragen, daß Sie aufwachen.

Bibliographie

Al-Anon-Familiengruppen (Hrsg.), Die Herausforderung. Al-Anon stellt sich dem Alkoholismus, Essen 1987 (ISBN 3-924824-57-6)

Andolfi, M., Familientherapie. Das systematische Modell und seine Anwendung, Freiburg 1985

Aßfalg, R./Demel I., Wieder miteinander sprechen. Der Alkoholkranke und sein Partner, Hamm 1979

Ballhausen, I., Suchtprävention in Familie und Schule, Osnabrück 1984

Brakhoff, Jutta (Hrsg.), Kinder von Suchtkranken. Situationen, Prävention, Beratung und Therapie, Freiburg 1987

Branden, N., Honoring the Self, Boston 1983

Burr, A., Alkohol in der Familie. Wege zur Selbsthilfe, München 1985

Deutsche Hauptstelle gegen die Suchtgefahren (Hrsg.), Familie und Suchterkrankung, Hamm 1987

Dowling, Colette, Der Cinderella-Komplex, Frankfurt 1984

Drews, T. R., Getting Them Sober, South Plainfield/NJ 1980 (Vol. I), 1983 (Vol. II)

Franke, U., Mütter und Väter als Alkoholiker in ausgewählten Kinder- und Jugendbüchern, Münster 1984

Friedemann, A., Partnerschaftsprobleme zwischen Süchtigen. Alkoholismus und Familie, Ettenheim 1987

Hamburgische Landesstelle gegen die Suchtgefahren (Hrsg.), Angehörige und Partner von Abhängigen. Problematik und Behandlungskonzepte, Hamburg 1987

Heim, G.-W., Aspekte der Lebenswelt von Kindern alkoholkranker Eltern als Ausgangspunkt sozialpädagogischer Intervention, Siegen 1982 (Dipl.-Arbeit)

Hollis, J., Fat Is a Family Affair, Center City/MN 1985

Hudolin, V., Familie und Alkoholismus, Hamburg 1975

Kaufmann, E., Kaufmann, P. N., Familientherapie bei Alkohol- und Drogenabhängigkeit, Freiburg 1983

Kircher, C., Kinder von Abhängigen – ›vorprogrammiert‹ und zur eigenen Sucht verdammt?, Kassel 1986

Köppl, B., Reiners, W., Hilfe für Kinder von alkoholkranken Vätern, Freiburg 1987

Krämer, H., Helft mir – meine Eltern trinken, Hamburg 1978
Lehmann, A., Gruner, W., Abhängigkeit vom Alkohol? Wege aus einer Krankheit, Freiburg 1984
Lehmann, A., Die Kinder nicht vergessen! Wenn der Vater oder die Mutter alkoholabhängig ist, Lausanne o. J.
Niedersächsische Landesstelle gegen die Suchtgefahren (Hrsg.), Der Suchtkranke im Spannungsfeld von Familie, Arbeit und Freizeit. Der systematische Ansatz in der Suchtkrankenhilfe, Hannover 1986
Norwood, R., Wenn Frauen zu sehr lieben. Die heimliche Sucht, gebraucht zu werden, Reinbeck b. Hamburg 1986
Possberg, H., Familientherapie und Alkoholismus. Auseinandersetzung mit der familientherapeutischen Problemperspektive, Bielefeld 1985 (Dipl.-Arbeit)
Powell, J., Why Am I Afraid to Tell You Who I Am?, Allen/TX 1969
Rost, W.-D., Psychoanalyse des Alkoholismus. Theorie, Diagnostik, Behandlung, Stuttgart 1987
Russianoff, Penelope, Bin ich ohne Mann nichts wert?, München 1987
Schaef, A. W., Co-Abhängigkeit: nicht erkannt und falsch behandelt, Wildberg 1986
Schwartz, David J., Die Wunderwirkung großzügigen Denkens. Wie Sie wagen können, ›groß‹ zu denken und zu handeln, München 1989
Schweigel, D., Die Einbeziehung von Angehörigen in die Arbeit von Suchtkranken, Freiburg 1983 (Dipl.-Arbeit)
Steiner, Claude M., Wie man Lebenspläne verändert, o. O.
Stumm-Schneider, E., Zur Partnersituation der Alkoholkranken. Wie gehen Frauen bzw. Männer mit ihren alkolholabhängigen Partnern um?, Basel 1983
US Journal of Drug and Alcoholic Dependency and Health Communications, Inc. (ed.), Co-Dependency, An Emerging Issue, Hollywood 1984
Villez, T. von, Sucht und Familie, Berlin 1985
Wholey, D., The Courage to Change, Boston 1984

Adressen

Al-Anon Familiengruppen, Zentrales Dienstbüro, Emilienstr. 4, 4300 Essen 1, Tel.: 0201/773007
Anonyme Alkoholiker (AA), Interessengemeinschaft e. V., Gemeinsames Dienstbüro, Postfach 100422, 8000 München 1, Tel.: 089/3164343
Arbeiterwohlfahrt, Bundesverband, Oppelner Str. 130, 5300 Bonn 1, Tel.: 0228/668 5169
Blaues Kreuz in Deutschland e.V., Freiligrathstr. 27, 5600 Wuppertal-Barmen, Tel.: 0202/621098
Blaues Kreuz in der Evangelischen Kirche e. V., Dieterichstr. 17 a, 3000 Hannover 1
Bundesarbeitsgemeinschaft der Freundeskreise, Brüder-Grimm-Platz 4, 3500 Kassel, Tel.: 0561/780413
Bundesverband der Elternkreise drogengefährdeter und drogenabhängiger Jugendlicher (BVEK), Westring 2, 4700 Hamm 1, Tel.: 02381/25269
Bundeszentrale für gesundheitliche Aufklärung, Ostmerheimer Str. 200, 5000 Köln 91, Tel.: 0221/89921
Deutsche Hauptstelle gegen die Suchtgefahren (DHS) e. V., Westring 2, 4700 Hamm 1, Tel.: 02381/2585/25269
Deutscher Caritasverband e. V., Referat Gefährdetenhilfe/Suchtkrankenhilfe, Karlstr. 40, 7800 Freiburg, Tel.: 0761/200369
Deutscher Guttempler-Orden (I.O.G.T.) e.V., Adenauerallee 45, 2000 Hamburg 1, Tel.: 040/245880
Deutscher Paritätischer Wohlfahrtsverband, Referat Gefährdetenhilfe, Heinrich-Hoffmann-Str. 3, 6000 Frankfurt 71, Tel.: 069/6706269
Deutsches Rotes Kreuz, Präsidium, Friedrich-Ebert-Allee 71, 5300 Bonn 1, Tel.: 0228/5411
Fachverband Drogen und Rauschmittel (FDR) e.V., Prinzenstr. 2, 3000 Hannover 1, Tel.: 0511/325023
Gesamtverband für Suchtkrankenhilfe im Diakonischen Werk der Evangelischen Kirche in Deutschland e.V., Brüder-Grimm-Platz 4, 3500 Kassel, Tel.: 0561/102638
Katholische Sozialethische Arbeitsstelle (KSA), Abtlg. Suchtgefahren, Jägerallee 5, 4700 Hamm 1, Tel.: 02381/8768
Kreuzbund e. V., Jägerallee 5, 4700 Hamm 1, Tel.: 02381/8797
Verband ambulanter Beratungs- und Behandlungsstellen für Suchtkranke/Drogenabhängige e.V., Karlstr. 40, 7800 Freiburg, Tel.: 0761/200363/369
Verband der Fachkrankenhäuser für Suchtkranke, Brüder-Grimm-Platz 4, 3500 Kassel, Tel.: 0561/102638

Landesstellen gegen die Suchtgefahren:

Landesstelle gegen die Suchtgefahren in *Baden-Württemberg* der Liga der freien Wohlfahrtspflege, Augustenstr. 63, 7000 Stuttgart 1, Tel.: 0711/617446
Badischer Landesverband gegen die Suchtgefahren, Renchtalstr. 14, 7592 Renchen, Tel.: 07843/70340
Bayerische Landesstelle gegen die Suchtgefahren, Lessingstr. 1, 8000 München 2, Tel.: 089/536515
Landesstelle *Berlin* gegen die Suchtgefahren e.V., Gierkezeile 39, 1000 Berlin 10, Tel.: 030/3418539
Bremische Landesstelle gegen die Suchtgefahren e.V., Lessingstr. 19, 2800 Bremen, Tel.: 0421/702511
Hamburgische Landesstelle gegen die Suchtgefahren e.V., Brennerstr. 81, 2000 Hamburg 1, Tel.: 040/2803811
Hessische Landesstelle gegen die Suchtgefahren e.V., Metzlerstr. 34, 6000 Frankfurt, Tel. 069/616092
Niedersächsische Landesstelle gegen die Suchtgefahren, Leisewitzstr. 26, 3000 Hannover 1, Tel.: 0511/858880
Arbeitsausschuß ›Drogen und Sucht‹ der Arbeitsgemeinschaft der Spitzenverbände der Freien Wohlfahrtspflege in *Nordrhein-Westfalen,* Friesenring 34, 4400 Münster, Tel.: 0251/2709272
Landesstelle gegen die Suchtgefahren in *Rheinland-Pfalz*, Große Himmelsgasse 6, 6720 Speyer, Tel.: 06232/24021
Saarländische Landesstelle gegen die Suchtgefahren, Feldmannstr. 92, 6600 Saarbrücken 1, Tel.: 0681/53089
Landesstelle gegen die Suchtgefahren für *Schleswig-Holstein* e. V., Flämische Str. 6–10, 2300 Kiel, Tel.: 0431/92494